中国抗癌协会 | 推荐阅读
CHINA ANTI-CANCER ASSOCIATION

胃癌手术学

诊疗规范与操作指南

主 编 梁寒

天津出版传媒集团

天津科技翻译出版有限公司

图书在版编目(CIP)数据

胃癌手术学：诊疗规范与操作指南 / 梁寒主编. ——
天津：天津科技翻译出版有限公司，2024.6
ISBN 978-7-5433-4394-8

Ⅰ.①胃…　Ⅱ.①梁…　Ⅲ.①胃癌–外科手术　Ⅳ.
①R735.2

中国国家版本馆 CIP 数据核字(2023)第 147843 号

胃癌手术学:诊疗规范与操作指南

WEIAI SHOUSHUXUE:ZHENLIAO GUIFAN YU CAOZUO ZHINAN

出　　　版:天津科技翻译出版有限公司
出 版 人:方　艳
地　　　址:天津市南开区白堤路 244 号
邮政编码:300192
电　　　话:(022)87894896
传　　　真:(022)87893237
网　　　址:www.tsttpsc.com
印　　　刷:天津海顺印业包装有限公司
发　　　行:全国新华书店
版本记录:889mm×1194mm　16 开本　17 印张　510 千字
　　　　　2024 年 6 月第 1 版　2024 年 6 月第 1 次印刷
　　　　　定价:198.00 元

(如发现印装问题,可与出版社调换)

主编简介

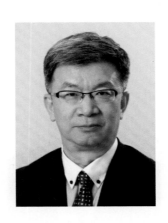

梁　寒　教授,主任医师,天津医科大学肿瘤医院胃癌中心主任。1985年毕业于天津医学院医疗系。从事胃癌外科及围术期综合治疗38年,是国内著名胃癌外科学家。

担任中国抗癌协会理事,中国抗癌协会胃癌专业委员会主任委员,中国医师协会肿瘤外科专业委员会候任主任委员,中国临床肿瘤学会胃癌专家委员会副主任委员,中国抗癌协会胃肠间质瘤专业委员会副主任委员,中华医学会肿瘤学会胃肠学组副组长,中国抗癌协会整合医学专业委员会常务委员,国家卫生健康委员会全国肿瘤规范化诊治专家委员会委员,天津市抗癌协会胃癌专业委员会主任委员,《中国肿瘤临床》常务副主编,《中国实用外科杂志》《中华胃肠外科杂志》《中华消化外科杂志》编委。

荣获首届"天津名医"称号。主持国家级、省部级等各项课题10余项。曾获国家科技进步二等奖1项;中华医学会、教育部科技进步一等奖各1项;湖北省科技进步一等奖1项;天津市科技进步二等奖1项;中国抗癌协会三等奖2项。出版专著、译著10部。发表论文460余篇,其中SCI论文150余篇。入选爱思唯尔(Elsevier)2021/2022"中国高被引学者"榜单。入选2021年度中国肿瘤科研专家提名榜"研"值巅峰奖。

副主编简介

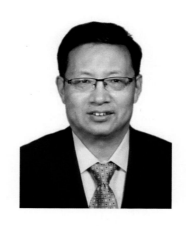

    张汝鹏　主任医师，硕士研究生导师，天津医科大学肿瘤医院胃癌中心副主任，分别于1987年和1993年获得河北医科大学医学学士和上海第二医科大学外科学硕士学位，于2011年获得天津医科大学肿瘤学博士学位。2001—2002年赴日本昭和大学附属病院研修胃肠外科，导师为草野满夫教授。培养硕士研究生10余名。

    兼任天津市抗癌协会理事、天津市抗癌协会胃癌专业委员会副主任委员、中国抗癌协会胃癌专业委员会委员、中国医师协会外科医师分会肿瘤外科专业委员会委员、中国医师协会肿瘤规范化治疗培训工作委员会常务委员、中国医疗保健国际交流促进会健康科普分会常务委员。

    在腹部肿瘤，尤其是胃肠道恶性肿瘤的疑难手术治疗、消化道合理重建术式应用及胃癌微创手术治疗方面具有丰富的临床经验。目前主要从事胃癌手术消化道重建的临床研究、荧光染色对于胃癌淋巴结清扫范围的临床价值分析及腹腔镜胃癌根治术合理操作程序建立等工作。在国内外杂志发表论文50余篇，其中SCI收录论文20余篇，参编、参译专业著作4部。在国内及国际会议上做专题报告10余次，并作为主要研究者获省部级科技进步二等奖1项、三等奖2项。

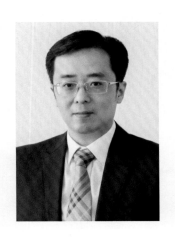

邓靖宇 教授,主任医师,博士研究生导师。2006年毕业于四川大学华西医学中心。现工作于天津医科大学肿瘤医院胃部肿瘤科,培养博、硕士研究生20余名。天津市特聘教授、天津医科大学"临床123攀登计划"第二层次人才、天津医科大学肿瘤医院"十三五"杰出人才。

兼任科技部消化道恶性肿瘤精准诊治创新团队成员、教育部学位与研究生教育发展中心学位论文评审专家、中华医学会肿瘤学分会胃癌学组委员、中国抗癌协会胃癌专业委员会秘书长、中华全科医师协会全国贲门癌专业委员会副主任委员、中国抗癌协会整合肿瘤分会常务委员、中国医疗保健国际交流促进会健康科普分会常务委员、天津市医学会胃肠外科学组委员、天津市抗癌协会胃癌专业委员会常务委员、北京市癌症防治研究学会胃癌防治专业委员会副主任委员、北京市肿瘤学会胃癌专业委员会常务委员等。担任 *Cancer Biol & Med*,以及《中华胃肠外科杂志》《中华实验外科杂志》《天津医药》《中国肿瘤临床》《实用肿瘤学杂志》《肿瘤预防与治疗》等杂志编委,并担任《中华外科杂志》《中华普通外科杂志》《中华肿瘤杂志》等杂志审稿专家。

具有丰富的胃部肿瘤外科临床、科研及教学经验。目前主要从事保留功能的胃癌手术研究、胃癌细胞转移机制的多组学研究及单细胞空间转录学联合研究等工作,在国内外青年胃癌研究学者中具有一定的影响力。在国内外杂志发表论文140余篇,其中SCI收录论文60余篇,累积影响因子超过200分。在国内及国际会议上做专题报告20余次,参编、参译专业著作8部。先后作为主要研究者参加国家973计划子课题和国家精准医学计划子课题,并主持国家自然科学基金、天津市应用基础与前沿技术研究计划、国家肿瘤临床医学研究中心个体化医学平台建设、天津市卫生局科研计划及天津医科大学科研项目等10余项。获省部级科技进步一等奖1项,二等奖1项,三等奖2项。

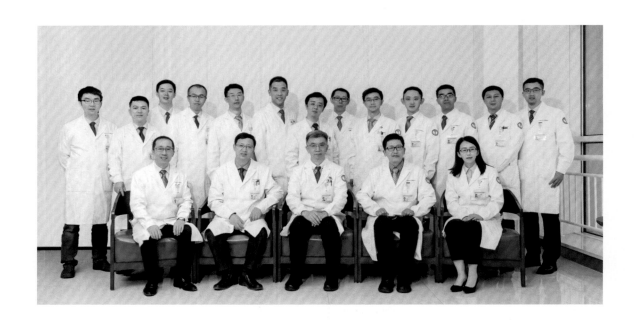

天津医科大学肿瘤医院胃部肿瘤科医师合影

第一排左起:王宝贵、张汝鹏、梁寒、刘宁、王晓娜。

第二排左起:马刚、詹宏杰、李斌、王学军、刘勇、蔡明志、邓靖宇、丁学伟、柯彬、张李、吴亮亮、薛强、黄文柏。

编者名单

主　编　梁　寒

副主编　张汝鹏　邓靖宇

编　者 (按姓氏汉语拼音排序)

蔡明志　邓靖宇　丁学伟　黄文柏　柯　彬　李　斌

梁　寒　刘　宁　刘　勇　王宝贵　王晓娜　王学军

吴亮亮　肖渤翰　肖建宇　徐文贵　薛　强　叶　露

詹宏杰　张　李　张汝鹏　周德俊

内容提要

　　胃癌手术是胃癌最重要的治疗手段。随着综合治疗方法的进步和微创外科的广泛开展,胃癌外科手术治疗进入循证、微创、保功能及个体化治疗时代。天津医科大学肿瘤医院胃部肿瘤科始建于 2004 年,是国内少数以胃癌单病种独立建科的医疗中心。建科 18 年来,科室团队在胃癌标准手术、扩大手术、全胃切除术后功能性消化道重建、体外淋巴结精细分拣技术、机器人手术全腹腔内消化道中间缝合技术、腹腔热灌注化疗,以及Ⅳ期胃癌转化手术治疗等方面取得突出成绩,也在书中向广大读者一一呈现。

　　本书立足胃癌手术相关操作技术,内容简洁、文笔流畅,辅以精美绘图和术野照片,并配有大量高清手术视频,直观呈现手术操作技巧。作为抗癌协会系列专著之一,是胃癌外科医师的必备参考书。

序 言

　　胃癌是我国最为常见的恶性肿瘤之一,每年新发病例数占全球的50%。尽管我国缺乏有效的普查机制,但我们所面对的事实是,70%的新诊断胃癌病例已经进展到了局部阶段。近年来,免疫治疗和靶向治疗等新兴治疗方法在综合治疗胃癌方面表现出了卓越的效果。然而,手术依然是治愈胃癌的主要手段。随着手术器械技术的进步,微创手术在胃癌治疗中日益流行,但胃癌的治疗原则保持不变。

　　天津医科大学肿瘤医院一直以来致力于胃癌研究,是国内早期独立建立胃癌科研究中心之一。在郝希山院士的领导下,第一任科主任梁寒教授的带领下,我们在胃癌外科及围术期综合治疗方面取得了卓越的成就。我们在胃癌治疗方面的领先地位包括标准根治术、扩大根治术、术后淋巴结精细分拣、消化道重建、腹腔化疗和腹腔热灌注化疗、围术期治疗以及Ⅳ期胃癌的转化治疗等方面。梁寒教授也是中国抗癌协会胃癌专委会的主任委员。

　　《胃癌手术学:诊疗规范与操作指南》是天津医科大学肿瘤医院胃部肿瘤科近20年来胃癌外科研究的综合总结。本书特别强调了改良垂直褥式缝合技术在胃癌外科的应用、全胃切除术后连续间置空肠(郝氏)消化道重建、胃癌根治术后体外精细淋巴结分拣技术、保留迷走神经的胃癌根治术、近端胃切除术后Kamikawa双浆肌瓣重建技术、机器人辅助胃切除术后食管–空肠吻合以及十二指肠–残胃缝合等特色技术。此外,本书还特别强调了腹腔热灌注在局部进展期胃癌治疗中的应用。

　　近年来,免疫治疗已成为晚期胃癌的标准治疗方法,而我们天津医科大学肿瘤医院率先将免疫治疗引入Ⅳ期胃癌的转化治疗,并取得了初步的成功。

　　我深感荣幸被邀请为这本专著写序。《胃癌手术学:诊疗规范与操作指南》是一本不可多得的胃癌外科参考书,将为广大胃肠外科医师,尤其是基层医师提供重要的参考。通过本书的出版和传播,必将进一步规范我国的胃癌外科手术,提高整体水平,为广大患者带来更多福祉。

季加孚

中国科学院学部委员

北京抗癌协会理事长

中国抗癌协会前任副理事长

国际胃癌学会第十二届主席

北京大学肿瘤医院胃肠中心首席专家,大外科主任

前　言

　　胃癌是我国最常见的恶性肿瘤之一,其发病率和死亡率长期位居所有恶性肿瘤的前三位。在过去的 30 年,我国胃癌总的年发病人数增加了一倍,达到 61 万例,预计在未来的 25 年,每年总发病人数将增加到 74 万例。由于没有建立有效的预防普查机制,我国临床收治病例中早期胃癌低于 20%,局部进展期胃癌占 70%。近年来,胃癌诊治取得了重大进步,微创手术发展迅速,已经成为胃癌的主要治疗手段。随着中国腹腔镜胃肠外科研究组(CLASS)研究结果的发表,对于有经验的大型医学中心,局部进展期胃癌也有了腹腔镜手术适应证。机器人胃癌手术也在大的医学中心广泛开展。随着 RESOLVE 研究在线发表,局部进展期胃癌围手术治疗模式已经成为中国标准。

　　天津医科大学肿瘤医院胃部肿瘤科独立建科 18 年,目前是中国抗癌协会胃癌专业委员会主任委员单位,在胃癌标准手术、扩大手术、胃切除术后消化道重建、胃癌根治术后体外精心淋巴结分拣、进展期胃癌腹腔热灌注化学治疗,以及Ⅳ期胃癌转化手术治疗等方面居国内领先水平。科室团队主持编写了《局部进展期胃癌合理淋巴结清扫范围中国专家共识》和《胃癌根治术后体外淋巴结分拣中国专家共识》。随着外科手术进入微创及围手术治疗时代,胃癌外科手术策略也不断优化。胃癌标准淋巴结清扫范围呈现不断缩小趋势。同时对于局部进展期胃癌,根治术后淋巴结检出数目应该达到 30 枚以上,才能避免分期偏移,获得精准分期。胃癌根治术后体外淋巴结精细分拣已成为业界共识。胃癌术中淋巴结示踪技术可以指导淋巴结清扫,提高淋巴结清扫的达标率。全胃切除术后连续间置空肠代胃、保留迷走神经、保留幽门的远端胃切除,以及近端胃切除术后双浆肌瓣重建是功能外科典型代表。胃腔部分隔绝术是处理远端胃癌伴梗阻出血的新术式,既减少了手术创伤,又优化了治疗流程,为后续综合及转化治疗奠定基础。Ⅳ期胃癌的转化治疗为既往无法接受根治手术的患者带来生存希望,转化治疗病例的手术治疗为外科带来了新挑战。

　　《胃癌手术学:诊疗规范与操作指南》是天津医科大学肿瘤医院胃部肿瘤科近年来临床实践的总结,入选中国抗癌协会系列专著。本书重点介绍了开放手术、腹腔镜手术和机器人手术的操作要点及手术相关并发症防范。希望该专著的出版能够为广大胃肠科医师提供参考。由于著者水平有限,编写过程中的疏漏谬误在所难免,有不当之处还望广大读者不吝赐教,以共同提高我国胃癌外科治疗水平,为健康中国 2030 美好愿景做贡献。

目　录

第 1 章

胃的局部解剖

张 李

胃是消化管最膨大的部分,介于食管末端与十二指肠之间,具有容纳和消化食物的作用。成人胃的容量约为 1500mL。另外,胃还具有内分泌的功能,能分泌促胃液素、生长抑素等多种激素。

■ 胃的形态和分部

胃是一个囊状器官,其基本形态多呈曲颈瓶状。胃的形态易受其内容物、体位、体型、年龄和性别等多种因素的影响。儿童、老年人和矮胖型人,胃常呈牛角型;瘦长型人,胃常呈无力型;体质强壮者,胃多为鱼钩型。饥饿时,胃容积可缩小至近肠管大小;饱餐后,胃容积可扩大数倍呈球囊形。胃的容积也随年龄增长而增加,初生儿的胃容积约为 7mL,1 岁以后约增加到 300mL,3 岁时可达到 600mL,到成人约为 3000mL。因胃为腹膜内位器官,且大部分游离,故其形态多变,移动和伸展范围较大。

胃包括贲门和幽门两个口,胃大弯和胃小弯将胃的整体外观分为前壁和后壁(图 1-1)。胃的入口为贲门,与食管相连接,此处在第 11 胸椎左侧,其近端为食管下端括约肌,位于膈食管裂孔下 2~3cm,与第 7 肋软骨胸骨关节处于同一平面。在贲门左侧,食管与胃底形成一个锐角,称为贲门切迹。此处的内面,有与切迹一致的黏膜皱襞,称贲门皱襞。该皱襞具有掩盖贲门的作用。胃的出口为幽门,与十二指肠相延续,幽门前静脉常横过幽门前方,挤压幽门括约肌,在幽门表面形成一缩窄的环形沟,成为手术中确定幽门的标志。胃的前壁和后壁:指朝向前上方者为胃前壁,朝向后下方者为胃后壁。前、后壁向上、向下分别以弓状缘

相接,上方者构成弓状凹缘,朝向右下方,称为胃小弯。小弯近幽门处常出现一角形弯曲,称为角切迹。此处为胃小弯的最低点,也叫作幽门切迹。下方的弓状缘为凸缘,弓向左下方,称为胃大弯。胃大弯是食管腹部左缘的延续,自贲门开始就以锐角向左后上方呈弓状弯曲,逐渐向右续于幽门。

临床上常将胃分为 3 部分,即将胃大弯和胃小弯三等分,分别将等分的点相连,将胃划分为贲门胃底部、胃体部和幽门部(图 1-1)。贲门胃底部为贲门区域和贲门平面以上,向左上膨出的部分,此部分即为胃底,临床也称胃穹隆。从胃底以下至角切迹处的区域为胃体部;胃体下界至幽门之间的区域,称为幽门部。当胃蠕动时,幽门部可缩窄成管状,此时又称为胃峡,有控制胃内容物过快进入肠管的作用。在幽门部大弯侧常有浅沟,称为中间沟。幽门部借该沟分为两部分,

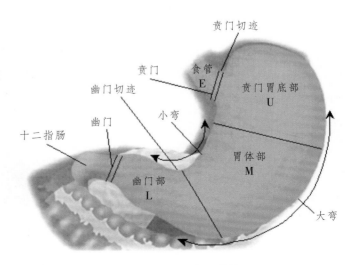

图 1-1 胃的形态和结构。

1

近侧部为幽门窦,远侧部为幽门管(图1-2)。幽门窦为胃的最低处,其靠近胃小弯处是胃溃疡和胃癌好发的部位。幽门管长2~3cm。

■ 胃的位置和周边结构

胃大部分位于左季肋部,小部分位于上腹部。胃的位置常因体型、体位、胃内容物量及呼吸而改变,有时胃大弯可达脐下甚至盆腔。胃前壁右侧部与肝左叶和肝方叶相邻,左侧部与膈相邻,被左肋弓遮盖,透过膈与膈胸膜、左肺底、心包和左侧第6~9肋及肋间隙相邻。胃前壁的中间部分位于剑突下方,直接与腹前壁相贴,是临床上进行胃触诊的部位。胃后壁与胰腺、横结肠、左肾上部和左肾上腺相邻,胃底部与膈和脾相邻。

■ 胃壁的结构

胃壁一般由4层结构组成:黏膜层、黏膜下层、肌层、浆膜,并有血管、淋巴管和神经分布其间(图1-3)。

黏膜层

黏膜层质地柔软,有丰富的血流供应,呈橘红或玫瑰红色,厚度为0.3~1.5mm,尤以幽门处最厚,而贲门部最薄。黏膜表面有皱襞及纵横交错的浅沟,浅沟将黏膜分为许多胃小区。皱襞由黏膜和黏膜下层共同形成,高低不一,排列不甚规则。在贲门和幽门处,皱襞多呈放射状排列。此外,皱襞会受胃充盈程度的影响。当胃充盈时,胃平滑肌舒张,黏膜皱襞减少甚至消失。沿胃小弯常有4~5条呈纵行排列的皱襞,其间的纵沟称为胃道。胃与十二指肠交界处,由于受幽门括约肌的影响,该部位黏膜形成环形皱襞,构成幽门瓣(图1-4)。

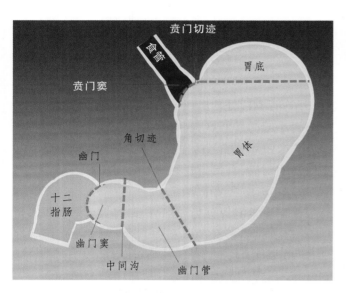

图1-2 幽门管和幽门窦。

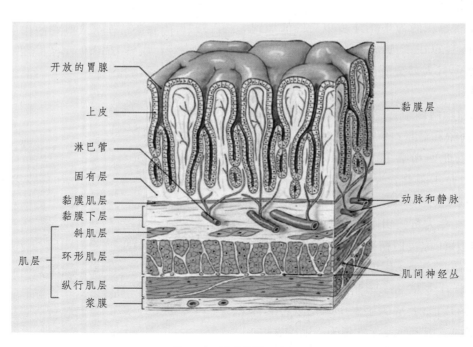

图1-3 胃壁结构示意图。

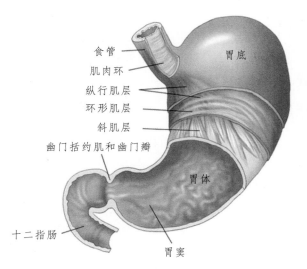

图 1-4　胃肌层、幽门括约肌和幽门瓣。

食管
肌肉环
纵行肌层
环形肌层
斜肌层
幽门括约肌和幽门瓣
胃底
胃体
十二指肠
胃窦

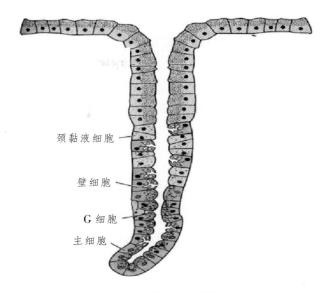

图 1-5　胃底腺示意图。

颈黏液细胞
壁细胞
G 细胞
主细胞

上皮层

上皮层为单层柱状上皮。食管黏膜的复层扁平上皮在贲门处骤变为单层柱状上皮，其边界非常分明，但两者的黏膜肌层则相连续。

固有层

固有层为致密结缔组织。上皮向固有层内凹陷构成大量的胃腺，排列紧密，其间结缔组织极少。在结缔组织内含有血管、散在的平滑肌纤维、成纤维细胞、嗜酸性粒细胞、肥大细胞、浆细胞和淋巴细胞，偶见淋巴小结。

根据胃腺所在位置不同，可将胃腺分为胃底腺、贲门腺和幽门腺。各种胃腺的分泌物经胃小凹底部到达胃内，混合后形成胃液。

1.胃底腺，也称作泌酸腺，分布于胃底与胃体部黏膜，为数量最多的胃腺，是分泌胃液的主要腺体。胃底腺由多种腺细胞组成，主要为主细胞、壁细胞、颈黏液细胞和内分泌细胞等（图 1-5）。腺管开口于胃小凹底部，开口处较为狭窄，称为颈部，中间段称为体部，底部稍弯曲而膨大，可见分支，接近黏膜肌层。

（1）颈黏液细胞：数量较少，位于胃底腺颈部和胃小凹底部，一般都成群存在，有时也可单独分散在其他细胞之间，近幽门处颈黏液细胞较多。细胞核呈扁平形，或呈不规则的三角形，位于细胞基底部，底部胞质嗜碱性。该细胞可分泌酸性黏液，还可产生尿素酶，能中和盐酸，保护胃黏膜免受损害。

（2）壁细胞：又称泌酸细胞，胞体较大，多位于腺体的颈部和体部，底部较少，大多单个散在于其他细胞之间。细胞多呈圆锥形、多边形或椭圆形，细胞核为圆形，位于细胞中央。核周的胞质内膜凹陷形成的小管，称为细胞内分泌小管。分泌小管的膜与细胞顶面质膜连续，小管管腔与胃底腺腺腔相通。

壁细胞具有分泌盐酸（HCl）的功能（图 1-6），其分泌盐酸的关键性结构是位于小管游离面质膜内的 H^+-K^+-ATP 酶，也称作质子泵。分泌的过程如下：壁细胞胞质中的二氧化碳（CO_2）在碳酸酐酶的作用下与 H_2O 结合产生 H^+，被质子泵泵入分泌小管管腔，同时 K^+ 交换入细胞内。Cl^- 通道将从血液中摄取的 Cl^- 从胞质中

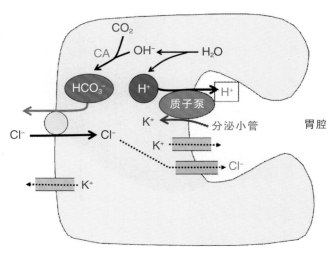

图 1-6　壁细胞分泌盐酸示意图。

CO_2
CA
OH^-
H_2O
HCO_3^-
H^+
H^+
质子泵
分泌小管
胃腔
Cl^-
Cl^-
K^+
K^+
Cl^-
K^+

泵入分泌小管,再结合 H^+ 形成 HCl。泵入 Cl^- 与 H^+ 均需耗能,能量来自线粒体中的 ATP。

壁细胞还可分泌内因子,为一种糖蛋白,它在胃腔内可与维生素 B_{12} 结合,形成复合物,使维生素 B_{12} 在肠道内不被酶分解,并在回肠促进维生素 B_{12} 被吸收入血。内因子缺乏时,如患有萎缩性胃炎或胃大部切除等,会影响维生素 B_{12} 的吸收,最终导致红细胞生成障碍,称为恶性贫血。

(3)主细胞:数量最多,位于腺体底部及体部,具有典型的蛋白质分泌细胞的结构特点。细胞呈柱状或圆锥形,核圆形,胞质顶部含有很多粗大的、折光性很强的酶原颗粒。这些颗粒中含有胃蛋白酶原,为胃蛋白酶的前体。胃蛋白酶原在酸性环境中被激活,形成有活性的胃蛋白酶,从而使蛋白质在胃中得到初步消化。

2.贲门腺,分布于胃贲门周围 1~3cm 区域的固有层内,为单管状腺或分支管状腺。胃贲门腺类似食管贲门腺,由黏液细胞和胃内分泌细胞组成。

3.幽门腺,分布于近幽门 4~5cm 的区域内,为分支管状腺,其分支较多,而且卷曲。管腔较大,腺细胞呈柱状,胞质染色浅,细胞的分泌颗粒不明显,属于黏液细胞,分泌物呈弱碱性。细胞核呈扁圆形,位于细胞基底部。腺细胞间有时夹杂壁细胞和胃内分泌细胞。

黏膜肌层

由内环外纵两层平滑肌组成。肌纤维可伸入固有层腺体间,有收缩黏膜、促使分泌物排出的作用。

黏膜下层

黏膜下层由疏松结缔组织构成,含有较大的血管、神经和淋巴管。

肌层

胃壁的肌层较厚,由内斜肌层、中环形肌层和外纵行肌层三层平滑肌构成。各层间有少量的结缔组织与肌间神经丛(图 1-7)。

斜肌层

斜肌层为最内层的平滑肌纤维层。斜肌层肌纤维薄弱,而且不完整,自贲门左侧沿胃前、后壁向右下方斜行,发散到胃体前、后壁,并趋向胃大弯。胃大弯处无斜行肌。斜肌层肌纤维对胃具有较大的支持功能,当斜肌层收缩时,胃小弯呈空管状,可以促进液体经过。

环形肌层

环形肌层较纵行肌层发达。其与胃的长轴呈垂直走行,但在胃底顶端呈同心圆形排列。该肌层在幽门处较厚,形成幽门括约肌,此处的环形肌层被结缔组织隔成许多小肌束。环形肌层与纵行肌层之间有肌间神经丛。

纵行肌层

纵行肌层是食管纵行肌层的延续,由食管外层纵

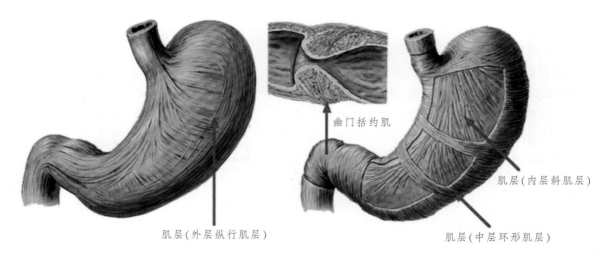

幽门括约肌

肌层(外层纵行肌层)

肌层(内层斜肌层)

肌层(中层环形肌层)

图 1-7　胃壁肌层。

行肌纤维下行至胃表面,肌纤维呈放射状排列,构成胃肌的最浅层,再向下经幽门连续于十二指肠的外纵肌层。纵行肌层在胃大弯和胃小弯处增厚,在胃体前、后壁较稀疏,甚至局部缺如。在幽门处分布较均匀,一部分肌纤维束与十二指肠环形肌层肌纤维混合,与幽门的开启有关。

浆膜

胃的外膜由薄层疏松结缔组织和间皮构成,其中有血管和神经通过。在胃大弯、小弯的网膜附着处,以及贲门附近的背侧面没有浆膜。

胃的血管分布

动脉

胃的血液供应丰富,主要来自胃小弯侧胃左、右动脉形成的动脉弓,胃大弯侧胃网膜左、右动脉形成的动脉弓,以及胃短动脉、胃后动脉。这些动脉的分支在胃壁内有广泛的吻合,形成网状分布(图 1-8)。

胃左动脉

起于腹腔动脉,是腹腔动脉的最小分支,却是胃的最大动脉。其由左上方经胃胰腹膜皱襞达贲门,向上发出食管支与贲门支,然后向下沿胃小弯在肝胃韧带中发出分支至胃前、后壁,在胃角切迹处与胃右动脉相吻合,形成胃小弯动脉弓。15%~20%的肝左动脉可起自胃左动脉,与左迷走神经肝支一起到达肝脏,少数情况下,这可能是左肝叶唯一的动脉血流。于根部结扎胃左动脉,可导致急性左肝坏死,手术时应注意。

胃右动脉

起于肝固有动脉或胃十二指肠动脉,下行至幽门上缘,转向左侧,在肝胃韧带中沿胃小弯,从左向右,沿途发出分支至胃前、后壁,到胃角切迹处与胃左动脉吻合。

胃网膜左动脉

起于脾动脉末端,从脾门经脾胃韧带进入大网膜前叶两层腹膜间,沿胃大弯左行,发出分支至胃前、后壁及大网膜,分布于胃体部大弯侧左下部,与胃网膜右动脉吻合,形成胃大弯动脉弓。胃大部切除术常从第一支胃短动脉处在胃大弯侧切断胃壁。

胃网膜右动脉

起于胃十二指肠动脉,在大网膜前叶两层腹膜间沿胃大弯由右向左,沿途发出分支至胃前、后壁及大网膜,与胃网膜左动脉吻合,分布至胃大弯左半部分。

胃短动脉

脾动脉末端的分支,一般为 4~5 支,经胃脾韧带至胃底前、后壁。

胃后动脉

系脾动脉分支,一般为 1~2 支,自胰腺上缘经胃膈韧带,到达胃底部后壁。

左膈下动脉

由腹主动脉分出,沿胃膈韧带,分布于胃底上部和贲门。胃大部切除术后,左膈下动脉对残胃血供有一定作用。胃的动脉间有广泛吻合支,如结扎胃左动脉、胃右动脉、胃网膜左动脉及胃网膜右动脉 4 条动脉中的任何 3 条,只要胃大弯、胃小弯动脉弓未受损,胃仍能得到良好血供。

静脉

胃壁内的静脉也形成广泛的吻合,黏膜表面毛细血管后小静脉收纳许多细支,汇合后形成小静脉,基本与同名动脉伴行,最后流入肝门静脉系统(图 1-9)。

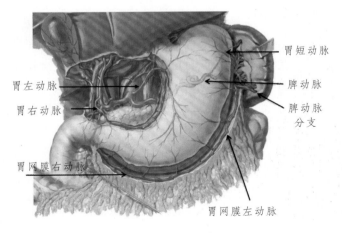

胃左动脉
胃右动脉
胃短动脉
脾动脉
脾动脉分支
胃网膜右动脉
胃网膜左动脉

图 1-8　胃的动脉。

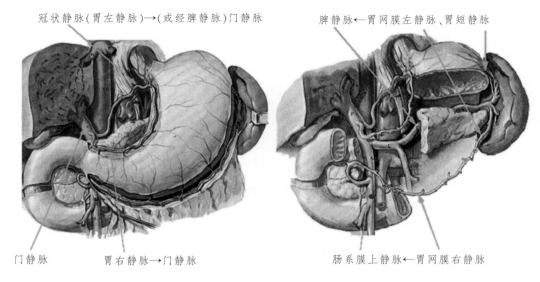

冠状静脉（胃左静脉）→（或经脾静脉）门静脉　　　　　脾静脉←胃网膜左静脉、胃短静脉

门静脉　　　　胃右静脉→门静脉　　　　肠系膜上静脉←胃网膜右静脉

图 1-9　胃的静脉。

胃左静脉

即胃冠状静脉，汇入门静脉。

胃右静脉

途中收纳幽门前静脉，于幽门与十二指肠交界处前方上行进入门静脉。幽门前静脉是辨认幽门的标志。

胃网膜左静脉

汇入脾静脉。

胃网膜右静脉

汇入肠系膜上静脉，也是有用的解剖标志。

胃短静脉

经胃脾韧带，汇入脾静脉。

胃后静脉

经胃膈韧带，汇入脾静脉。

■ 胃的神经支配

胃的神经按纤维性质主要包括内脏运动（传出）纤维和内脏感觉（传入）纤维两种。其中前者主要来自交感神经和迷走神经的副交感性纤维，后者则是随着这两种内脏运动纤维向中枢传入的内脏感觉纤维。通常胃的痛觉传入纤维随交感神经传入；而饥饿、恶心和内脏反射的感受，则通过迷走神经传入纤维传导。交感神经和副交感神经进入胃壁后，在壁内形成两组神经丛，如在纵行肌层和环形肌层之间形成细密的肌间神经丛（Auerbach 神经丛），主要司胃壁的平滑肌活动；在黏膜下层内形成黏膜下神经丛（Meissner 神经丛），主要分布于腺体，调节腺体活动。它们向近端及远端分别移行于食管和肠管的相应神经丛，在该神经丛内分布有许多神经节细胞。

副交感神经

胃的副交感神经来自迷走神经（图 1-10），迷走神经核位于第四脑室基底，经颈部颈动脉鞘进入纵隔，形成几个分支围绕食管，至膈食管裂孔上方融合成左、右迷走神经。于贲门处，左迷走神经位前，约在食管中线附近浆膜深面，手术时需切开此处浆膜，方可显露；右迷走神经位后，于食管右后方下行。前干在贲门前分为肝支和胃前支（前 Latarget 神经）。肝支在小网膜内右行入肝；胃前支伴胃左动脉在小网膜内距胃小弯约 1cm 处右行，一般发出 4~6 支到胃前壁，于角切迹处形成终末支，称为鸦爪支，分布于幽门窦及幽门管前壁。后干在贲门背侧分为腹腔支和胃后支。腹腔支随胃左动脉起始段进入腹腔神经丛。胃后支（后 Latarget 神经）沿胃小弯走行，分支分布于胃后壁，其终末支也呈鸦爪状分布于幽门窦和幽门管后壁。后迷走神经有分支分布于胃底大弯侧，称为 Grassi 神经或"罪恶"神经。行壁细胞迷走神经切断术时，应将其切

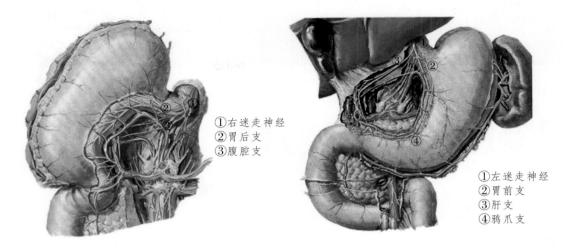

①右迷走神经
②胃后支
③腹腔支

①左迷走神经
②胃前支
③肝支
④鸦爪支

图 1-10　胃迷走神经。

断,以减少疾病复发。

　　迷走神经大部分纤维为传入型,将刺激由肠传入脑;胃的牵拉感和饥饿感冲动,则由迷走神经传入延髓。手术中过度牵拉、强烈刺激迷走神经可致心搏骤停。迷走神经胃支在胃壁神经丛内交换神经元后发出节后纤维,支配胃腺和肌层,通过乙酰胆碱作为递质来增强胃运动,以及促进胃酸和胃蛋白酶分泌。

　　选择性迷走神经切断术是保留肝支和腹腔支的迷走神经切断术。壁细胞迷走神经切断术可保留肝支、腹腔支和前后鸦爪支,仅切断支配壁细胞的胃前支和胃后支及其全部胃壁分支,可减少胃酸分泌,达到治疗溃疡的目的,同时又可保留胃的排空功能,避免肝、胆、胰、肠功能障碍。

交感神经

　　胃交感神经节前纤维起自胸 5~10 脊髓节段,经交感神经至腹腔神经丛内腹腔神经节,节后纤维沿腹腔动脉系统分布于胃壁,其作用为抑制胃的分泌和蠕动,增强幽门括约肌的张力,并使胃的血管收缩。

　　壁细胞迷走神经切断术必然会切断胃小弯血供,不可能保全交感神经支配, 胃的痛感冲动随交感神经,通过腹腔丛交感神经干进入胸 5~10 脊髓节段,封闭腹腔神经丛可阻断痛觉传入。

参考文献

[1]邵华信.系统解剖学实验指导[M]. 杭州:浙江大学出版社,2008.
[2]丁文龙,王海杰. 系统解剖学[M]. 北京:人民卫生出版社,2015.
[3]张朝佑. 人体解剖学[M]. 北京:人民卫生出版社,2009.
[4]梁寒. 胃癌[M]. 北京:北京大学医学出版社,2012.
[5]郝希山,王殿昌. 腹部肿瘤学[M]. 北京:人民卫生出版社,2004.

第 2 章

胃周淋巴结引流及分组

张 李

■ 胃周淋巴结引流

胃壁各层具有丰富的毛细淋巴管,起始于胃黏膜的固有层,在黏膜下层、肌层和浆膜下层内交织成网,分别流入胃周淋巴结,最后均汇入腹腔淋巴结而达胸导管。淋巴结引流一般伴随血管而行,汇入相应的胃周4个淋巴结区(图2-1)。

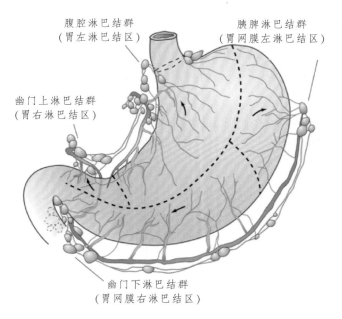

图 2-1 胃周的淋巴结区(结群)。

胃左淋巴结区

即腹腔淋巴结群,贲门部、胃小弯左半侧和胃底的右半侧前、后壁,分别引流入贲门旁淋巴结、胃上淋巴结,最后汇入腹腔淋巴结。

胃右淋巴结区

即幽门上淋巴结群,胃幽门部,以及胃小弯右半侧的前、后壁,引流入幽门上淋巴结,由此经肝总动脉淋巴结,最后汇入腹腔淋巴结。

胃网膜左淋巴结区

即胰脾淋巴结群,胃底左半侧和胃大弯左半侧分别汇入胃左下淋巴结、脾门淋巴结及胰脾淋巴结,然后汇入腹腔淋巴结。

胃网膜右淋巴结区

即幽门下淋巴结群,胃大弯右半侧及幽门部引流入胃幽门下淋巴结,然后沿肝总动脉淋巴结,汇入腹腔淋巴。

■ 胃周淋巴结分组

为适应胃癌根治手术清除淋巴结的需要,日本胃癌研究会对胃周各个部位淋巴结进行了详细分组,并规定了淋巴结的代号与界限(图2-2)。

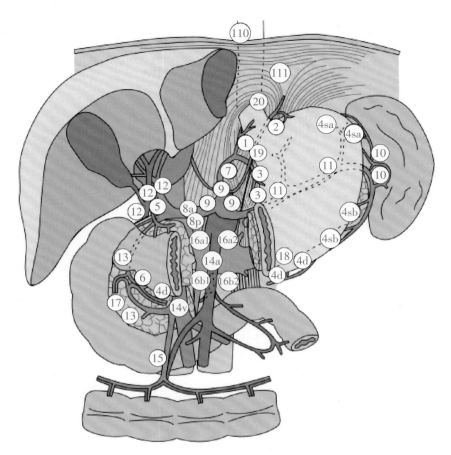

图 2-2　胃的各组淋巴结。第 1 组:贲门右淋巴结,位于贲门右侧,与胃小弯淋巴结分界,为胃左动脉上行支进入胃壁的第 1 支。第 2 组:贲门左淋巴结,位于贲门左侧和后侧,沿左膈下动脉贲门食管支分布。第 3 组:胃小弯淋巴结,位于胃右动脉向胃小弯分出的第 1 支的左侧。第 4 组:胃大弯淋巴结,分为两个亚区,沿胃网膜右动脉分布者为 4d(胃网膜右血管淋巴结),位于胃短动脉并接近胃壁者和沿胃网膜左动脉分布者为 4s。位于胃短动脉且接近胃者称 4sa(胃短血管淋巴结),沿胃网膜左动脉分布者称 4sb(胃网膜左血管淋巴结)。第 5 组:幽门上淋巴结,位于胃右动脉根部的淋巴结。第 6 组:幽门下淋巴结,位于幽门下大网膜内,与肠系膜上静脉淋巴结的界限是胃网膜右静脉和胰十二指肠前下静脉的汇合部。第 7 组:胃左动脉淋巴结,位于胃左动脉干上,即胃左动脉根部到上行支的分出部。第 8 组:肝总动脉干淋巴结,分为两个亚区,位于肝总动脉前方与上缘的淋巴结称 8a(肝总动脉前淋巴结),其后方者称 8p(肝总动脉后淋巴结)。第 9 组:腹腔干淋巴结,即胃左动脉、肝总动脉、脾动脉根部淋巴结。第 10 组:脾门淋巴结,脾门附近淋巴结,与脾动脉干淋巴结的界限是胰尾末端。第 11 组:沿脾动脉干分布的淋巴结,包括胰腺后的淋巴结,分为 11p(脾动脉近端淋巴结)和 11d(脾动脉远端淋巴结),与胰头后淋巴结的界限是肠系膜下静脉进入脾静脉的汇合部。第 12 组:肝十二指肠韧带内淋巴结,沿肝动脉分布者为 12a(肝十二指肠韧带内沿肝动脉淋巴结),沿胆管分布者为 12b(肝十二指肠韧带内沿胆管淋巴结),位于门静脉后方者为 12p(肝十二指肠韧带内沿门静脉后淋巴结)。第 13 组:胰头后淋巴结,位于胰头后方,将十二指肠向内侧游离提起后,可见其附着于此处。第 14 组:肠系膜根部淋巴结,沿肠系膜上静脉分布的淋巴结称 14v(肠系膜上静脉淋巴结),沿肠系膜上动脉分布的淋巴结称 14a(肠系膜上动脉淋巴结)。第 15 组:结肠中血管淋巴结,位于横结肠系膜内、结肠中动脉旁。第 16 组:腹主动脉周围淋巴结,分布于胰腺上下、腹主动脉周围。以左肾静脉下缘为界,分为上区(16a)和下区(16b),上、下区又以腹主动脉为界分为 1 区和 2 区,共计 4 个区,即 a1(主动脉裂孔淋巴结)、a2(腹腔干上缘至左肾静脉下缘之间腹主动周围淋巴结)、b1(左肾静脉下缘至肠系膜下动脉上缘之间腹主动脉周围淋巴结)、b2(肠系膜下动脉上缘至腹主动脉分叉之间腹主动脉周围淋巴结)。第 17 组:胰头前淋巴结,位于胰头前,与胰头后淋巴结相对应。第 18 组:胰腺下缘淋巴结,位于胰体尾交界部下缘。第 19 组:膈下淋巴结,位于膈肌腹侧面,沿膈下动脉分布。第 20 组:膈肌食管裂孔淋巴结,位于膈肌食管裂孔部。另外,还有第 110 组(下胸部食管旁淋巴结)、第 111 组(膈上淋巴结)和第 112 组(中纵隔后淋巴结),位于相应位置。

参考文献

[1]邵华信.系统解剖学实验指导[M].杭州:浙江大学出版社,2008.

[2]丁文龙,王海杰.系统解剖学[M].北京:人民卫生出版社,2015.

[3]张朝佑.人体解剖学[M].北京:人民卫生出版社,2009.

[4]梁寒.胃癌[M].北京:北京大学医学出版社,2012.

[5]郝希山,王殿昌.腹部肿瘤学[M].北京:人民卫生出版社,2004.

第3章

影像学检查

周德俊　肖建宇　叶　露　肖渤翰　徐文贵

第1节　胃癌内镜诊断

胃镜及胃镜下活检是目前诊断胃癌的金标准。胃癌发病率位于全球第5,死亡率可达75%,是全球癌症患者的第3大死因。我国胃癌发病率和死亡率均超过世界平均水平2倍左右,大部分胃癌诊断时已为晚期阶段,患者5年生存率较低。胃癌的预后与诊断的时机密切相关,早期胃癌(EGC)的5年生存率可达84%~99%,但我国EGC的检出率远远低于日本和韩国,提高内镜下EGC及癌前病变的检出率是EGC治疗的关键。近年来,内镜技术不断发展,各种新型消化内镜技术逐步应用于临床,实现了胃癌的早期诊断和内镜下治疗。

■ 内镜检查技术

普通白光内镜

普通白光内镜是内镜检查技术的基础,对于病变或疑似病变区域应首先进行白光内镜观察,记录病变区域自然状态情况,并可对观察的病变或异常区域进行活检以明确诊断。

化学染色内镜

化学染色内镜是在常规内镜检查的基础上,将色素染料喷洒至需观察的黏膜表面,使病灶与正常黏膜对比更加明显。在胃部常用的化学染色剂为靛胭脂和

醋酸。靛胭脂染色可以勾勒出病变的边界,醋酸染色则更突出病变微结构。两者联合染色,可以使病变的边界、微结构得以凸显,为放大内镜下精查病变提供了良好的条件。日本学者的研究显示,对比未染色的白光内镜,结合靛胭脂、醋酸染色的白光内镜能够显著提高内镜下发现EGC的能力。

电子染色内镜

电子染色内镜可通过特殊光清晰观察黏膜浅表微血管形态。常见电子染色内镜包括窄带成像技术、智能电子分光技术及智能电子染色内镜。这些内镜技术已被证明可以提高胃肠道黏膜病变的诊断准确率。

放大内镜

放大内镜可将胃黏膜放大并观察胃黏膜腺体表面小凹结构和黏膜微血管网形态特征的细微变化,可用于鉴别胃黏膜病变的良、恶性,判断恶性病变的边界和范围。

激光共聚焦显微内镜及荧光内镜

激光共聚焦显微内镜可显示最高可放大1000倍的显微结构,达到光学活检的目的。荧光内镜是以荧光为基础的内镜成像系统,能发现和鉴别普通内镜难以发现的癌前病变及一些隐匿的恶性病变。但这两种方法对设备要求较高,目前较难在临床被推广应用。

超声内镜(EUS)

EUS 被认为是胃肠道肿瘤局部分期的最精确方法,对胃癌 T 分期(特别是早期癌)和 N 分期的准确性不亚于甚至超过 CT,常用以区分黏膜层和黏膜下层病灶,还可动态观察肿瘤与邻近脏器的关系,并可引导淋巴结穿刺活检,明显提高了局部 T 分期、N 分期准确性,但 EUS 为操作者依赖性检查,因此,推荐在医疗水平较高的医院或中心进行。对于拟施行内镜下黏膜切除、内镜下黏膜下剥离术等内镜治疗的患者,推荐进行此项检查。EUS 能发现直径>5mm 的淋巴结。将淋巴结回声类型、边界及大小作为主要的判断标准,转移性淋巴结多呈圆形、类圆形低回声结构,其回声常与肿瘤组织相似或更低,边界清晰,内部回声均匀,直径>1cm;而非特异性炎性肿大淋巴结常呈椭圆形或三角形高回声改变,边界模糊,内部回声均匀。

EUS 检查操作规范:规范的操作过程及全面、无遗漏的扫查是准确分期的基础,以胃肿瘤分期为目标的 EUS 操作应该至少包括自幽门回撤至食管胃结合部的全面扫查过程。为准确评估第一站淋巴结,推荐自十二指肠球部回撤。在回撤过程中进行分期评估,并且留存肿瘤典型图像及重要解剖标志处图像,如能留存动态的多媒体资料,可帮助提高分期的准确性并提供回溯可能。扫查过程中,应当注意胃腔的充盈度、探头频率选择和探头放置位置,合适的焦距下图像会更加清晰,并可避免压迫病变而导致错误分期。

■胃癌的内镜下分型及内镜特征

早期胃癌的分型(2002 年巴黎分型标准)

Ⅰ 型:隆起型(息肉型),病变向胃腔内突出,呈息肉状。

Ⅱ 型:平坦型,病变隆起及凹陷均欠显著。此型又可分为以下三个亚型。

Ⅱa 型,表浅隆起型,病灶轻度隆起。

Ⅱb 型,表面平坦型,病灶凹陷和隆起均不显著。

Ⅱc 型,浅凹陷型,病灶轻微凹陷,相当于糜烂。

Ⅲ 型,深凹陷型,病灶凹陷较显著(图 3-1)。

若病灶有两种形态,则称为混合型。记录时应将主要类型写在前面,次要类型标在后面。如轻度隆起中央有浅凹陷,则为 Ⅱa+Ⅱc 型;溃疡边缘有浅糜烂,为 Ⅲ+Ⅱc 型;糜烂中央有深凹陷,为 Ⅱc+Ⅲ 型等。Ⅲ+Ⅱc 型及 Ⅱc+Ⅲ 型是两种最常见的混合型早期胃癌。

进展期胃癌分类(Borrmann 分类)

Borrmann Ⅰ 型(息肉样癌)(图 3-2 和图 3-3)

多见于胃的远侧 1/2,多为单个,偶尔亦可多个(多中心性),具有以下特征。

● 癌肿呈息肉样突入胃腔,多为广基,直径常大于 2cm,与周围正常黏膜分界清楚。

● 表面高低不平,呈菜花状或结节状,常有明显

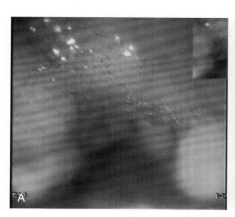
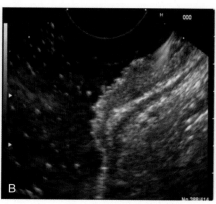
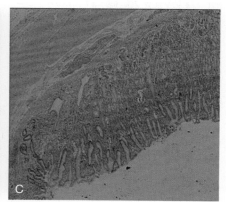

图 3-1　(A)胃镜示胃角 Ⅲ 型病变。(B)超声内镜显示病变局限于黏膜层及黏膜肌层。(C)术后病理证实为 T1M。

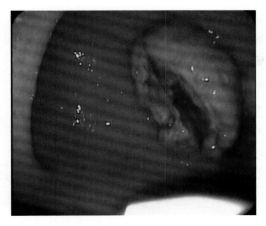

图 3-2 内镜视野下可见胃窦隆起型病变。

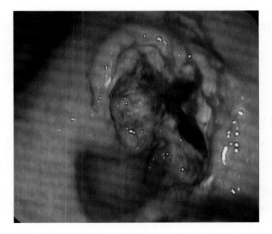

图 3-4 胃窦溃疡型肿物。

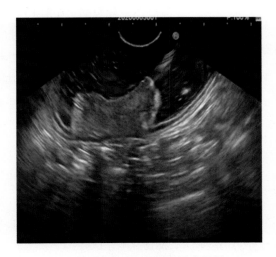

图 3-3 超声示病变累及固有肌层。

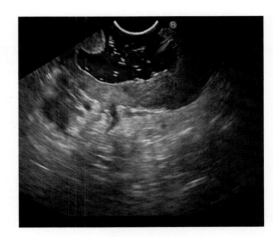

图 3-5 超声示病变累及浆膜层。

颜色改变,呈红色或灰色。常有瘀斑、出血、糜烂或浅表溃疡。

- 组织较脆,触碰易出血。
- 周围黏膜常有萎缩性变化。

本型需与胃良性息肉相鉴别,有时亦需与黏膜下肿瘤和Ⅰ型早期胃癌等相鉴别。

Borrmann Ⅱ型(溃疡型癌)(图 3-4 至图 3-6)

- 溃疡较大,直径多大于 2cm。
- 溃疡基底污秽、出血、高低不平。
- 溃疡边缘不整,常有出血。溃疡四周的环堤状隆起较明显,高低不平呈结节状,颜色发灰,僵硬,较脆,常有出血、糜烂。与周围黏膜分界清楚,周围黏膜无肉眼可见的癌浸润表现。

在良性活动期,可见溃疡或肉瘤溃疡,有时亦可

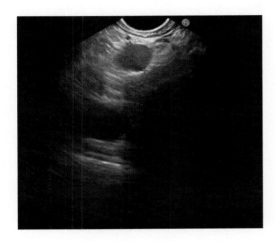

图 3-6 伴有腹腔淋巴结转移。

见到本型胃癌的某些特征,需靠活检和细胞学检查明确其性质。

Borrmann Ⅲ型(溃疡浸润型癌)(图3-7和图3-8)

本型与Ⅱ型胃癌的区别在于Ⅱ型癌边界清楚,周围黏膜无肉眼可见的癌浸润。Ⅲ型癌周围黏膜有癌浸润表现,故其除具有Ⅱ型癌的特征外,还具有以下癌浸润的特征。

● 溃疡四周的环堤状隆起全部或至少有一部分无突然隆起的特征而渐向外倾斜,与周围正常黏膜的界限不清。

● 溃疡周围黏膜有结节、出血和颜色改变等变化。向溃疡集中的黏膜皱襞或突然中断,或突然变细,或呈杵状,或相互融合。

Borrmann Ⅳ型(弥漫浸润型癌)(图3-9和图3-10)

病变可以较局限,亦可极广泛(皮革胃),具有以下特征。

● 肿瘤在胃壁内浸润,黏膜表面高低不平或呈大小不等的结节状,可伴有多个深浅不等的溃疡,亦可由于癌浸润而形成巨皱襞(恶性巨皱襞)。

● 肿瘤与邻近的正常黏膜界限不清。

● 病变处胃壁增厚、僵硬,局部蠕动消失,充气不张,以致胃腔狭小。

本型病变主要在胃壁深层,早期缺乏黏膜改变,胃镜诊断比较困难。其黏膜变化亦常与萎缩增生性胃炎的变化相似,但本型胃癌的黏膜表面高低不平或呈结节状改变,一般较萎缩增生性胃炎明显,常伴有糜烂、溃疡。若形成恶性巨皱襞,则需与良性巨皱襞相鉴别。本型胃癌尚需与胃肉瘤及胃邻近器官恶性肿瘤侵犯胃壁等相鉴别。

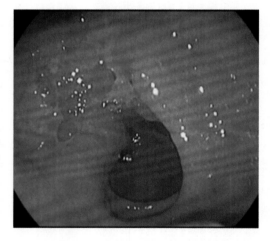

图3-7 内镜示胃窦溃疡浸润。

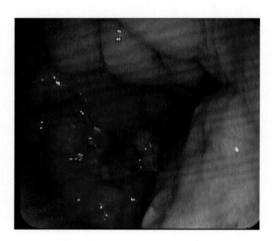

图3-9 胃壁弥漫性增厚伴溃疡。

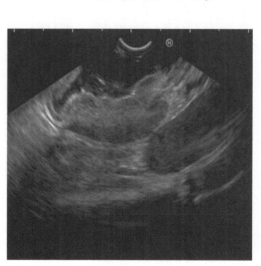

图3-8 超声内镜显示病变突破浆膜层。

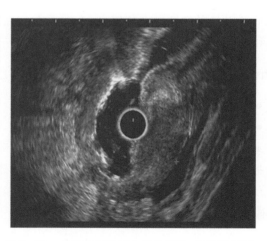

图3-10 超声示胃壁层次结构消失,环周性增厚。

■ 禁忌证

1.严重的心肺疾病(高血压、心律失常、心力衰竭、心肌梗死、呼吸功能不全、哮喘发作)。

2.休克、昏迷等危重状态。

3.神志不清、精神失常。

4.上消化道急性穿孔期。

5.严重咽喉疾病、腐蚀性食管炎、胃炎、主动脉瘤,严重的颈部、胸部、脊椎畸形。

6.急性传染性肝炎或胃肠道传染病(暂缓检查)。

■ 并发症

胃镜及超声检查是比较安全的,并发症的发病率极低,偶有因活检造成出血的情况。

第 2 节　胃癌 CT 诊断

诊断胃肠道肿瘤时,首选消化道气-钡双重对比造影检查和内镜检查。随着 CT 仪器的改进,以及螺旋 CT 的开发,20 世纪 90 年代初期 CT 开始应用于胃癌的诊断。近年来,多排螺旋 CT(MDCT)容积数据采集及丰富的后处理手段为胃癌 CT 诊断提供了重要的硬件基础;科学合理的扫描和阅片规范的建立则为胃癌 CT 的应用和研究提供了技术保障。CT 可以直接显示软组织肿块、胃壁的厚度,还可以观察到肿瘤向浆膜外的延伸,以及向相邻脏器的浸润。对肿大的淋巴结、肿瘤向肝脏的转移、肿瘤向腹腔内的播种和浸润等,均可采用 CT 进行观察和分析。CT 对早期胃癌检出率达 90% 以上,T 分期准确率也达到 80% 以上。此外,CT 是术后随访观察胃腔外复发的最佳手段。目前,CT 在胃癌中的应用已突破单一的"诊断+分期"模式,逐步形成涵盖精确分期、疗效评价、预后评估和术后并发症检测及随访为一体的影像学评价体系。

■ 检查方法

胃为空腔脏器,胃癌,尤其是早期肿瘤的检出在很大程度上受其充盈状态的影响,故而,相对其他部位肿瘤的诊断而言,胃癌 CT 检查的前处置是必不可少的,也是获得满意图像的前提。

禁食、禁水

患者检查前禁食、禁水 10~12 小时。

口服对比剂

为使胃腔显影,并使胃壁充分伸展、扩张,在 CT 检查前应口服对比剂。

• 水溶性碘制剂:一般用 2%~3% 泛影葡胺或胃影葡胺(Gastrografin)300~500mL,欧美国家常用胃影葡胺-山梨糖醇液(Gastrografin-Sorbitol),该药为高渗溶液,能较快地到达所查的消化管腔。其缺点是胃壁显示不满意,对胃黏膜改变不能较好地显示。

• 水:文献统计结果显示,服用水或其他饮料时,胃壁的显示率可达 95%,而且方便、无异味,患者乐于接受,但用量不应少于 800mL。

• 钡剂:可服用 1.5%~2%W/V 的硫酸钡混悬液,其优点是口服时味道较好,胃酸高者也适用,且胃肠道对其不吸收,较安全。

• 气体:可使胃腔充分伸展,显示内腔,为简单的阴性对比剂。随着 MDCT 的应用,仿真内镜技术也用于胃腔的检查,为一种类似于结肠 CT 造影(CTC)的检查技术。但在图像显示上应采用适宜的窗水平,否则病灶显示反而不清楚。

• 脂类:常用 12.5%~25% 的乳化玉米油,效果也非常理想,但部分患者不能耐受,可能出现恶心、呕吐、腹痛和腹泻等不良反应,因此较少采用。

习惯上,行腹部常规 CT 检查时,可服用 2%~3% 有机碘溶液。CT 强化检查时,胃壁的 CT 值可达 120HU,因此,胃腔内高密度对比剂可能掩盖细微的胃壁病变。我院胃肠道 CT 检查多选用水,可较好地显示胃壁(图 3-11)。低密度对比剂不会对 3D 后处理图像和 CT 血管造影(CTA)图像产生影响。扫描前 15 分钟口服水 750~1200mL,检查前即刻再口服水 250~500mL,充分、均匀地扩张胃腔,患者易于耐受;对于后期需应用仿真内镜 3D 重组处理的患者,可口服产气剂 8~10g。应注

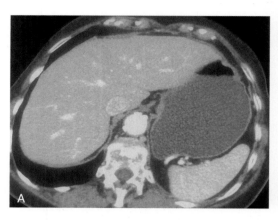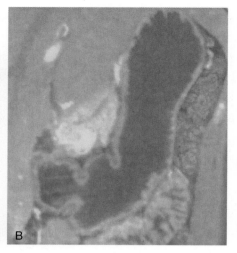

图 3-11 口服水对比剂强化 CT 显示胃壁正常表现,强化的胃壁在胃腔内水和腔外脂肪的衬托下显示清晰。

意产气剂服用的过程控制, 保证全程充分的胃腔扩张(图 3-12)。

体位

一般采取仰卧位。特殊情况下,如诊断胃癌对胰腺有无浸润,可于侧位或俯卧位进行扫描。患者位于检查床后,嘱患者翻滚数次后开始扫描。

低张处理

检查前 10~15 分钟肌内注射山莨菪碱(654-2) 10~20mg,可减少胃壁运动产生的伪影,避免由运动造成的胃壁假性增厚。

静脉注射对比剂

主要采用团注法,以 3mL/s 速度用高压注射器从肘静脉注射非离子型对比剂,总量为 100~120mL。采

用三期增强扫描,即动脉期、门静脉期、平衡期分别于注射对比剂后 30 秒、60 秒、150 秒开始扫描。观察病变增强方式,以及有无异常血管显影等。对淋巴结肿大的诊断,增强扫描是不可缺少的。动脉期对于早期癌及不伴胃壁增厚的癌检出能力较强;利于判断癌的纵向侵犯范围,辅助 Borrmann 分型;可清晰显示胃供血血管及进行 3D 重建,为手术方案的制订提供帮助。静脉期对于淋巴结及肝转移灶的检出和显示较为有利。平衡期则有助于判断癌的横向侵犯情况,辅助胃癌 T 分期(尤其是 T1 和 T2)。

扫描参数

采用 1.25mm 或 1.0mm 准直扫描,重建 3~5mm 图像用于常规阅片。重组 1.25mm 层厚,1.0mm 间隔图像,应用一定的影像重叠率,有利于保证 3D 影像的质量。

■ 正常解剖

胃腔为不断蠕动的空腔脏器,人体体位不同,其充盈程度也不同,图像会有变化,而不同层面的横断图像,其毗邻器官也不相同。因此,必须熟悉胃的解剖及毗邻关系,注意识别胃腔在不同层面上的横断、纵断或斜断图像,必要时要参考 X 线气-钡双重造影图像,以助对 CT 图像的理解。

胃壁附有厚薄不等的脂肪组织,借此可区分胃与邻近脏器,并可观察、测量胃壁的厚度。

胃位于左上腹,在不同的层面上,可以显示贲门、胃底、胃体、胃窦及幽门前区。胃前壁的内 1/3 与肝脏

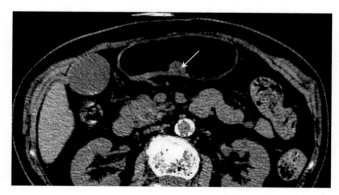

图 3-12 口服产气剂后,CT 显示胃腔内充盈气体,胃体部后壁可见结节(箭头所示),突入胃腔内。

下方相接触,肝左叶肿瘤可直接侵及胃体小弯侧。胃体前外侧及胃底大部与横膈相贴近,胃底部的后外侧壁及部分胃体与脾脏相贴近,胃后壁则与胰腺关系密切,胰头及胰体部在胃窦后方,中间隔以网膜囊。胃体部后上方邻接胰尾部,胃大弯靠横结肠上缘。肾及肾上腺肿物也可自后方压迫胃壁。

胃内气体为低密度,黏膜为软组织密度,口服对比剂,可清楚显示胃内黏膜沟。静脉注入对比剂后,胃黏膜及胃壁可被强化。大网膜及腹腔内存在脂肪,胃周围的血管可以清楚显示。胃充分扩张时,胃壁厚度为2~7mm,平均5mm,超过10mm则为异常。胃皱襞厚度变异很大,但其深度不应超过10mm。如发现胃壁局限性增厚,分界截然,则为异常。

■ 阅片规范

胃壁增厚

这是判断病灶存在及其性质的重要依据。胃壁增厚可分为局限性增厚和弥漫性增厚。在透视下或钡餐造影时可发现胃壁增厚,但当病变向胃腔外发展时,则只有CT能清楚显示。在判断胃壁增厚时,不要将胃蠕动、收缩或胃腔伸展不充分,误认为局限性增厚或病变。胃壁厚度>10mm为异常,胃壁厚度>10mm而无明显肿块影则称之为胃壁增厚,有明显肿块影则称之为胃壁肿块。

形态和密度的异常

CT可直接显示病变的形状、大小和内部结构,能确定病变有无钙化或是否含脂肪组织,以及能确定病灶内有无液化、坏死等,有助于判断病变的性质,甚至可以做出组织学诊断。

周围脂肪层的改变

胃壁外脂肪层存在与否是确定病变有无向浆膜浸润以及是否与周围脏器粘连的重要指征。静脉注入对比剂对判断胃壁外脂肪层是否真正消失有帮助。一般认为,脂肪层存在和钙化是良性病变的征象,但也有例外。有研究报道,在胃淋巴肉瘤脂肪层消失的患者中,仅有70%~75%证实确有向周围的浸润。此外,患者形体消瘦时,可观察不到脂肪层,判断困难。

邻近脏器的浸润

胃体上部肿瘤多向腹主动脉周围及脾门浸润;胃角至幽门部肿瘤易侵及肝门和胰腺。

远处转移

胃癌经血行转移或腹膜播种。

淋巴结转移

胃癌常转移到纵隔淋巴结及肺门淋巴结,也可转移至肝门淋巴结、主动脉旁淋巴结、髂外淋巴结和腹股沟淋巴结。如淋巴结直径>15mm,应疑为异常,但也有直径>20mm,而病理为反应性增生者。有文献报道,CT发现肿大淋巴结的敏感性为73%,特异性为81%。淋巴结转移的判断对于预测胃癌预后有重要意义。由于胃周引流淋巴结数目众多且所处腹部背景复杂,建立规范的阅片策略对于提高检出率、减少遗漏有重要意义。为了提高小淋巴结的检出率,推荐在图像存档与传输系统(PACS)工作站以电影软阅读的方式进行。动态调窗观察,以宽窗检出低密度小淋巴结,对背景脂肪少或与病变融合不易分辨的情况,则调至窄窗观察。建立合理的检出顺序:按分布关系及血管走行将胃周淋巴结分成4个观察区,由上到下、由中心到外周顺序观察。A区:1→3→5→6→4→2;B区:9→7→8→11→10;C区:12→13→14→15;D区:16。

增强检查

增强后可清楚显示病变的存在,并有助于判断有无肿大的淋巴结。增强后尚可显示肿瘤的被膜或分隔,且可根据注药前后CT值的变化,了解病变的供血情况,从而对某些血管性病变做出正确诊断。

后处理

MDCT提供的薄层容积数据可对病变进行多平面重建(MPR)观察,由于胃的走行迂曲,为了清晰显示肿瘤的厚度和范围及其与邻近脏器的关系,建议常规联合轴位、冠状位、矢状位三平面进行观察(图3-13)。轴位观察贲门、胃底及胃体、胃窦的前壁和后壁,显示腹腔干及其分支血管,观察脾门的侵犯情况。冠状位可辅助显示胃角病变,便于测量肿瘤沿大、小弯长轴浸润的范围,小弯侧肿瘤沿肝胃韧带的浸润在此平面

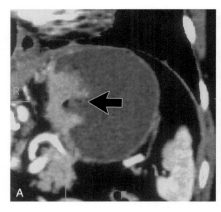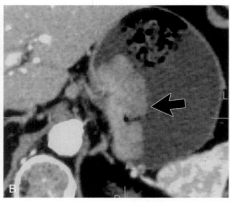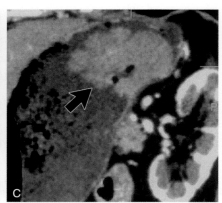

图 3-13 冠状位、轴位和矢状位可不同角度显示胃癌肿块（箭头所示）。

亦显示最佳。矢状位观察胃窦上壁和下壁、胃角及胃底上壁和下壁较佳。胰腺位于胃底、胃体的后下方，采用矢状位可清晰观察两者关系，矢状位还有助于观察胃窦下壁肿瘤侵犯横结肠的情况。研究认为，结合 MPR 三平面图像后，T 分期的准确率可提高 10%~20%。仿真胃镜可以很好地显示胃壁和皱襞（图 3-14），医师可以任意角度观察整个胃腔及肿物（图 3-15）。

分期标准

Ⅰ 期，腔内肿块，胃壁厚度<1cm，无周围脏器侵犯和转移；Ⅱ 期，胃壁增厚>1cm，无周围脏器侵犯和转移；Ⅲ 期，胃壁增厚>1cm，伴有邻近脏器直接侵犯，局部有或无淋巴结肿大，无远处转移；Ⅳ 期，胃壁增厚伴

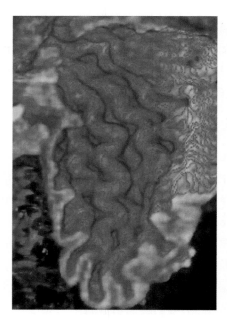

图 3-14 仿真胃镜显示胃壁粗大的黏膜皱襞。

远处转移，有或无邻近脏器直接侵犯。

按照胃癌的 CT 分期做术前评估，经手术和病理严格对照，CT 分期的准确率可达 86.36%，术前切除性评估准确率达 92%。

■ CT 表现

早期胃癌

早期胃癌是指局限于黏膜层或黏膜下层的肿瘤，无论肿瘤范围大小或有无淋巴结转移。

早期胃癌的 CT 表现主要包括：胃壁局限性增厚，表面不光滑，增强早期（动脉期）和增强晚期（静脉期或实质期）均可有强化，动脉期强化程度多高于静脉期或实质期，如果无胃壁的局限性增厚，则与正常胃黏膜难以鉴别（图 3-16）。因此，CT 对早期胃癌的表浅平坦型和表浅凹陷型检出率较低。

有以下 CT 征象时，可提示早期胃癌的可能：①胃壁显示为多层结构时，黏膜层增厚，并有明显强化，可见条状低密度带；②胃壁呈单层结构时，仅见明显强化而无胃壁增厚。

进展期胃癌

进展期胃癌又称中、晚期癌，其 CT 征象与大体病理分型（Borrmann 分型）密切相关（图 3-17）。

隆起型（Borrmann Ⅰ 型）的 CT 表现：胃壁局限性增厚，部分可形成较大的隆起型肿物，向胃腔内或腔外凸出，表面可伴有小溃疡。

局限溃疡型（Borrmann Ⅱ 型）的 CT 表现：胃壁局限性增厚，表面可见溃疡，溃疡边缘呈蕈状隆起。

浸润溃疡型(BorrmannⅢ型)的CT表现与局限溃疡型相似,但其溃疡更深而大,病变与正常胃壁无明显分界。

浸润型(BorrmannⅣ型)的CT表现:胃壁广泛增厚,范围大小不等,胃腔缩窄变形,病变边界不清。

CT增强扫描显示,进展期胃癌的病变多呈明显的不均匀强化。其中胃黏液腺癌的CT表现有一定特点,肿瘤表现以低密度区为主,病变处胃壁可见颗粒状钙化。大量充满黏液的癌细胞在胃壁内浸润是造成肿瘤主要呈低密度的重要病理基础,而肿瘤细胞中的黏液

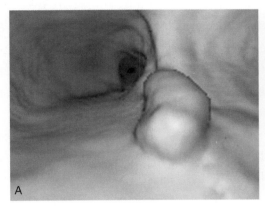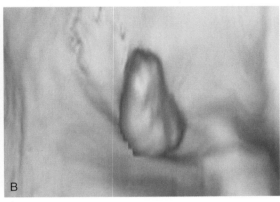

图3-15 口服产气剂后,CT仿真胃镜可以发现并可多角度观察胃腔内肿物。

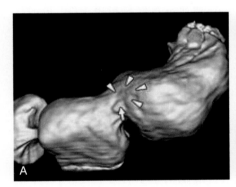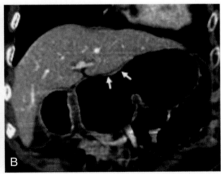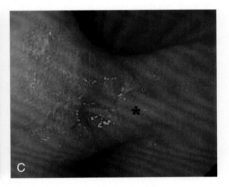

图3-16 (A)SSD图像显示胃角区中心型溃疡病变,周围可见恶性黏膜皱襞改变:杵状增粗(箭头所示)、突然截断(三角箭头所示)、黏膜皱襞纠集(箭头和三角箭头所示)。(B)冠状位CT显示黏膜局限性增厚,明显强化,周围伴有完整的低密度带(箭头所示)。(C)常规胃镜可见胃角区深溃疡病变,伴有黏膜杵状增粗(*所示)。

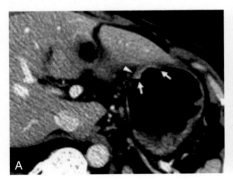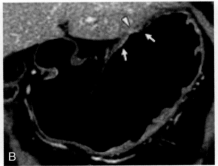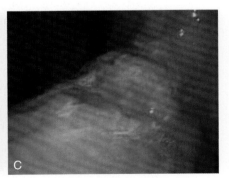

图3-17 (A,B)轴位、冠状位CT显示胃体小弯侧胃壁局部不规则增厚(箭头所示),明显强化,周围低密度带局限缺损消失(三角箭头所示)。(C)常规胃镜可见大的浸润溃疡型肿块,提示为进展期胃癌(BorrmannⅢ型)。

糖蛋白有助于钙盐沉着,这是形成钙化的原因。

胃癌向周围的直接侵犯

中晚期胃癌往往会突破浆膜层,侵及邻近的组织和器官。有学者认为,胃壁厚度>20mm时,提示肿瘤已向浆膜层浸润,同时可以看到胃轮廓不清,浆膜面毛糙,胃周脂肪层模糊不清。在改变体位扫描时,胃与邻近脏器的相对位置固定不变,也提示有直接侵犯的可能。

体形消瘦和恶病质的患者很少能显示胃周脂肪层,肿瘤的轻度侵犯和单纯粘连也不易区分。因此,局部脂肪层的消失并非脏器受侵犯的可靠征象,必须注意观察胃与邻近脏器轮廓和密度的改变,以确定是否受到侵犯。

胃癌淋巴结转移

胃癌淋巴结转移为胃癌的主要扩散方式。CT显示无直径<5mm的淋巴结时,不易分辨,有可能漏诊,配合多平面重建有利于胃周淋巴结的检出。但对于腹腔动脉旁、肠系膜上动静脉根部和腹主动脉旁等腹膜后淋巴结肿大,CT的检出率较高。一般认为,淋巴结直径>15mm为可疑,<10mm则拟诊为正常,但多个8~10mm的淋巴结聚集成团,易被误诊为淋巴结转移。

胃癌远处转移

在胃扫描的同时可以显示肝脏、肾上腺、肾脏、胰腺等脏器有无转移。肝脏是胃癌最常见的远处转移部位,为了提高CT对肝脏转移瘤的检出率和诊断准确率,必须在增强扫描肝静脉期完成整个肝脏扫描。

胃癌也能以种植性转移的方式转移到网膜、肠系膜和盆腔,表现为网膜、肠系膜的增厚,腹水,腹腔、盆腔结节和肿块。在女性患者,胃癌可合并卵巢转移。

因此,对于进展期胃癌患者,应该行腹腔、盆腔联合扫描以全面评价病变。

■ 胃癌术前 CT 分期

浆膜浸润和淋巴结转移是影响胃癌预后的两大独立因素,分别对应临床的T分期和N分期。治疗前影像学的精确分期,对于选择治疗方案、评估预后意义重大。MDCT所提供的薄层影像各向同性,MPR图像使传统胃癌轴位断层演变为三维容积成像,可从更

为合适的平面、以更高的分辨率评估肿瘤的浸润深度,并检出更多的淋巴结。目前MDCT对T分期的准确率为80%~90%,已接近或达到超声内镜水平。

CT的T分期标准主要描述如下。

(1)CT T1期:胃壁内、中层局限性高强化伴或不伴胃壁增厚,强化各期肿瘤和胃周脂肪间均具有可见的低强化带状外层(黏膜下层/肌层),断层图像对黏膜面征象辨认困难时应结合仿真内镜观察(图3-18)。

(2)CT T2期:局限或弥漫增厚的胃壁全层异常强化,低强化带状外层消失或不完整,但浆膜面光滑平坦(或浆膜面少许短小索条,范围不足肿瘤侵犯范围的1/3)(图3-19)。

(3)CT T3期:累及胃壁全层的肿瘤浆膜侧呈结节状不规则和(或)胃周脂肪间隙线状、网状、弥漫片絮状密度增高(图3-20)。

(4)CT T4期:癌瘤与邻近脏器脂肪间隙消失或直接侵犯邻近脏器,相邻脏器内出现嵌插、浸润灶为确切评判指标(图3-21)。

CT可无创、直观地显示胃癌局域淋巴结,是治疗前N分期的主要手段。结合MDCT多平面重建观察,N分期准确率可达到70%~80%。受限于软组织分辨率,CT难以准确评价<5mm的转移小淋巴结,成为N分期水平进一步提高的瓶颈。

■ CTA 对手术计划的辅助作用

腹腔镜已成为胃癌根治手术的方法之一,从早期胃癌到进展期胃癌的标准D2手术,其应用范围越来

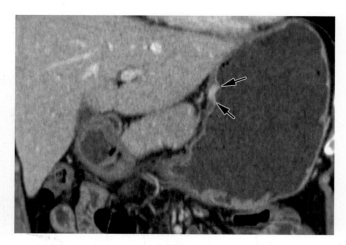

图3-18　冠状位图像显示胃体小弯侧局部胃壁增厚(箭头所示),并非全层胃壁强化,为T1期胃癌。

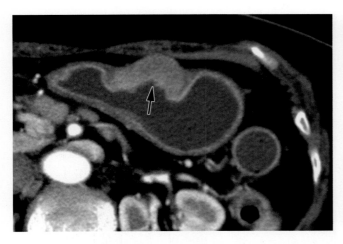

图 3-19　轴位 CT 显示胃体下部局限溃疡型肿物,胃壁全层强化,没有胃周蔓延,为 T2 期胃癌。

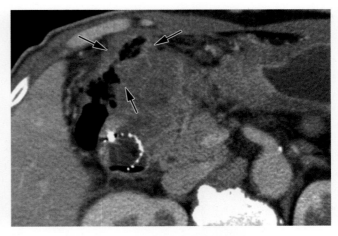

图 3-21　轴位 CT 显示胃窦部进展期胃癌,周围脂肪层消失,邻近肝曲结肠肠壁增厚,为 T4 期胃癌侵及结肠。

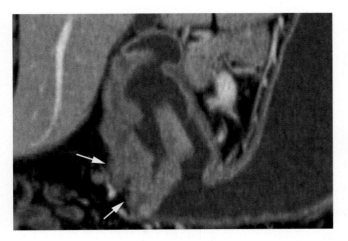

图 3-20　冠状位重组图像示胃窦部胃壁弥漫不规则增厚,伴胃周脂肪组织浸润,为 T3 期胃癌。

越广。然而,其缺陷在于难以获得开腹手术的广阔视野,因无法充分暴露胃周血管的走行形态,造成术中血管结扎分离耗时增加,也使得摘除淋巴结时损伤血管的概率增大,进而造成出血,影响术区的清晰观察。因此,术前对胃周供血动脉及其变异的评估对于安全、快速的手术是非常必要的。

　　CTA 是术前评估胃周血管的有效手段,可提供胃周血管的分布信息,辅助制订手术方案(图 3-22 和图 3-23)。MDCT 重建图像达到各向同性,可清晰显示胃后、胃短等小的供血血管。三维容积重建(3DVR)和最大密度投影(MIP)是应用最多的 MDCT 血管成像技术。研究表明,CTA 对胃周主要供血血管的显示率达到 90%~100%;胃左动脉发出的迷走/副肝左动脉分支可利用 CTA 准确检出(发生率为 15%~20%),从而

避免术中出血和缺血性肝损伤;对于腹腔干各分支及胃相关直接或间接供血动脉变异的显示率也达到 90%~100%。术前对胃周血管走行的准确评价还有助于进行安全和无遗漏的淋巴结清除,减少术中及术后并发症。

■ 胃癌化疗疗效 CT 评价

　　近年来,各种胃癌化疗药物和方案不断发展,新的靶向药物已开始应用于临床,多中心研究也已证实术前新辅助化疗可提高局部进展期胃癌患者根治切除的机会。各种化疗方案孰优孰劣,患者对于治疗的短期反应如何,影像学是目前进行比较的主要手段。正电子发射断层扫描(PET)已明确被美国国家癌症综合网络(NCCN)《胃癌临床实践指南》建议作为胃癌疗效评价的影像学方法,但 PET 对胃癌检出的低敏感性使其无法在临床得到广泛应用,并且其高昂的费用也不利于短期内反复检查。相比较而言,CT 评价直观简洁,易于操作,且性价比较高,仍是目前研究中最为常用的手段。

　　实体瘤的疗效评价标准(RECIST)规定,淋巴结、肝及肺转移等明确的类球形病灶可作为靶病灶测量,而对于肿瘤胃壁厚度,RECIST 未给出确定意见,造成实际应用中观点分歧。有学者认为,肿瘤胃壁形态稳定性差,易受胃腔充盈度、溃疡形态等因素影响而导致测量偏差,故不建议作为靶病灶进行测量,以致出现“如果转移灶达到完全缓解(CR),即使原发癌残留则仍归为 CR”的矛盾。如果认可胃癌原发灶为靶病灶,根据 RECIST 测量病灶最长径的规定,多数情况下

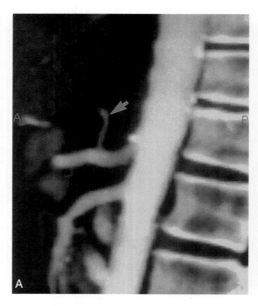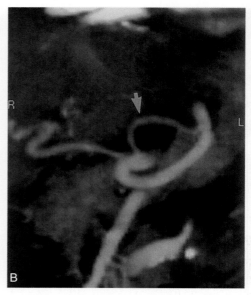

图 3-22　矢状位、倾斜位容积重建 CT 血管成像显示腹腔干、胃左动脉(箭头所示)正常解剖。

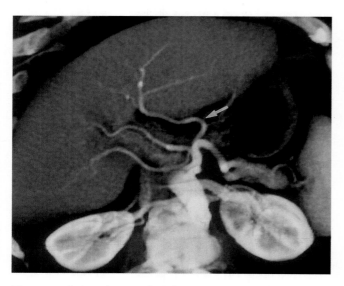

图 3-23　容积重建 CT 血管成像显示正常解剖变异,胃左动脉(箭头所示)供应肝脏左叶。

应测量胃癌在长轴上的扩展范围而非胃壁厚度;而由于胃的三维迂曲走行特性,即使结合 MPR 图像,仍难以客观评价癌瘤长径。而如果排除胃癌原发灶,则可能大幅降低可评价疗效患者的数量。

新近有研究利用 MDCT 后处理工作站提供的容积测量工具得到胃原发癌的体积数据,通过计算得到体积退缩率,发现其与胃癌新辅助化疗后病理缓解分级的相关性优于淋巴结及肿瘤厚度退缩率,甚至优于 PET SUV 值。这一研究为 CT 评价胃癌化疗疗效提供了新的思路,可能成为近期研究热点。

■ 胃癌术后 CT 随访

关于 CT 在胃癌术后定期随访的应用价值和时间选择,尚存争议。有研究表明,CT 密集随访组(>2 次/年)较常规随访组可更早发现复发 (11.5 个月对 19.2 个月),推荐作为常规复查手段。然而也有作者认为,胃癌术后 CT 定期复查的意义不大,应仅限于有症状的人群。我们建议在胃癌术后的 1 个月内应常规行 CT 检查,以此作为今后复查的对照,从而早期发现肿瘤复发的表现。

胃癌术后短期(1 个月内)复查的 CT 主要异常征象为术区积液或积脓,以左膈下区、小网膜囊上隐窝及胰周最常见。CT 发现术区周围积液范围较大或伴有积气者,应注意吻合口瘘的可能性,直接征象不典型者需结合临床症状及口服泛影葡胺造影检查。CT 显示十二指肠环状襞"键盘"征或 U 形充液肠管,常提示输入袢综合征的存在,严重者还可观察到胆系扩张、胰腺炎等并发症。其他并发症包括胃空肠套叠、肠粘连、脾栓塞、切口疝等,一般都可在 CT 上显示。

胃癌术后复发主要有 4 种方式:局部复发、腹腔种植性转移、淋巴转移及血行转移;其中淋巴转移最为常见,其次为腹腔种植性转移、局部复发和血行转移。而上述复发情况很少能再通过病理证实,以 CT 为主的影像学方法就成为主要的检出和监测手段。

胃癌复发的主要诊断依据是吻合口部的软组织

肿块或腹腔动脉及腹主动脉周围、肠系膜根部淋巴结和胰腺后方淋巴结的肿大、融合。CT 对上腹部淋巴结肿大的检查是最敏感的。

癌性腹膜炎也是重要的表现(图 3-24)。癌性腹膜炎在 CT 上可仅表现为腹水，少数也可无明显异常表现。胃癌术后如发现腹水，应高度怀疑癌性腹膜炎，如同时见到腹壁上的小转移灶，则诊断更有把握。

吻合口的局部复发，早期为黏膜改变,CT 诊断困难，而内镜和钡餐检查更为优越。吻合口或残端软组织肿块或胰周脂肪界面消失，是胃癌复发的征象(图3-25)。

肝脏转移，一般都合并淋巴结肿大或癌性腹膜炎等表现，仅有单纯肝转移者少见。

对癌性腹膜炎和肝转移的诊断,CT 应与超声检查相结合。

另外，胃癌的小肠转移并不少见，表现为层样强化"靶环征"，并常伴腹膜转移及肠梗阻等征象，在 CT 复查过程中应予留意。

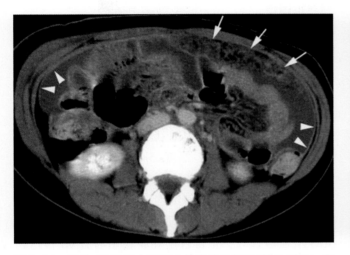

图 3-24　轴位 CT 显示大网膜小的转移性结节(箭头所示)，腹膜增厚、强化(三角箭头所示)，腹腔积液。

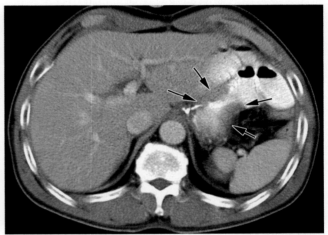

图 3-25　轴位强化 CT 扫描示吻合口区胃壁增厚(箭头所示)。该表现易误解为术后改变(可能是折叠缩短术造成的纤维化改变或反流性胃炎)。

第 3 节　胃癌 MRI 诊断

长期以来,MRI 并未被认为是胃癌的适宜检查方式,但是随着近年来梯度磁场和表面线圈等硬件技术的发展，以及图像采集技术的进步,MRI 的时间和空间分辨力显著提高，胃肠道蠕动和胃腔内气体所造成的图像伪影也得到了明显的改善，从而使 MRI 在胃癌的诊断中获得了更多的应用。此外,MRI 还有诸多优势，包括:①多角度、多方位成像，便于对病变的显示，为临床提供立体、直观的信息;②多参数、多序列成像，提供多种对比度，诊断信息丰富;③无辐射损伤,MRI 使用的钆对比剂与 CT 使用的碘对比剂相比较，对肾脏损伤小、致敏率低，使多次密切随诊复查成为可能。

■ 检查方法

检查前 8~12 小时禁食，并对胃潴留的患者要进行胃肠减压，以避免胃内容物对图像的干扰。检查前15~30 分钟使用低张药物来减少胃蠕动，以避免运动伪影和胃壁收缩所致的假性增厚，目前多采用肌内注射山莨菪碱(654-2)10~20mg。检查前还可根据患者的耐受情况适量口服对比剂，使胃适度扩张，从而能够清楚地显示胃壁轮廓，并能与周围结构区分开来。

口服对比剂

MRI 口服对比剂包括阳性对比剂、阴性对比剂、双向对比剂三类。阳性对比剂通过缩短 T1 作用来提高信号强度，在 T1WI 上呈高信号，主要有高铁铵柠檬酸盐（如枸橼酸铁铵）及 Gd-DTPA。阴性对比剂主要缩短 T2 值，可以降低腔内的信号、减少运动伪影，包括空气和正铁酸盐颗粒等。水在 T1WI 上呈低信号，而在 T2WI 上呈高信号，又称为双向对比剂。水以其安全可靠、无磁敏感性伪影并能冲去附于胃壁的黏液等优点而成为最常用的 MRI 口服对比剂，与 Gd-DTPA 相比，其对病灶的检出和分期的准确程度相似。

体位

患者一般取仰卧位进行扫描，也可根据胃镜或钡餐检查提示的肿瘤部位采取一些特殊体位，使患处充盈充分以利于肿瘤更好地显示，如胃底部肿瘤采取俯卧位，胃窦部肿瘤采取右侧卧位等。

扫描参数

优先选择体部相控阵线圈以获得高信噪比的 MRI 图像。平扫常规采用 T1WI 和 T2WI 序列，T1WI 序列主要用于形态学观察，T2WI 序列主要用于显示病变。由于常规 SE 序列扫描速度较慢，容易受呼吸运动、心脏大血管搏动及胃肠蠕动的影响，故其难以满足胃癌的检查。近年来，一些单次屏气快速扫描序列被成功应用，获得了良好的检查效果。这些快速扫描序列包括快速小角度激发成像（FLASH）、快速自旋回波（FSE）、半傅立叶转换单次激发快速自旋回波（HASTE）、稳定进动快速成像（FISP）、快速扰相梯度回波（FSPGR）和频谱预饱和反转复位（SPIR）等[13]，并辅以呼吸门控、流动补偿、脂肪抑制和图像预饱和等技术以提高图像质量。常规行轴位扫描，再根据病变位置辅以斜矢状位及冠状位扫描。动态增强检查由静脉团注 Gd-DTPA 0.1mmol/kg，注射速率 2mL/s，于 30 秒（动脉期）、60~90 秒（静脉期）、240~300 秒（平衡期）分别获得图像。

■ 正常解剖

正常胃壁的厚度与胃的充盈程度有关，并且不同部位的胃壁厚度也不一致。在适度充盈条件下，胃窦和贲门处胃壁较厚，在 MRI 上测量，其厚度<8mm，胃体及胃底处胃壁较薄，厚度<5mm。正常胃壁由黏膜层、黏膜下层、肌层、浆膜层构成。目前，在抑脂 T2WI 上，正常胃壁可显示三层结构，从内到外分别为低信号黏膜层、高信号黏膜下层及低信号肌层和浆膜层。MRI 增强检查时，正常胃壁黏膜在用药后 90 秒达到峰值，呈明显强化，肌层及浆膜层呈轻度强化（图 3-26）。胃壁外缘因腹腔高信号脂肪衬托而显示清晰光整。胃内壁在胃中度充盈时，可显示呈锯齿样胃黏膜；在明显充盈时，胃内壁光滑连续。

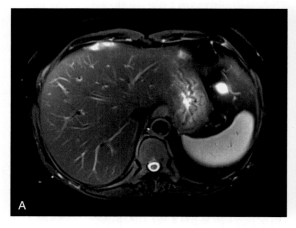
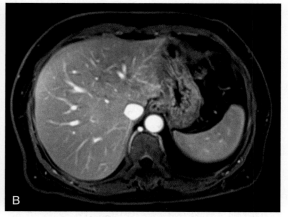

图 3-26　正常胃壁。(A)抑脂 T2WI 显示三层结构，从内到外分别为低信号黏膜层、高信号黏膜下层及低信号肌层。(B)增强扫描显示黏膜层明显强化，肌层及浆膜层呈轻度强化。

■ MRI 表现

早期胃癌

在 MRI 常规图像中,早期胃癌病变区正常胃黏膜形态破坏或消失,仅浸润胃壁的浅表层,并未侵犯肌层,因而胃壁增厚不明显(图 3-27)。

进展期胃癌

进展期胃癌可表现为胃壁的不规则增厚、肿块、溃疡,以及胃腔的变形、狭窄等。胃癌在平扫 T1WI 上呈等信号或低信号。在梯度双回波序列的反相位上,胃壁浆膜层与胃周脂肪间形成一条纤细低信号带,被认为是浆膜层与胃周脂肪共同形成的化学位移伪影,其连续性有助于判断胃癌浆膜外浸润。胃癌在 T2WI 上呈等信号或不均匀稍高信号,黏液成分较多时呈高信号,纤维结缔组织含量较多时呈低信号。胃癌病变区动态增强扫描后呈不同程度强化,部分呈分层强化,动脉期病灶内层呈带状或线状明显强化,门静脉期强化范围增大,至延迟期病变区胃壁完全强化;部分呈不规则强化,动脉期及门静脉期病变持续强化,至延迟期强化程度减低;此时肌层外侧结缔组织呈轻度延迟强化,有助于观察浆膜内外浸润(图 3-28 至图 3-30)。进展期胃癌常突破浆膜层,侵及邻近组织和器官,导致浆膜面毛糙,周围脂肪层模糊或消失,并可见向胃周脏器突出的不规则软组织信号影,严重者可与受侵器官及肿大淋巴结融合成团块影。受侵组织或器官的信号改变与原发灶一致(图 3-31)。

胃癌淋巴结转移

淋巴结转移是胃癌重要的转移方式,对其正确判

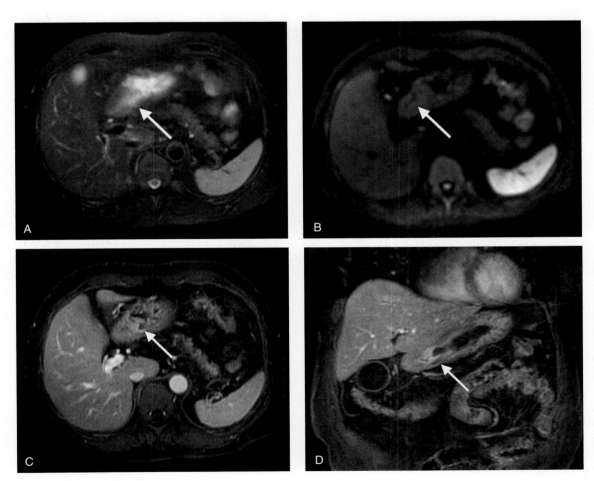

图 3-27 女,62 岁,胃窦黏膜内印戒细胞癌伴低分化腺癌(T1)。(A)抑脂 T2WI 示胃窦黏膜局限不规则增厚,呈稍高信号,下方可见较低信号肌层(箭头所示)。(B)DWI 示稍高信号肿物(箭头所示)。(C,D)增强轴位及冠状位示不规则肿物呈较明显强化,下方可见肌层连续中等强化(箭头所示)。

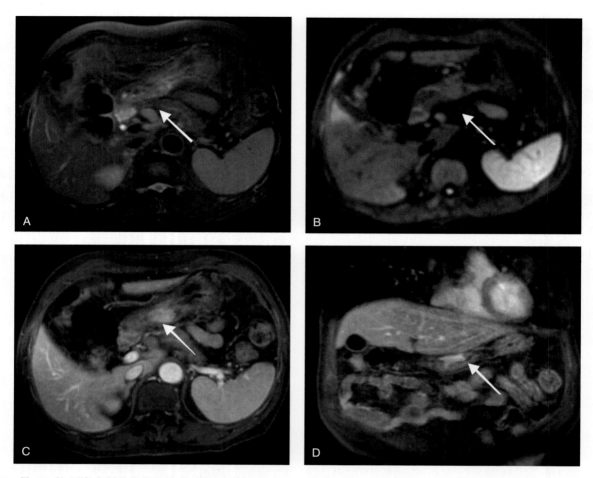

图 3-28 男,69 岁,胃窦中低分化管状腺癌,侵犯中肌层(T2)。(A)抑脂 T2WI 示胃窦低信号肌层中断,局部可见稍高信号肿物影,胃窦外侧壁光滑(箭头所示)。(B)DWI 示肿物呈稍高信号(箭头所示)。(C,D)增强横断位及冠状位示肿物呈较明显强化,与肌层分界不清(箭头所示)。

断是对患者采取何种手术治疗的关键所在。淋巴结的大小是判断其有无转移的重要标准,淋巴结转移表现为淋巴结肿大超过 1cm,并可相互融合,也可表现为多个不足 1cm 的淋巴结相互聚拢或成串排列。肿大的淋巴结在 T1WI 上略低于肌肉信号, 在 T2WI 及 GR 像上,亦呈稍低信号,增强后淋巴结强化较差。但是,淋巴结大小并非诊断淋巴结转移的绝对指征,一些小的淋巴结(<1cm)可能发生转移,而>1cm 的淋巴结也可能为炎性病变。近年来的研究显示, 弥散加权成像(DWI)和超顺磁性氧化铁(SPIO)选择性对比剂可弥补常规 MRI 在这方面的不足,提高对淋巴结转移诊断的准确性(图 3-32)。

胃癌远处转移

胃癌可以通过血行方式转移到远隔脏器,其中以肝转移最为常见,其次可转移至肾上腺、肾、胰腺、卵巢等。除此之外,胃癌还可以通过种植方式转移至网膜、肠系膜、盆腔内,导致网膜和肠系膜出现增厚呈饼状、盆腔内积液和肿块。MRI 在检出胃癌远处转移方面优势明显,其多参数、多方位成像及动态增强扫描的软组织分辨力较高,对各部位转移瘤的显示具有较高的敏感性及特异性,是国际公认的诊断胃癌远处转移的首选方法(图 3-33)。

■ 胃癌术前 MRI 分期

目前,国际上最为通用的胃癌分期方法是 TNM 分期系统,它能有效预测癌症患者预后并指导临床医生选择最佳的治疗策略。

(1)T 分期:胃癌 T 分期与相应的 MRI 表现见表 3-1,图 3-34 为肿瘤浸润深度分期示意图。局灶性胃癌 T1、T2 期可行根治性手术治疗,但影像学对于 T1、

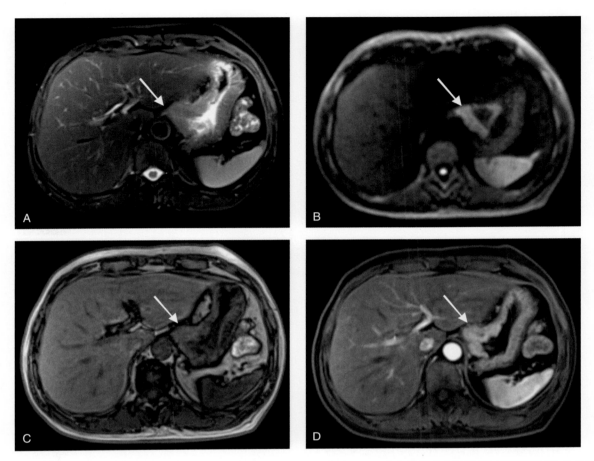

图 3-29　男,61 岁,贲门中低分化管状腺癌,侵犯浆膜下层(T3)。(A)抑脂 T2WI 示贲门胃壁弥漫增厚,呈稍高信号,边界不清(箭头所示)。(B)DWI 示贲门病变呈高信号(箭头所示)。(C)T1 反相位示浆膜面连续完整(箭头所示)。(D)增强扫描示病变累及肌肉全层,肌层外侧稍低信号结缔组织层模糊消失(箭头所示)。

T2 期胃癌诊断存在一定局限性。目前研究显示,MRI 诊断的准确性差异较大(53%~94%),可能与所采用的检查设备、序列及参数等因素有关。而进展期胃癌 T3~T4 期往往需行新辅助化疗联合根治性手术,且生存率相对较低,MRI 检查对其有无浆膜外浸润及周围脏器转移的判断具有很好的敏感性及特异性,对于外科医生制订手术方案,以及判定能否进行切除具有指导意义。

　　(2)N 分期:胃的淋巴结大致可分为 3 组。Ⅰ组是邻近肿瘤的胃壁旁浅组淋巴结,位于贲门旁、胃大小弯及幽门上下等;Ⅱ组是引流浅组淋巴结的深组淋巴结,位于脾门、脾动脉、肝总动脉和胃左动脉附近;Ⅲ组包括腹腔动脉旁、腹主动脉和肠系膜根部淋巴结等。Ⅰ、Ⅱ组淋巴结肿大的 MRI 检出率较低,仅为 20%;Ⅲ组淋巴结易检出,且可靠,检出率达 95%以上。MRI 发现淋巴结转移总的敏感性为 53.6%,特异性为 86.2%;

<1cm 淋巴结的 MRI 检出率为 35%,>1cm 淋巴结的 MRI 检出率为 85%。

　　(3)M 分期:MRI 已经公认为诊断胃癌肝转移的最佳影像学手段,具有较高的检出率和敏感性。现有资料显示,MRI 对胃癌肝转移的敏感性为 70%~88%,特异性为 95%,其对直径<1mm 的转移灶,尤其是肝表面的小结节不易显示,而新型肝胆对比剂(Gd-BOPTA 和 Gd-EOB-DTPA)有望提高其检出率。

■ DWI 检查

　　DWI 不同于常规 MRI 检查,它是一种功能性 MRI 检查技术,是目前唯一无创地反映活体组织水分子扩散的检查方法,并可通过表观扩散系数(ADC)来定量地反映组织中水分子的运动能力。它可以提供形态学之外的组织微观结构、细胞密度等生物学信息。由于

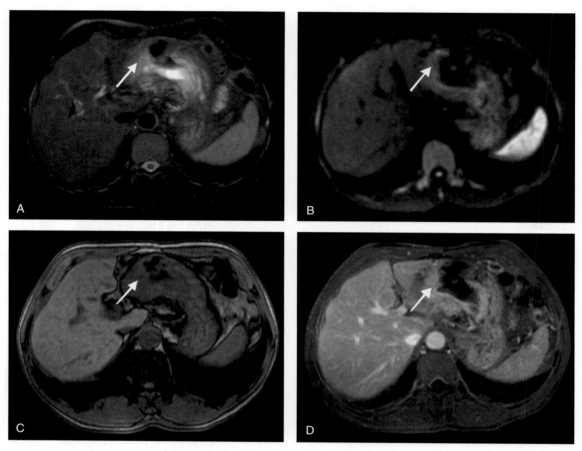

图 3-30   男,60 岁,胃窦胃体印戒细胞癌伴黏液腺癌,浸润浆膜(T4a)。(A)抑脂 T2WI 示胃窦和胃体胃壁弥漫增厚,并可见溃疡型肿物,呈稍高信号,边界不清(箭头所示)。(B)DWI 示病变胃壁呈高信号(箭头所示)。(C)T1 反相位示浆膜面毛糙,可见条索状影及结节状外凸影(箭头所示)。(D)增强扫描示病变胃壁薄厚不均,可见不规则溃疡,浆膜层模糊,周围可见多发结节影(箭头所示)。

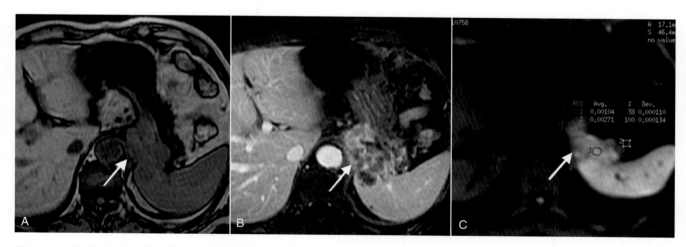

图 3-31   男,74 岁,胃底低分化腺癌,浸润浆膜,累及周围脂肪组织,侵犯脾脏(T4b)。(A)T1 反相位示胃底稍低信号肿物与脾分界不清,浆膜层与胃周脂肪间低信号带消失(箭头所示)。(B)增强扫描示胃底肿物不均匀强化,累及脾脏(箭头所示)。(C)DWI 示肿物呈高信号,ADC 值减低(箭头所示)。

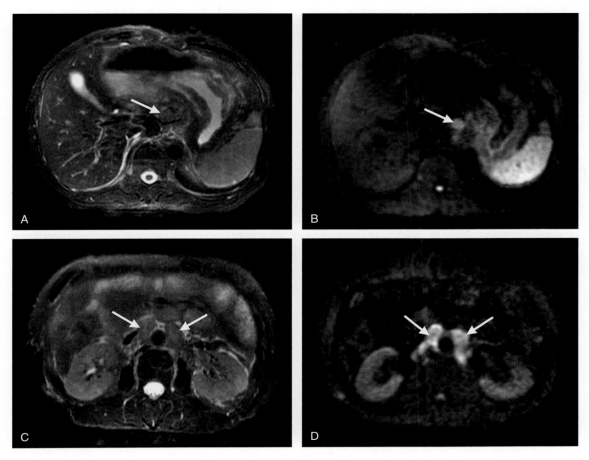

图 3-32　男,54 岁,胃底胃体低分化腺癌多发淋巴结转移。(A)T2WI 显示胃底和体部胃壁增厚,于胃左动脉区可见多发结节影,呈稍高信号(箭头所示)。(B)DWI 显示上述结节呈较高信号(箭头所示)。(C)T2WI 显示腹膜后腹主动脉周围多发结节影,相互融合,呈稍高信号(箭头所示)。(D)DWI 显示上述结节呈明显高信号(箭头所示)。

恶性肿瘤组织生长旺盛,且肿瘤细胞体积及核质比增大,单位体积内肿瘤细胞排列紧密,间隙狭小,细胞内外可供水分子自由弥散的空间缩小,导致水分子运动受限,在 DWI 图像上显示为高信号,ADC 值减低。DWI 图像结合 ADC 值测量,可作为肿瘤影像学的功能性指标,在肿瘤诊断、分期、疗效评估等临床应用中发挥重要作用。

胃癌在 DWI 上表现为高信号,与正常胃壁对比鲜明,可以较容易检出病灶,具有高度敏感性。通过分析胃癌病灶与正常胃壁的 DWI 图像及测量 ADC 值,可以实现对肿瘤的定量评估,具有一定诊断价值,还可通过测量浆膜外 ADC 值判断周围组织是否浸润。一些研究表明,当胃癌及转移灶体积较小时,DWI 可以凭借其较高的对比度噪声比来突显病变,检出能力优于常规 T2WI 及增强序列。而 DWI 与常规 MRI 联合可以提高术前胃癌 TNM 分期的准确性。此外,胃癌

的 ADC 值还与其组织分化和免疫组化相关,有研究表明,随着腺癌组织分化程度的增加,平均 ADC 值和最小 ADC 值逐渐增加;HER-2 阳性胃癌的平均 ADC 值和最小 ADC 值明显高于 HER-2 阴性胃癌,表皮生长因子受体(EGFR)阴性胃癌的平均 ADC 值和最小 ADC 值明显高于 EGFR 阳性胃癌。

淋巴结转移是最重要的独立胃癌预后预测因子,MRI 独有的流空效应有利于区分血管和淋巴结。国际上对胃癌淋巴结转移的影像学诊断至今尚无统一标准,单纯利用淋巴结的大小来判定淋巴结侵犯并不准确,漏诊或误诊率相对较高。研究发现,转移性淋巴结 ADC 值较良性淋巴结明显降低,与淋巴结直径、淋巴结边缘以及强化方式相比,ADC 值鉴别诊断转移性和良性淋巴结有更高的符合率及准确率,且敏感性及特异性均较高;对于较小的转移性淋巴结,DWI 序列可以提高其检出率,结合 ADC 值测量,对于较大的

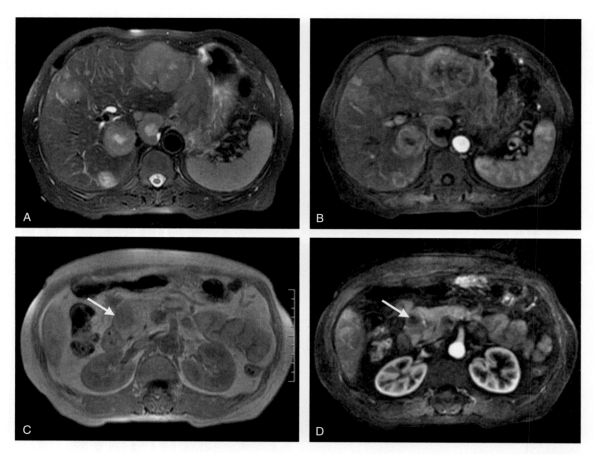

图 3-33　女,65 岁,胃体低分化腺癌,肝、胰腺转移。(A)T2WI 显示胃小弯处不规则形肿物,向腔内、外同时生长,呈较高信号,肝内可见多发大小不等结节影,呈边缘较高信号、中心高信号的"牛眼征"。(B)增强 MRI 显示胃小弯处肿物呈不均匀强化,肝内多发结节呈环形强化。(C)T1WI 显示胰头低信号结节(箭头所示)。(D)增强 MRI 显示胰头结节呈环形强化(箭头所示)。

表 3-1　胃癌 T 分期与对应 MRI 表现

T1	T1a	侵犯黏膜层	T2WI 可见低信号黏膜层、高信号黏膜下层中断,病变呈明显不均匀强化
	T1b	侵犯黏膜下层	
T2		侵犯固有肌层	T2WI 可见低信号肌层中断,胃壁周围光滑;增强后病变强化明显,肌层外侧可见完整轻度强化的稍低信号层
T3		越过肌层,侵及浆膜下层结缔组织	肿瘤累及胃壁全层,肌层外侧轻度强化的带状略低信号,结缔组织层消失或模糊
T4	T4a	穿透浆膜面(脏腹膜)	反相位 T1WI 可见胃壁浆膜层与胃周脂肪间交界区低信号带不规则、中断或缺失,并可见条索状影及结节状外凸影
	T4b	侵及邻近脏器	病变明显增厚并形成肿块,与邻近脏器间脂肪间隙模糊、消失

转移性淋巴结,诊断的符合率可以高达 100%。

对于没有手术禁忌证的进展期胃癌,通常通过化疗来减轻症状、提高生存质量及存活率。如化疗前通过影像学方法对疗效进行预测,在治疗过程中早期、有效、可靠地评估胃癌治疗疗效,可以为临床及时调整治疗方案提供指导。目前,影像学评价肿瘤疗效主要依靠肿瘤形态学变化,通过测量病灶在某个方向上大小的变化来反映病灶体积的变化。但对于胃癌患者,仍存在一些问题:①由于空腔脏器受充盈程度的影响很大,加上胃的蠕动导致其厚度本身可以变化,仅通过影像学对病变大小进行精准测量难度较大、准确性欠佳;②肿瘤形态学,特别是体积变化多滞后于肿瘤生物学及分子学方面的改变,有效的治疗不一定在短时间内导致肿瘤直径下降;③治疗导致肿瘤出现坏死和囊变时也不一定伴有肿瘤直径下降。DWI 可以通过观察组织内水分子的运动变化,反映肿瘤及转移性淋巴结生物学及生理学上的改变,从而早期评估病灶对抗肿瘤治疗的敏感性及疗效,ADC 值变化可以在形态学变化之前提供量化指标,对后续治疗具有一定的指导意义(图 3-35 和图 3-36)。

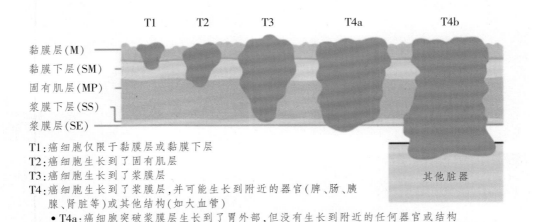

T1:癌细胞仅限于黏膜层或黏膜下层
T2:癌细胞生长到了固有肌层
T3:癌细胞生长到了浆膜层
T4:癌细胞生长到了浆膜层,并可能生长到附近的器官(脾、肠、胰腺、肾脏等)或其他结构(如大血管)
　• T4a:癌细胞突破浆膜层生长到了胃外部,但没有生长到附近的任何器官或结构
　• T4b:癌细胞不仅突破浆膜层生长到了胃的外部,而且扩散到了附近的器官或结构

图 3-34　胃癌浸润深度分期示意图。

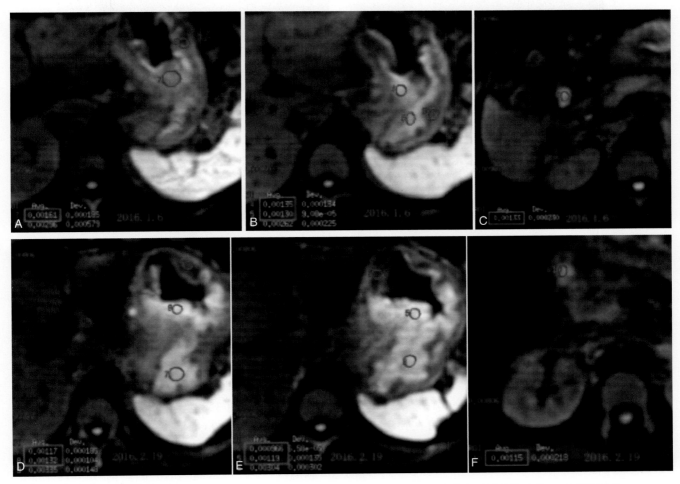

图 3-35　胃癌行曲妥珠单抗+替吉奥方案化疗 3 周期后,肿瘤进展,测量胃癌病变及转移淋巴结 ADC 值均减低。

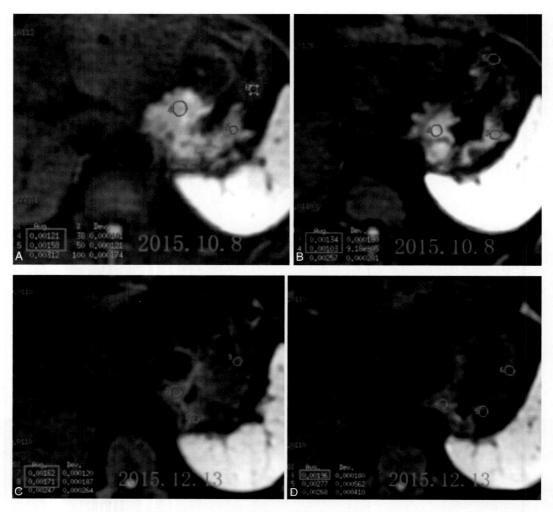

图 3-36 胃癌行 FOLFOX 方案化疗 3 周期后,病变缓解,病变 ADC 值升高。

第 4 节 胃癌 PET/CT 诊断

胃癌 PET/CT 表现

目前临床上 PET/CT 显像多采用 ¹⁸F-FDG 作为显像剂,¹⁸F-FDG 显像反映的是不同组织的糖代谢状况,只要肿瘤局部呈高糖代谢状态, 即可清晰显示出病灶,而不受其内部组织结构和密度等因素的影响。

胃癌患者行 PET/CT 检查前需禁食 5~6 小时,扫描前口服清水或含碘溶液 800~1000mL。为使胃充分扩张,并消除胃蠕动造成的运动伪影,可在无严重禁忌证的情况下于检查前 10~15 分钟肌内注射低张药物山莨菪碱(654-2)。

胃癌原发灶

早期胃癌由于胃壁增厚不明显,在 CT 图像上与正常黏膜难以鉴别,在 PET 图像上可见异常放射性浓聚(图 3-37);部分早期胃癌也可无明显放射性摄取,可能与胃癌的病理类型和 PET 的空间分辨率有限有关。

中晚期胃癌在 CT 图像上多表现为胃壁局限或广泛不规则增厚(图 3-38),PET 图像上可见异常放射性浓聚,病灶与正常胃壁分界不清;若突破浆膜层侵及邻近组织和器官,则浆膜面毛糙,胃周脂肪层模糊不清或消失(图 3-39),癌块同周围器官相融合,如胰腺

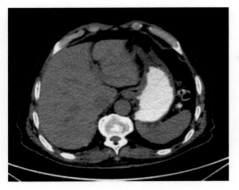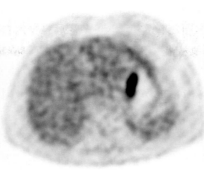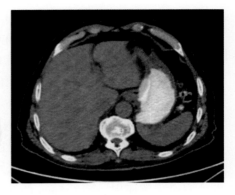

图 3-37　早期胃癌。CT 图像示胃体小弯近贲门胃壁略增厚,相应 PET 图像可见明显放射性浓聚。

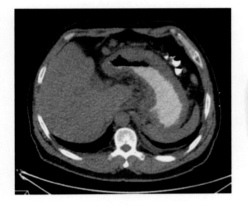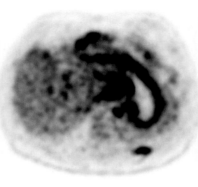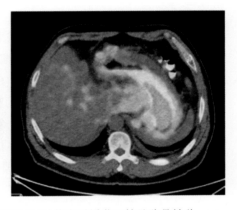

图 3-38　中晚期胃癌。CT 图像示胃壁广泛增厚,相应 PET 图像可见异常放射性浓聚,同时伴有胃周淋巴结及肋骨转移。

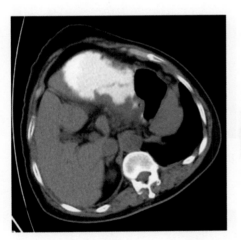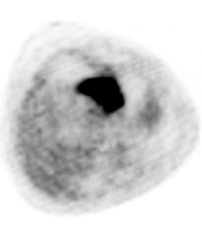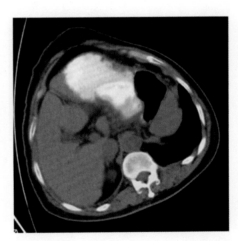

图 3-39　胃周脂肪浸润。CT 图像示胃体小弯侧胃壁明显增厚、僵硬,浆膜面毛糙,周围脂肪层混浊伴结节,相应 PET 图像示异常放射性浓聚。

受侵;有的表现为向胃腔内或胃腔外突出的软组织肿块,PET 图像上表现为放射性异常浓聚,表面常凹凸不平。肿块坏死脱落形成溃疡时,其内可见气体或造影剂充盈。增强扫描病变多明显强化。部分印戒细胞癌、黏液腺癌和透明细胞癌对 ^{18}F-FDG 的摄取可以较低(图 3-40)。

局部及远处淋巴结转移

淋巴结转移是胃癌最常见的转移方式。PET/CT 上表现为淋巴结肿大,代谢增高。胃癌常出现胃周(肝胃韧带、肝十二指肠韧带、胃结肠韧带)、腹膜后(大血管周围)的淋巴结增大,但由于胃壁内淋巴网间存在着互相交通,因而胃病变部位与淋巴回流间关系并不很具有规律性。在PET图像上,摄取较多 ^{18}F-FDG 的转移淋巴结易于被检出(图3-41)。因此, ^{18}F-FDG PET/CT 能发现临床未发现或不易发现的转移淋巴结。但由于胃的生理性摄取、胃蠕动产生的运动性伪影、PET固有分辨率的限制以及局部淋巴结距原发灶较近而被原发肿瘤遮盖等原因,直径<5mm 的转移淋巴结无明显放射性浓聚。

远处转移

胃癌是一种全身性疾病,因此需要在治疗前检测是否存在远处转移。传统的单一分期方法,如临床查体、血清肿瘤标记物测定、断层显像(CT和MRI)以及骨扫描等,很难全面反映疾病进展的程度,而 PET/CT 显像作为全身成像的影像学技术,除观察肿瘤局部外,还可以提供身体其他部位的更多信息以及常规影像学不易发现的远处转移。胃癌最常转移到肝脏,其

次为肾上腺、肾脏、胰腺和卵巢等;也可以种植的方式转移到网膜、肠系膜和盆腔,出现网膜、系膜的增厚,转移到两侧卵巢表现为卵巢实性、囊实性或囊性肿块,增大并伴有腹水等。

PET/CT 对胃癌肝转移的诊断有很高的敏感性和特异性。肝转移灶在CT图像上表现为圆形或类圆形低密度灶,常多发,大小不等。增强扫描后多数呈环状强化,边界清楚或不清。较大转移病灶中心因缺血常发生液化坏死,无强化。在PET图像上转移灶呈结节状或环状放射性浓聚(图3-42)。若局部转移灶多且聚集,常融合成不规则片状浓聚影。腹膜转移表现为腹膜代谢增高、单发、多发的结节状或条状放射性浓聚,CT见腹膜增厚、腹膜结节及腹、盆腔积液。但 PET/CT 显像对腹膜转移灶的检出存在一定的局限性。由于部分腹膜转移结节含纤维组织成分较多,含肿瘤细胞比例小,在PET图像上病灶摄取 ^{18}F-FDG 较少,常常不能被明确显示;其次,腹膜转移一般呈多发小结节病灶(直径<10mm)、弥漫分布,受机器分辨率限制,也易造成PET图像假阴性表现。肺转移途径可经淋巴途径转

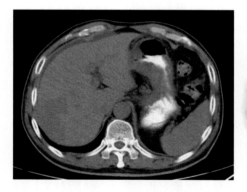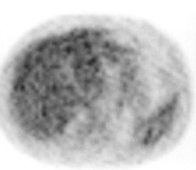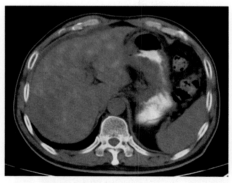

图3-40　胃印戒细胞癌。CT图像示胃体小弯侧胃壁明显增厚,相应PET图像略见放射性浓聚。

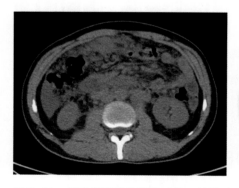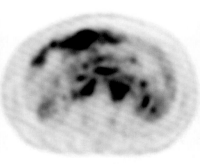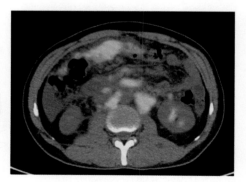

图3-41　胃癌伴腹膜及腹膜后淋巴结转移。CT图像显示腹膜后腹主动脉周围及肠系膜间可见多发淋巴结,腹膜增厚呈团块状,相应PET图像可见异常放射性浓聚。

移至胸膜下,CT 上表现为胸膜下结节或不规整实变;也可经血行途径而来,CT 上见单发或多发圆形病灶。PET 上直径>0.7cm 的肺转移灶可表现出 ^{18}F-FDG 的浓聚,较小的结节一般无明显放射性摄取,诊断需依据 CT 表现和动态观察确定。

胃癌骨转移并不常见,但 PET/CT 显像能早期检出骨的单发转移或以溶骨性改变为主的骨转移灶。胃癌的骨转移绝大多数表现为溶骨性骨质破坏,多发生于脊柱和肋骨,PET/CT 表现为骨质密度减低伴代谢增高,或骨髓密度增高伴代谢增高,都是骨转移的可靠征象。在 PET/CT 图像上,溶骨性病变的 SUVmax 往往高于成骨性病变(图 3-43 和图 3-44)。部分成骨性病

变常表现为低代谢状态而不易被 PET 检出,但结合 CT 图像改变亦不难做出正确诊断。

■ 临床意义

PET/CT 对胃癌原发灶的诊断

PET/CT 显像对局限于黏膜层或黏膜下层的 T1 期胃癌,尤其是早期印戒细胞癌或黏液腺癌检出的意义不大,但对于 T2 期或以上的原发性胃癌,PET/CT 显像是一种灵敏的检测方法。

^{18}F-FDG 假阳性摄取一般见于胃炎和胃生理性浓

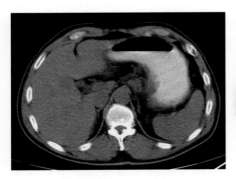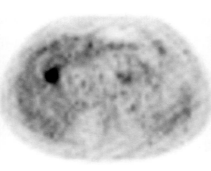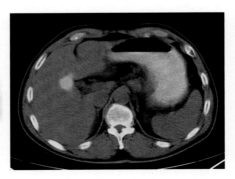

图 3-42　胃癌伴肝转移。CT 图像示肝右叶可见类圆形稍低密度影,相应 PET 图像显示结节样放射性浓聚。

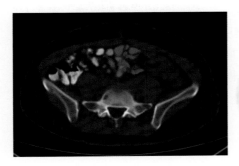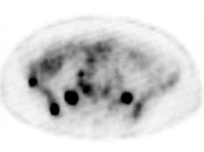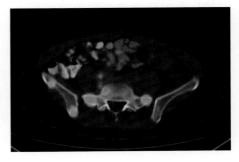

图 3-43　胃癌伴溶骨性骨转移。CT 图像示双侧髂骨及腰椎可见多发低密度影,相应 PET 图像可见明显放射性浓聚。

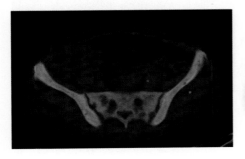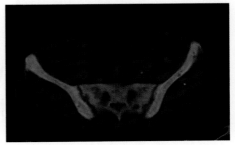

图 3-44　胃癌伴成骨性转移。CT 图像示双侧髂骨及骶骨呈广泛致密样改变,相应 PET 图像未见明显放射性浓聚。

聚。胃炎的摄取一般呈弥散性分布,胃生理性摄取 SUV 一般较低,且分布与胃走行一致。若呈局限性明显放射性浓聚,则应行延迟扫描进行鉴别。为避免未扩张的胃造成的局灶性 ^{18}F-FDG 浓聚,可于检查前嘱患者饮水或口服含碘溶液 800~1000mL,必要时可同时肌内注射低张药物(654-2),使胃在有效检查时间内保持充分扩张状态。

PET/CT 对胃癌分期的价值

与其他影像方法相比,^{18}F-FDG PET/CT 易于发现淋巴结及其他器官的转移,其敏感性明显高于 CT,可明显提高腹腔内和远处淋巴结及其他器官转移的检出率。远处转移灶的有无对患者治疗方案的选择十分重要。^{18}F-FDG PET/CT 在寻找胃癌远处转移灶方面非常有效,使不少患者改变了最初的临床分期,从而使治疗方案得到及时调整,避免了不必要的手术(图 3-45)。

PET/CT 对胃癌放、化疗效果的监测

PET/CT 显像能在活体状态下提供癌组织的生物学信息,因此越来越多地被临床用于胃癌患者的疗效评价。

目前,在临床中常采用解剖影像学技术来观察肿瘤的形态学变化以对治疗反应做出评价。然而,肿瘤的体积变化较难反映治疗早期肿瘤病理组织的改变。在治疗过程中,肿瘤代谢活性的变化常明显早于形态学的改变。当接受有效治疗后,坏死的肿瘤细胞很快表现出代谢活动消失,而此时肿瘤的体积往往缩小不明显。离体细胞培养和动物的活体研究显示,病灶对 ^{18}F-FDG 的摄取反映了肿瘤细胞的数量和每个肿瘤细胞葡萄糖代谢率。PET/CT 显像通过肿瘤对 ^{18}F-FDG 摄取的变化,即葡萄糖代谢变化可早期对放化疗治疗效果做出较为准确的评价,其对观察包括胃癌在内的各种恶性肿瘤在治疗反应中的有效性早已得到充分证实。若肿瘤细胞对治疗有反应则会发生变性坏死,其代谢水平降低,在 PET/CT 图像上表现为肿瘤局部 ^{18}F-FDG 放射性浓聚程度降低。因此,以代谢为基础的 PET/CT 显像在早期判定疗效方面具有独特优势(图 3-46)。

复发与随访

PET/CT 显像根据肿瘤组织与邻近瘢痕组织摄取 ^{18}F-FDG 的程度不同,能有效区分存活肿瘤和瘢痕组织,对肿块做出定性判断(图 3-47);同时进行一次检查即可明确全身病灶分布,因此,PET/CT 显像在胃癌术后随访中具有重要作用,尤其对某些术后 AFP、CEA 等肿瘤标志物持续高水平的隐匿性复发的胃癌患者意义更大。

■ 诊断要点

典型胃癌在 PET/CT 图像上表现为胃壁不规则增厚或向胃腔内和(或)外突出的软组织肿块,增强后有不同程度的强化,病灶内可见明显 ^{18}F-FDG 浓聚;若胃周围脂肪线消失,提示癌肿已突破胃壁。对于 CT 图像上显示胃壁明显增厚,而 PET 图像无 ^{18}F-FDG 明显浓聚的病灶,应想到胃印戒细胞癌或黏液腺癌的可能,此时应加做动态增强 CT 检查,仔细观察胃壁增厚情况,有助于诊断,必要时行胃镜活检进一步证实。

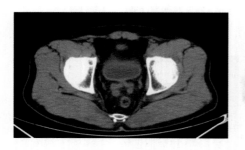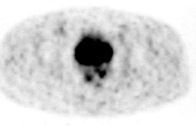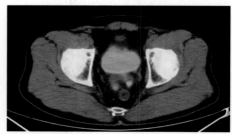

图 3-45　胃癌伴盆底转移。CT 图像示膀胱直肠窝可见双发结节,相应 PET 图像显示异常放射性浓聚。

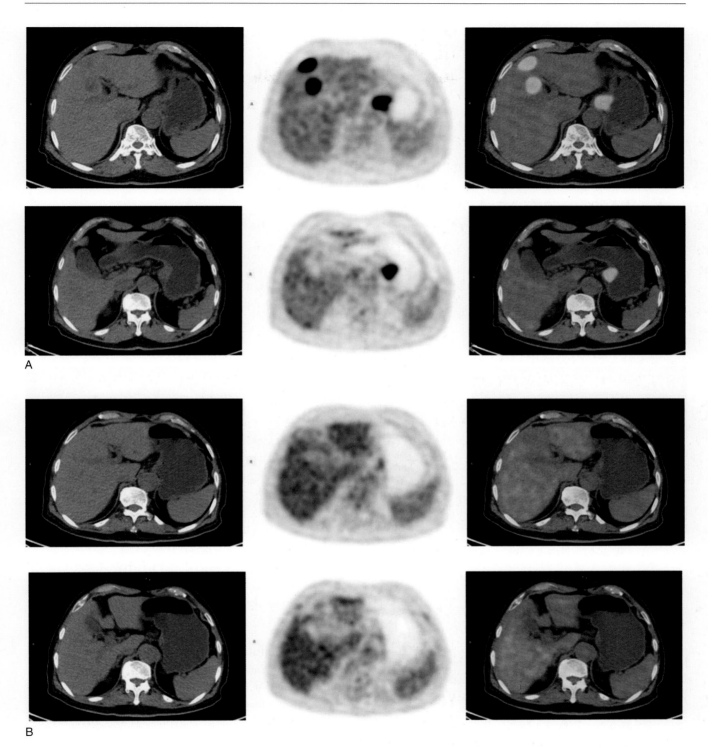

图 3-46　胃癌化疗前后对比。(A)化疗前。(B)4 周期化疗后。(C)化疗前后 PET MIP 图像。化疗前 CT 图像示贲门增厚,肝多发低密度影,相应 PET 图像显示异常放射性浓聚。4 周期化疗后上述病灶 PET 图像均未见明显放射性浓聚。(待续)

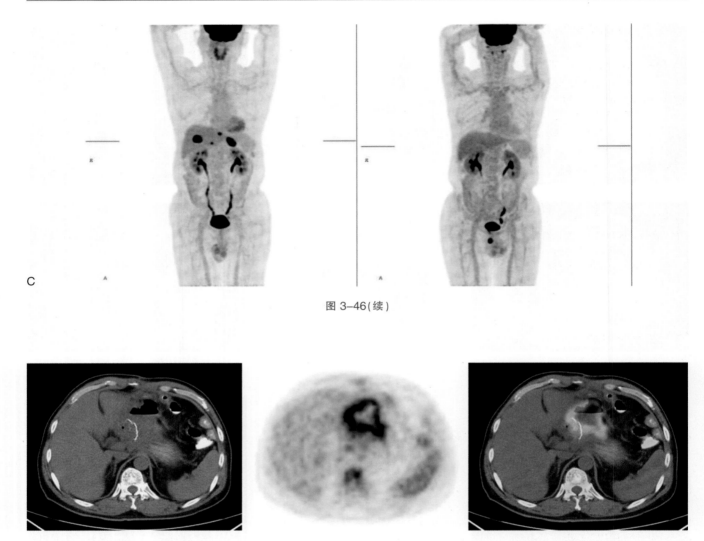

C

图 3-46（续）

图 3-47　胃癌术后吻合口复发。CT 图像示残胃吻合口软组织增厚，相应 PET 图像可见异常放射性浓聚。

参考文献

[1]Bray F，Ferlay J，Soerjomataram I，et al. Global cancer statistics 2018：GLOBOLCAN estimates of incidence and mortality worldwide for 36 cancers in 185 countries [J]. CA Cancer J Clin，2018，68（6）：394-424.

[2]Ren G，Cai R，Zhang WJ，et al. Prediction of risk factors for lymph node metastasis in early gastric cancer [J]. World J Gastroenterol，2013，19（20）：3096-3107.

[3]Kitagawa Y，Hara T，Ikebe D，et al. Magnified endoscopic observation of small depressed gastric lesions using linked color imaging with indigo carmine dye [J]. Endoscopy，2018，50（2）：142-147.

[4]Iizuka T，Kikuchi D，Hoteya S，et al. The acetic acid + indigo-carmine method in the delineation of gastric cancer[J].Gastroenterol Hepatol，2008，23（9）：1358-1361.

[5]Kim GH，Park DY，Kim DH，et al. Acetic acid-indigo carmine chromoendoscopy for delineating early gastric cancers：its usefulness according to histological type [J]. BMC Gastroenterol，2010，10：97.

[6]Jang JY. The Past，Present，and Future of Image-Enhanced Endoscopy[J]. Clin Endosc，2015，48（6）：466-475.

[7]Ezoe Y，Muto M，Uedo N，et al.Magnifying narrowband imaging is more accurate than conventionla white-light imanging in diagnosis of gastric mucosal cancer [J].Gastroenterology，2011，141（6）：2017-2025.

[8]Mocllin S，Pasquali S. Diagnostic accuracy of endoscopic ultrasonography （EUS）for the preoperative locoregional staging of primary gastric cancer [J]. Cochrane Database Syst Rev，2015，2：CD009944.

[9]Caletti G，Fusaroli P. The rediscovery of endoscopic ultrasound in gastric cancer staging[J]. Endoscopy，2012，44，553-555.

[10]Ysuda K. Early gastric cancer：diagnosis，treatment techniques and outcome [J]. Eur J Gastroenterol Hepatol，2006，18（）8：839-845.

[11]Wang FH，Shen L，Li J，et al. The Chinese Society of Clinical

Oncology (CSCO):clinical guidelines for the diagnosis and treatment of gastric cancer[J]. Cancer Commun(Lond),2019,39(1):10.

[12]Kim AY,Han JK,Kim TK,et al. MR image of advanced gastric cancer:comparison of various MR pulse sequences using water and gadopentetate dimeglumine as oral contrast agents [J]. Abdom Imaging,2000,25(1):7-13.

[13]严超,朱正刚.胃癌术前分期的磁共振成像研究进展[J].诊断学理论与实践,2003,2(3):231-233.

[14]Kang BC,Kim JH,Kim KW,et al. Value of the dynamic and delayed MR sequence with Gd-DTPA in the T-staging of stomach cancer:correlation with the histopathology [J]. Abdom Imaging,2000,25(1):14-24.

[15]Yamada I,Takeshita K,Saito N,et al. Evaluation of gastric cancer by high-resolution three-dimensional CISS MR imaging in vitro[J]. Clinical Imaging,2009,33(5):354‐360.

[16]Wakai S,Tanabe N,Suzuki H. The impact of high-density barium use in double contrast radiographic methods for gastric cancer screening in Niigata,Japan [J]. Tohoku J Exp Med,2005,205(4):343-349.

[17]Lee DH,Kim SH,Joo I,et al. Comparison between ^{18}F-FDG PET/MRI and MDCT for the assessment of preoperative staging and resectability of gastric cancer [J]. Eur J Radiol,2016,85(6):1085-1091.

[18]Kato M,Saji S,Kanematsu M,et al. Detection of lymph-node metastases in patients with gastric carcinoma:comparison of three MR imaging pulse sequences [J]. Abdominal Imaging,2000,25(1):25-29.

[19]朱正纲.胃癌术前分期的现状及其对术前精准分期的思考[J].中华胃肠外科杂志,2016,19(2):126-131.

[20]Mack MG,Balzer JO,Straub R,et al. Superparamagnetic iron oxide-enhanced MR imaging ofhead and neck lymph nodes[J]. Radiology,2002,222(1):239-244.

[21]李如迅,时高峰,彰俊杰,等.MR 弥散加权成像诊断淋巴结转移:与病理相对照 [J]. 中国医学影像技术,2009,25(9):1628-1630.

[22]Takeshi Y,Hideaki K,Mitchell DG,et al. ADC measurement of abdominal organs and lesions using parallel imaging technique [J]. Ajr American Journal of Roentgenology,2006,187 (6):1521-1530.

[23]Giganti F,Orsenigo E,Arcidiacono PG,et al. Preoperative locoregional staging of gastric cancer:is there a place for magnetic resonance imaging?Prospective comparison with EUS and multidetector computed tomography[J]. Gastric Cancer,2016,19(1):216-225.

[24]Liu S,He J,Guan W,et al. Preoperative T staging of gastric cancer:comparison of diffusion- and T2-weighted magnetic resonance imaging[J]. J Comput Assist Tomogr,2014,38(4):544-550.

[25]Huo X,Yuan K,Shen Y,et al. Clinical value of magnetic resonance imaging in preoperative T staging of gastric cancer and postoperative pathological diagnosis [J]. Oncol Lett,2014,8 (1):275-280.

[26]Lee DH,Kim SH,Im SA,et al. Multiparametric fully-integrated 18-FDG PET/MRI of advanced gastric cancer for prediction of chemotherapy response:a preliminary study [J]. Eur Radiol,2016,26(8):2771-2778.

[27]胡莎莎,翟亚楠,王梦书,等.胃癌高场磁共振新技术研究进展[J].临床放射学杂志,2016,35(11):1775-1776.

[28]任刚,陈克敏.胃癌 MRI 检查的研究进展[J].中国临床医学影像杂志,2005,16(4):226-229.

[29]王嵩,任克.胃癌磁共振成像的研究进展[J].中国临床医学影像杂志,2008,19(6):423-426.

[30]Sato C,Naganawa S,Kumada H,et al. MR imaging of gastric cancer in vitro:accuracy of invasion depth diagnosis [J]. European Radiology,2004,14(9):1543-9.

[31]曾琼新,郑君惠,谭绍恒. 3.0T MR LAVA 序列在上腹部检查的优势[J]. 实用放射学杂志,2010,26(4):571-574.

[32]汤群锋,沈钧康,冯一中,等.胃癌动态增强 MRI 表现与肿瘤血管形成关系的研究 [J]. 中华放射学杂志,2004,38(10):1075-1080.

[33]Tang L,Sun YS,Li ZY,et al. Diffusion-weighted magnetic resonance imaging in the depiction of gastric cancer:initial experience[J]. Abdom Radiol(NY),2016,41(1):2-9.

[34]Liu S,Wang H,Guan W,et al. Preoperative apparent diffusion coefficient value of gastric cancer by diffusion-weighted imaging:Correlations with postoperative TNM staging [J]. J Magn Reson Imaging,2015,42(3):837-843.

[35]He J,Shi H,Zhou Z,et al. Correlation between apparent diffusion coefficients and HER2 status in gastric cancers:pilot study[J]. Bmc Cancer,2015,15(1):749.

[36]郑欢欢,刘松,季长风,等.胃癌扩散加权成像 ADC 值与 EGFR、Ki-67 表达的相关性[J]. 放射学实践,2017(09):41-44.

[37]Edge SB,Compton CC. The American Joint Committee on Cancer:the 7th Edition of the AJCC Cancer Staging Manual and the Future of TNM [J]. Annals of Surgical Oncology,2010,17(6):1471-1474.

[38]Fairweather M,Jajoo K,Sainani N,et al. Accuracy of EUS and CT imaging in preoperative gastric cancer staging [J]. J Surg Oncol,2015,111(8):1016-1020.

[39]Jin C,Yi W,Jie D,et al. Discrimination of metastatic lymph nodes in patients with gastric carcinoma using diffusion- weighted imaging[J]. Journal of Magnetic Resonance Imaging Jmri,2013,37(6):1436‐1444.

[40]Kwee RM,Kwee TC. Imaging in assessing lymph node status in gastric cancer. Gastric Cancer,2009,12(1):6-22.

[41]杨虹,李雪霜,陆通,等 DWI 及 ADC 值对胃癌转移淋巴结的诊断价值[J]. 临床放射学杂志,2017,36(009):1271-1275.

[42]Mizukami Y,Ueda S,Mizumoto A,et al. Diffusion-weighted magnetic resonance imaging for detecting lymph node metastasis of rectal cancer[J]. World Journal of Surgery,2011,35(4):895-899.

[43]曹智辉,郝长胜,王秀荣,等. MRI DWI 在胃癌诊断中的作用[J]. 广东医学院学报,2010,27(5):527-529.

[44]赵建溪(综述),任刚,汪登斌(审校). 影像学新技术在胃癌淋巴结转移中的研究进展[J]. 放射学实践,2015(04):392-395.

[45]李光军. ^{18}F-FDG PET-CT 在胃癌诊断、疗效评价及转移复

发监测中的临床应用价值研究 [J].中国实用医药,2020,15(16):54-6.

[46] 徐鑫.[18]F-FDG PET-CT 应用于胃癌诊疗中的临床价值 [D].苏州大学,2019.

[47]宋林杰,那兴邦,张红亮,等.术前 PET-CT p-SUV 值与胃癌淋巴结转移相关性研究[J].腹部外科,2018,31(04):235-7.

[48]郑冬,田嘉禾.PET/CT 在胃癌术前诊断分期中的应用价值综述[J].临床医药文献电子杂志,2017,4(76):15043-4.

[49]赵飞.PET-CT 显像对胃癌淋巴结转移的诊断意义[J].三峡大学学报(自然科学版),2017,39(S1):152-3.

[50]苟丽,高峰.探讨 18F-FDG PET/CT 检查在胃癌中的分期及诊断价值[J].新疆医学,2017,47(09):962-5.

[51]沈维.[18]F-FDG PET/CT 显像在胃癌诊疗中的价值[D].苏州大学,2016.

[52]左卫,王全师.[18]F-FDG PET/CT 显像对胃癌的诊断价值及对临床决策的影响[J].实用医学杂志,2015,31(01):39-42.

[53]周海中,于明明,段钰,等.[18]F-FDG PET/CT 显像在胃癌诊断中的应用[J].肿瘤学杂志,2012,18(10):738-9.

[54] 郑婧.[18]F-FDG PET/CT 显像在胃癌诊断及分期中的临床价值[D].天津医科大学,2010.

[55]胡晓燕,吴湖炳,王全师,等.[18]F-FDG PET/CT 显像对胃癌术前分期的临床价值 [J].中国临床医学影像杂志,2010,21(12):852-5.

[56]鲍俊初,周文兰,王全师,等.[18]F-FDG PET/CT 显像在胃癌术后复发和转移中的诊断价值 [J].中国临床医学影像杂志,2010,21(10):701-4.

第 4 章

胃癌的分期

邓靖宇

胃癌现行分期系统

与人类其他恶性肿瘤类似,胃癌这一疾病也可因不同的疾病进展时期而出现诊治和预后的差异。关于胃癌分期的描述由来已久,但正式发表的胃癌分期则始于 20 世纪 60 年代,由国际抗癌联盟(UICC)和美国肿瘤联合会(AJCC)联合颁布的基于原发肿瘤-淋巴结-远处转移(TNM)分期系统。而在同时期,日本癌症协会(JCA)也颁布了偏重于胃癌临床指标的分期方式。从此以后,UICC/AJCC 不断定期更新胃癌 TNM 分期,其中淋巴结转移的分期更改最为显著。日本胃癌协会(JGCA)也在 2014 年颁布的第 10 版日本《胃癌处理规约》中对 UICC/AJCC 提出的胃癌 TNM 分期表示赞同,并将日本胃癌分期完全融入其中。因此,现阶段所述胃癌的分期主要指 UICC/AJCC 颁布的最新版本胃癌 TNM 分期系统。

经过多年的临床验证,第 7 版 UICC/AJCC 胃癌 TNM 分期系统已经暴露出一些问题,例如,临床分期和病理分期的差异、新辅助治疗前后分期的变化、最低送检淋巴结数目的限定及食管胃结合部癌的分期等。2016 年 10 月,UICC/AJCC 颁布了第 8 版(最新版)胃癌 TNM 分期,并很好地解决了第 7 版存在的问题。在第 8 版 TNM 分期系统的制订中,UICC/AJCC 首次与国际胃癌学会(IGCA)开展合作,共纳入了 25 000 余例胃癌患者的临床及病理学分期数据(其中包含了大量来自日本、韩国和其他东亚国家的数据),这使得

第 8 版 TNM 分期系统的分析数据源更具全球性。

第 8 版胃癌 pTNM 分期中的原发肿瘤浸润深度(pT)分期,较第 7 版仅进行了细微的调整,即将胃黏膜高度不典型增生纳入原位癌的范畴。而淋巴结转移(pN)分期较第 7 版而言,则是不再将 pN3 期中 pN3a 和 pN3b 亚期笼统地合在一起,导致最终的 pTNM 分期发生一定的变化,更加突显出 pN3b 在预后评估中的重要性(表 4-1);遗憾的是,送检淋巴结数目和淋巴结外软组织阳性并未能在第 8 版 pN 分期中得到进一步的确定,但推荐送检淋巴结数目不低于 16 枚及达到 30 枚以上可获得更好的预后评估效果。

第 8 版胃癌 TNM 分期中的病理 TNM(pTNM)分期较第 7 版而言,最为主要的变化是 pN 分期中 pN3 期细分为 pN3a 和 pN3b 期,并导致 pTNM 分期中出现分期变化为 pT1N3bM0(p ⅢB 期)、pT2N3bM0(p ⅢB 期)、pT3N3bM0(p ⅢC 期)和 pT4aN3aM0(p ⅢB 期),而 T4aN2M0 和 T4bN0M0 则从 ⅢB 期调整为 ⅢA 期。在第 8 版胃癌 TNM 分期中还首次新增了临床 TNM(cTNM)分期和新辅助治疗后 TNM(ypTNM)分期(表 4-2),不仅使得术前患者预后评估更为准确,也为术前治疗效果评估提供了依据。此外,第 8 版胃癌 TNM 分期还明确定义了食管胃结合部癌的分期,即食管与胃解剖学界线:肿瘤侵犯食管胃交界线,如果肿瘤中心位于食管胃交界线以下 2cm 以内,应按照食管癌标准进行分期;肿瘤中心位于食管胃交界线以下 2cm 以外,应按照胃癌标准进行分期;贲门癌不累及食管胃交界线,应该按照胃癌标准进行分期。

表 4-1　第 8 版胃癌原发肿瘤(T)分期、淋巴结(N)分期及远处转移(M)分期

T 分期

Tx	原发肿瘤不能被评估
T0	原发肿瘤无证据
Tis	原位癌:上皮内肿瘤未侵犯固有层,高级别不典型增生
T1	肿瘤侵犯黏膜层、黏膜肌层或黏膜下层
T1a	肿瘤侵犯黏膜层或黏膜肌层
T1b	肿瘤侵犯黏膜下层
T2	肿瘤侵犯固有肌层
T3	肿瘤侵犯浆膜下结缔组织,但未侵犯脏腹膜或邻近结构
T4	肿瘤侵犯浆膜(脏腹膜)或邻近结构
T4a	肿瘤侵犯浆膜(脏腹膜)
T4b	肿瘤侵犯邻近结构

N 分期

Nx	区域淋巴结不能评估
N0	无区域淋巴结转移
N1	1~2 枚区域淋巴结转移
N2	3~6 枚区域淋巴结转移
N3	7 枚或以上区域淋巴结转移
N3a	7~15 枚区域淋巴结转移
N3b	16 枚或以上区域淋巴结转移

M 分期

M0	无远处转移
M1	远处转移

- 肿瘤穿透固有肌层、浸润胃肠韧带或胃肝韧带、大网膜或小网膜,但覆盖这些结构的脏腹膜未穿孔,肿瘤浸润深度应记为 T3;如脏腹膜已穿孔则应记为 T4。
- 胃的邻近结构包括肝、脾、胰腺、横结肠、横膈膜、肾、肾上腺、小肠、腹壁及腹膜后腔。
- 十二指肠和(或)食管壁内浸润不应认为是侵犯邻近结构,其浸润最大深度仍作为 T 分期的依据。

注:本表参照第 8 版 UICC/AJCC 数据编制。

■ 胃癌临床分期的常用手段

　　准确的胃癌临床分期对于为患者选择合理的治疗方案和评价其预后等具有重要的指导意义。通过精确的准备,可以避免不必要的治疗操作,选择最合理的治疗方案。特别是随着超声内镜技术的发展和腹腔镜的普及,临床上对于不同分期的胃癌患者的诊治效果得到了提高,也使得患者术前分期更为准确,升高了根治手术的切除率。下面逐一介绍常用的胃癌临床

表 4-2　第 8 版胃癌 TNM 分期

病理 TNM 分期(pTNM)

T/M	N0	N1	N2	N3a	N3b
T1	I A	I B	II A	II B	III B
T2	I B	II A	II B	III A	III B
T3	II A	II B	III A	III B	III C
T4a	II B	III A	III A	III B	III C
T4b	III A	III B	III B	III C	III C
M1	IV	IV	IV	IV	IV

临床 TNM 分期(cTNM)

T/M	N0	N1	N2	N3
T1	I	II A	II A	II A
T2	I	II A	II A	II A
T3	II B	III	III	III
T4a	II B	III	III	III
T4b	IV A	IV A	IV A	IV A
M1	IV B	IV B	IV B	IV B

新辅助治疗后 TNM 分期(ypTNM)

T/M	N0	N1	N2	N3
T1	I	I	II	II
T2	I	II	II	II
T3	II	II	III	III
T4a	II	III	III	III
T4b	III	III	III	III
M1	IV	IV	IV	IV

注:本表参照第 8 版 UICC/AJCC 数据编制。

分期方法。

超声内镜

　　由于普通胃镜往往难以发现黏膜下及浆膜外的病变,漏诊率可能会高达 6.7%。而超声内镜,在一定程度上弥补了普通胃镜检查的缺陷。超声内镜具有内镜和超声的双重功能,可根据最深破坏层次判断胃癌浸润深度,同时超声内镜可以通过淋巴结的形状、回声密度等判断其有无转移,明显提高了 cT 和 cN 分期的准确性。超声内镜诊断胃癌术前 T 分期的准确率达 41.0%~86.64%,N 分期则可达 42.9%~76.2%,是目前唯一能比较准确地鉴别黏膜癌和黏膜下癌的检查方法,并在区分 cT1~2 期和 cT3~4 期胃癌时显示出独特的优势(敏感性为 86%,特异性为 91%)。荟萃分析表明,对于术前 cT1 分期和 cN1 分期,超声内镜的诊断敏感性优于 MDCT。但 MDCT 在 N2~3 分期和 T3~4 分期中的准确性明显高于超声内镜。

多排螺旋 CT

随着 MDCT 得到广泛临床应用,由于其扫描速度快,在完成对靶器官多期扫描的同时可对容积扫描数据进行多层面重建,利用 CT 仿真胃镜,使得 CT 对胃癌原发灶的检出率和 TNM 分期的准确率均得到明显提高,甚至近期有研究显示,多层螺旋 CT 对胃癌术前 cT、cN 分期准确率与超声内镜无明显差别。多层螺旋 CT 主要基于淋巴结大小评估胃癌患者的淋巴结分期(cN)。临床上认为,>10mm 的淋巴结考虑为转移性的可能性大。而在 MDCT 的众多淋巴结诊断标准中,短轴直径 >15mm 的临界值显示出最高的特异性(100%)。此外,三维多排螺旋 CT(3D MDCT)胃造影能够显示胃黏膜变化的细节,可以提高早期胃癌的检出率,同时也有助于改善术前肿瘤 T 分期的准确性。

腹腔镜

对于临床上隐蔽的腹膜转移(P1)和(或)腹水细胞学阳性(CY1)的患者而言,腹腔镜检查是一种实用且方便的方法。最新版 NCCN 临床实践指南推荐,通过 MDCT 等检查未检出远处转移的胃癌患者应在术前进行腹腔镜探查分期。但在以往 2 项大型的基于人群的研究中,腹腔镜检查并未在胃癌患者的管理中被充分利用。不少研究显示,腹腔镜检查所确定的 T 分期及最终病理分期一致性非常高,甚至有研究发现腹腔镜所确定 cT 分期和 pT 分期几乎完全一致。对于晚期(Ⅲ期或更高)胃癌患者而言,腹腔镜检查不仅能够避免进行不必要的开腹手术,而且能进行进一步的干预措施。此外,对于接受术前治疗的患者,推荐进行腹腔镜结合腹腔灌洗细胞学检查,有助于改善腹腔镜分期。

正电子发射计算机体层显像(PET/CT)

PET 可同时对胃癌原发病灶、淋巴结转移、远处组织和器官转移做出判断,对肿瘤的分期和治疗计划的制订有着重要的参考作用。联合 PET/CT 成像相比单纯 PET 扫描具有许多潜在的优势,PET/CT 与单用 PET 或 CT 相比,术前分期的准确性明显更高(68% 对 47% 对 53%)。PET 更适用于临床上检测肿瘤术后的复发或转移,但其在胃癌分期中的作用受肿瘤大小、组织学和肿瘤位置等因素的影响,其在早期胃癌分期中的应用价值有限。PET/CT 对晚期胃癌的检测敏感性

为 93%~98%,而对 >3cm 的胃癌检测敏感性达到了 76.7%。PET/CT 诊断胃癌 N 分期的敏感性和特异性分别为 33.3%~64.6% 和 85.7%~97.0%,与 EUS、CT 或 MRI 相比,没有显著的诊断差异。

■ 影响胃癌分期的常见临床病理因素

尽管 UICC/AJCC 分期最新版对临床、病理及治疗后各个方面的分期因素已经进行了非常细致的完善,且临床用于确定胃癌分期的方法条件也已得到提高,但仍有一些临床病理因素会干扰分期的准确性,甚至会导致分期迁移出现的可能,这些因素的出现需要临床医生慎重考虑分期的可信性,并对患者后续治疗采取相应的改进措施。

浸润深度非一致性

对于胃癌原发灶分期而言,浸润深度的准确性是至关重要的指标。但由于溃疡型癌肿浸润深度往往不在一个平面,常可导致局部取材深浅不一,这也是连续切片在评估原发灶浸润深度中的重要意义。超声内镜尽管是现阶段除病理切片外最佳的判断胃癌浸润深度的检测方式,但仍有不少患者由于炎性渗出的干扰而使得浸润深度评估不准确。原发灶连续切片在所有医疗中心病理科推行起来有一定的难度,但多点位取材应该是必需的。

脉管浸润

对于胃癌患者而言,脉管浸润是肿瘤远处转移的重要途径之一。即使是相同的 pTNM 分期,如果有脉管浸润出现,患者预后则明显变差。而正确评估有无脉管浸润,则需要病理科医生在原发肿瘤连续切片的基础之上,认真读取每张切片的每个含有血管腔的视野,其工作量必然增加不少,这也是目前胃癌病理检查中薄弱的环节之一。对于原发灶病理成分异质性大的患者或以未分化成分为主的患者而言,即使是早期病变,也应该注意对脉管浸润的检测。

送检淋巴结数目

淋巴结转移分期是胃癌 TNM 分期中变异最大的一环,其原因主要在于送检淋巴结数目过少不能覆盖该患者真实的淋巴结转移信息,故而造成淋巴结转移分期迁移出现。现行版 UICC/AJCC 推荐送检淋巴结数

目不低于 16 枚,最好超过 30 枚。但回顾性分析存在固有的缺陷,即干扰因素不统一,难以排除其他影响患者整体预后的不确定因素的干扰。目前,前瞻性试验尚未得出明确的结论,因此,每一例胃癌患者在规范化根治手术的前提下,应该尽可能把送检淋巴结数目最大化,进而为病理医生提供最为全面的评估条件。

淋巴结外软组织阳性

淋巴结外软组织阳性的来源主要有三个,即原发灶不连续的部分、脱落肿瘤细胞增殖灶或被肿瘤细胞破坏正常结构的区域淋巴结。整块切除的原则把握、细致淋巴结分拣的执行,以及病理切片中软组织是否含有淋巴结破坏结构证据的获得是评估淋巴结外软组织阳性病灶来源的重要方式。淋巴结外软组织阳性胃癌患者的预后显著差于相同 pTNM 分期淋巴结外软组织阴性的患者。许多研究者认为,应该考虑将淋巴结外软组织阳性作为 T-N-M 分期外最为重要的分期补充因素。研究证实,淋巴结外软组织阳性灶的数目增多与患者预后呈明显的负相关,且一个软组织阳性灶的存在至少等同于 1 枚转移淋巴结对患者预后评估的价值。

■ 总结

UICC/AJCC 第 8 版胃癌 TNM 分期是目前为止最为全面和细致的胃癌分期方式,对患者预后评估效果准确性高、可重复性强。临床分期应该采用超声内镜、MDCT 及腹腔镜等方式相结合,提高微小转移灶的检出率。病理分期则应多注意连续切片的原则,并对送检淋巴结数目、脉管浸润及淋巴结外软组织等干扰因素进行细致检测,客观评估患者分期外的危险因素所导致预后变化的趋向。

参考文献

[1]陈尔东. 胃癌外科治疗与临床实践[M].江苏:江苏科学技术出版社,2007:34.

[2]Japanese Gastric Cancer Association. Japanese Classification of Gastric Carcinoma. 2nd English edition [J]. Gastric Cancer, 1998;1:10.

[3]Deng J,Zhang R,Pan Y,et al. Comparison of the staging of regional lymph nodes using the sixth and seventh editions of the TNM classification system for the evaluation of overall survival in gastric cancer patients:findings of a case-control analysis involving a single institution in China[J]. Surgery,2014;156:64-74.

[4]陕飞,李子禹,张连海,等. 国际抗癌联盟及美国肿瘤联合会胃癌 TNM 分期系统(第 8 版)简介及解读[J]. 中国实用外科杂志,2017,37:15-17.

[5]日本胃癌协会. 日本胃癌规约(第 14 版)[S].东京:金原出版株式会社,2010:10-17.

[6]Amin MB,Edge SB,Greene FL,et al. AJCC Cancer Staging Manual[M]. 8th ed. New York:Springer,2016:203-220.

[7]Sano T,Coit DG,Kim HH,et al. Proposal of a new stage grouping of gastric cancer for TNM classification:International Gastric Cancer Association staging project [J]. Gastric Cancer, 2017;20:217-225.

[8]Mocellin S, Pasqualy S. Diagnostic accuracy of endoscopic ultrasonography (EUS)for the preoperative locoregional staging of primary gastric cancer [J]. Cochrane Database Syst Rev, 2015;2:CD009944.

[9]Hwang SW,Lee DH. Is endoscopic ultrasonography still the modality of choice in preoperative staging of gastric cancer? [J] World J Gastroenterol, 2014;20:13775-13782.

[10]Raftopoulos SC,Segarajasingam DS,Burke V,et al. A cohort study of missed and new cancers after esophagogastroduodenoscopy[J]. Am J Gastroenterol, 2010;105:1292-1297.

[11]Redondo-Cerezo E,Martinez-Cara JG,Jimenez-Rosales R,et al. Endoscopic ultrasound in gastric cancer staging before and after neoadjuvant chemotherapy. A comparison with PET-CT in a clinical series[J]. United European Gastroenterol J, 2017;5:641-647.

[12]Li JH,Shen WZ,Gu XQ,et al. Prognostic value of EUS combined with MSCT in predicting the recurrence and metastasis of patients with gastric cancer [J]. Jpn J Clin Oncol, 2017;47:487-493.

[13]Fairweather M,Jajoo K,Sainani N,et al. Accuracy of EUS and CT imaging in preoperative gastric cancer staging [J]. J Surg Oncol, 2015;111:1016-1020.

[14]Nie RC,Yuan SQ,Chen XJ,et al. Endoscopic ultrasonography compared with multidetector computed tomography for the preoperative staging of gastric cancer:a meta-analysis [J]. World J Surg Oncol, 2017;15:113.

[15]Feng XY,Wang W,Luo GY,et al. Comparison of endoscopic ultrasonography and multislice spiral computed tomography for the preoperative staging of gastric cancer-results of a single institution study of 610 Chinese patients[J]. PLoS One, 2013;8:e78846.

[16]Hasegawa S,Yoshikawa T,Shirai J,et al. A prospective validation study to diagnose serosal invasion and nodal metastases of gastric cancer by multidetector-row CT [J]. Ann Surg Oncol, 2013;20:2016-2022.

[17]Kawaguchi T,Ichikawa D,Komatsu S,et al. Impact of Combination Criteria of Nodal Counts and Sizes on Preoperative MDCT in Advanced Gastric Cancer [J]. World J Surg, 2016;40:158-164.

[18]Tourani SS,Cabalag C,Link E,et al. Laparoscopy and peritoneal cytology:important prognostic tools to guide treatment selec-

tion in gastric adenocarcinoma[J]. ANZ J Surg, 2015;85:69-73.

[19]Coburn NG,Lourenco LG,Rossi SE, et al. Management of gastric cancer in Ontario[J]. J Surg Oncol, 2010;102:54-63.

[20]Karanicolas PJ,Elkin EB,Jacks LM, et al. Staging laparoscopy in the management of gastric cancer:a population-based analysis [J]. J Am Coll Surg, 2011;213:644-651.

[21]Hu YF,Deng ZW,Liu H,et al. Staging laparoscopy improves treatment decision-making for advanced gastric cancer [J]. World J Gastroenterol, 2016;22:1859-1868.

[22]Park SY,Shin SJ,Jung DC,et al. PI-RADS version 2:quantitative analysis aids reliable interpretation of diffusion-weighted imaging for prostate cancer [J]. Eur Radiol, 2017;27:2776-2783.

[23]Smyth E,Schöder H,Strong VE,et al. A prospective evaluation of the utility of 2-deoxy-2-[(18)F] uoro-D-glucose positron emission tomography and computed tomography in staging locally advanced gastric cancer[J]. Cancer, 2012;118:5481-5488.

[24]L Graziosi,LP Evoli,E Cavazzoni,et al. The role of 18FDG-PET in gastric cancer [J]. Transl Gastrointest Cancer, 2012;1:186-188.

[25]Dassen AE,Lips DJ,Hoekstra CJ,et al. FDG-PET has no definite role in preoperative imaging in gastric cancer [J]. Eur J Surg Oncol, 2009;35:449-455.

[26]Mukai K,Ishida Y,Okajima K,et al. Usefulness of preoperative FDG-PET for detection of gastric cancer [J]. Gastric Cancer, 2006;9:192-196.

[27]Kwee RM,Kwee TC. Imaging in assessing lymph node status in gastric cancer[J]. Gastric Cancer, 2009;12:6-22.

第5章

胃癌淋巴结转移的规律

邓靖宇

■ 胃癌淋巴结转移

淋巴结是一种外观类似小豆样,沿淋巴管走行分布,并收纳过滤淋巴管内淋巴液后再输出至下一级淋巴管的淋巴组织器官。淋巴结是胚胎时期由淋巴管或淋巴囊内皮细胞及其周围间充质细胞分化发育而成,免疫抗原、细菌、病毒及肿瘤细胞等可以刺激淋巴结内淋巴细胞大量增殖,以清除部分上述机体内物质。总的来说,成年人体中存在 300~600 个淋巴结,多聚集性分布于颈部和腹部。通常,淋巴结在腹腔及腹膜后区域以群分布,其位置多定位于空腔脏器淋巴液回纳的途径汇总处。除了可以过滤和清除来自机体内部的有害物质外,淋巴系统(包括淋巴管和淋巴结)也是潜在的肿瘤细胞潜逃转移的途径。淋巴结转移已被证实是人类多种恶性肿瘤的重要转移方式,包括肺癌、乳腺癌、食管癌、结直肠癌及胃癌等。胃癌的转移相关淋巴结主要分布在胃周、胰腺上群和腹主动脉旁淋巴群,细分为第 1~20 组,逐级收纳胃及胃周组织的淋巴液,最终汇总至腹主动脉旁淋巴结后再经乳糜池、胸导管进入血液循环。因此,胃周和腹膜后大量淋巴结和淋巴管组成了复杂交错的淋巴回流网络,是一个逐级防御癌细胞扩散的重要生理解剖机制。从 20 世纪 60 年代开始,日本学者在大量的临床解剖研究中证实了胃癌淋巴结回流规律和胃癌细胞沿淋巴系统扩散的常见途径,奠定了胃癌根治术中 D2 淋巴结清扫的理论依据。

理论上说,淋巴结转移是胃癌局部进展至全身扩散的中间过渡阶段,是癌细胞逐步突破机体局部防御屏障过程的表现之一。即使在胃癌的初期,淋巴结转移已经可以出现,这是由癌细胞的恶性生物学行为所决定的。胃周淋巴网络中淋巴液回流具有一定的规律性和可变性,总的来说都是以胃小弯侧为主要的引流方向,即腹腔干及三大分支根部淋巴结是收纳和过滤淋巴液的重要位置。最终,胃周区域淋巴液均汇入腹主动脉周围淋巴结,这也符合胃癌淋巴结转移的解剖学基础。但是对于胃癌患者来说,体内淋巴液却并不一定遵循通畅的回流方式。随着肿瘤的发展,癌细胞侵入淋巴管的数量逐渐增加,可导致胃周回流的淋巴管闭塞,淋巴液回流受阻而改变流向,随后可引起淋巴结的跳跃转移或横向转移,导致淋巴结转移规律的复杂性。日本学者最先提出胃癌淋巴结转移位置的分级(分站)概念,即提示患者机体自身免疫系统对恶性肿瘤细胞的逐级抵抗,并以此为基础提出了胃癌淋巴结清扫中所应遵循的操作范围和顺序。总的来说,无论胃癌原发肿瘤的部位何在,胃周淋巴结转移的主要规律应为胃周淋巴结至腹腔干及其分支根部淋巴结再至腹主动脉旁淋巴结。

■ 远端胃癌淋巴结转移规律

远端胃癌是临床最多见的胃癌亚型,其发病率高与胃角解剖特殊性、幽门螺杆菌感染及胃溃疡高发区域相关。理论上来说,原发灶邻近的胃周淋巴结(第 1 站)应该首先发生转移,因而其转移率应该最高。远端胃癌多见于小弯侧胃角和幽门,其邻近淋巴结主要是第 3 组淋巴结和第 6 组淋巴结,而来自实际临床工作中的报道确实也证实以上两组胃周淋巴结转移的发生率最高。既往研究认为,胃窦部淋巴引流的规律为:自第 3 组和第 6 组淋巴结起,依次引流至第 4d 组→第 6 组→第 3 组→第 7 组→第 5 组→第 8/9 组→第 12a/14v 组→第 16 组。近期研究发现,在胃周各组淋巴结中,第 3 组淋巴结在远端胃癌患者中发生转移的概率达 31.3%~41.0%,而第 6 组淋巴结转移率则可达到 33.7%~37.8%;在腹腔干及其三大分支根部的淋巴结(第 2 站)中,第 7 组淋巴结和第 8a 组淋巴结则是远端胃癌最易发生转移的位置。第 7 组淋巴结在远端胃癌患者中发生转移的概率达 11.4%~21.5%,而第 8a 组淋巴结转移率可达到 11.9%~19.7%。尽管不再提倡对腹主动脉旁淋巴结进行预防性清扫,且第 16a2b1 组淋巴结的转移已经被认定为远处转移(M1),但仍有少数医疗机构会进行 D2+腹主动脉旁淋巴结清扫术,以评估腹主动脉旁淋巴结转移的概率。笔者单位曾经总结在远端胃癌伴有第 3 站转移的患者中,第 16a2 组淋巴结和第 16b1 组淋巴结转移率高达 33.79% 和 18.56%,说明对于第 3 站淋巴结转移的远端胃癌患者而言,即使实施扩大淋巴结清扫术,也很难改善患者预后。

■ 中部胃癌淋巴结转移规律

中部胃癌是指发生于胃中间 1/3 部位的肿瘤,通常包括小弯侧、大弯侧及横贯胃体的肿瘤。中部胃癌由于胃壁和胃周引流的解剖方向,多于小弯侧和部分大弯侧淋巴结首先发生癌细胞转移。既往研究认为,胃体部淋巴引流的大致规律为:No.3→No.4sb→No.4d→No.1→No.4sa/2/6→No.7→No.9/5→No.10/19→No.16。近期研究发现,在胃周各组淋巴结中,第 3 组淋巴结在远端胃癌患者中发生转移的概率达 32.5%~47.2%,其次为第 6 组淋巴结,转移率可达到 34.7%,随后是第 4sb 组淋巴结,转移率为 24.7%~26.4%;而在腹腔干及其三大分支根部的淋巴结中,第 7 组淋巴结是中部胃癌最易发生转移的位置,其发生转移的概率达 20.6%~27.8%,而第 8a 组淋巴结和第 9 组淋巴结转移率则分别可达到 18.8% 和 18.0%。再远位置的淋巴结转移率则报道结果不一致,可能与中部胃癌淋巴回流远近两侧方向不一致相关。

■ 近端胃癌淋巴结转移规律

近端胃癌泛指胃上部癌,包括胃底癌和部分食管胃结合部癌(Siewert Ⅲ 型及部分 Ⅱ 型),以贲门周围淋巴转移多见,但小弯侧淋巴结转移仍被报道最为常见。胃上部淋巴引流的大致规律为:No.2→No.1→No.3→No.7→No.4s/9→No.10→No.11→No.19→No.16 等组。胃周淋巴结各组中,第 3 组淋巴结在近端胃癌患者中发生转移的概率最高,达 28.7%~50.5%,其次为第 1 组淋巴结,转移率可达到 31.1%~48.5%,随后是第 2 组淋巴结,转移率可达到 20.4%~38.3%;而在腹腔干及其三大分支根部的淋巴结中,第 7 组淋巴结是近端胃癌最易发生转移的位置,其发生转移的概率达 18.6%~28.8%,而第 9 组淋巴结和第 8a 组淋巴结的转移率则分别可达到 9.1%~18.4% 和 7.8%~9.7%。再远位置的淋巴结转移则以第 6 组淋巴结和第 5 组淋巴结转移率较高,分别达到 5.8%~7.1% 和 6.1%~6.8%。

■ 弥漫型胃癌淋巴结转移规律

弥漫型胃癌是指原发肿瘤广泛侵犯胃壁且 ≥2/3 胃体积的胃癌,包括常见的 Borrmman 型癌、革袋胃,以及起源于胃壁一个部位而扩散至其他部位,甚至全胃的肿瘤,其病理成分多见于低分化腺癌或印戒细胞癌。弥漫型胃癌淋巴结转移仍以小弯侧淋巴结多见,兼顾贲门和幽门区域淋巴结转移。胃周淋巴结各组中,第 3 组淋巴结在弥漫型胃癌患者中发生转移的概率最高,达 46.2%~54.4%;其次为第 6 组淋巴结,转移率可达到 26.9%~33.0%;随后是第 4sb 组和第 1 组淋巴结,转移率可分别达到 23.8%~38.5% 和 25.0%~27.7%。在腹腔干及其三大分支根部的淋巴结中,第 7 组淋巴结是弥漫型胃癌最易发生转移的位置,其发生转移的概率达 22.1%~29.0%;第 8a 组淋巴结和第 9 组淋巴结转移率则分别可达到 12.5%~16.5% 和 7.7%~16.5%;第 16b1 组淋巴结转移率达 3.6%~3.8%。

■ 胃癌跳跃性淋巴结转移

胃癌跳跃性淋巴结转移多指经术后病理证实在胃周淋巴结未出现转移而直接在腹腔干三大分支根

部淋巴结或更远部位淋巴结出现孤立或多发转移的情况。虽然胃癌跳跃性淋巴结转移发生率被报道能达到3%~11%，但其发生机制仍然不明确。对于跳跃性淋巴结转移的胃癌患者而言，其预后分析报道结果目前尚存争论。但大多数学者认为，跳跃性淋巴结转移胃癌患者的预后类似于胃周和腹膜后均有淋巴结转移的患者，但也有部分研究者持相反的意见。从理论上说，跳跃性淋巴结转移的机制解释如下：①胃周淋巴管被癌细胞闭塞，导致淋巴回流变向而直接引起腹膜后淋巴结转移，也称真实的跳跃性淋巴结转移；②腹膜后淋巴结出现转移，但同时胃周淋巴结的结构被癌细胞增殖后完全破坏或因为胃周淋巴结送检数目过少而遗漏转移的淋巴结所致，也称假性的跳跃性淋巴结转移。笔者单位对1456例远端胃癌淋巴结转移规律进行临床研究发现，有105例(7.2%)存在跳跃性淋巴结转移。近端胃癌发生转移较多的是No.7(16例)；胃体部胃癌较多的是No.9(3例)；远端胃癌较多的是No.7(19例)、No.8a(16例)和No.1(12例)；弥漫型胃癌较多的是No.7(10例)。不同部位胃癌的胃周跳跃性淋巴结转移的主要方向均是No.7、No.8a和No.9，也提示淋巴流向胃左动脉、肝总动脉及腹腔干方向趋势明显。

淋巴结横向转移

胃癌淋巴结横向转移多发生于胃体部，也有少量报道其发生于食管胃结合部及胃窦。关于胃癌淋巴结横向转移发生的机制尚未清楚，可能与胃周淋巴液回流受阻有关，特别是在淋巴管分布丰富的胃小弯侧常见。在研究胃癌单个淋巴结分布方式时，可见淋巴结横向转移与跳跃性淋巴结转移一样常见。与跳跃性淋巴结转移不同的是，淋巴结横向转移并非转移至更远位置的淋巴结，而是常发生在胃周对侧淋巴结，例如小弯侧原发肿瘤出现大弯侧淋巴结转移。近期报道胃癌淋巴结横向转移发生率为14.3%~48.0%，胃癌淋巴结横向转移的发生主要与原发肿瘤浸润深度相关，而淋巴结横向转移患者的5年总生存率明显低于非横向转移患者(54.9%对81.8%)。

参考文献

[1]孙燕. 临床肿瘤学[M].北京：人民军医出版社,2015：193.

[2]Japanese Gastric Cancer Association. Japanese Classification of Gastric Carcinoma. 2nd English edition[J]. Gastric Cancer,1998；1：10.

[3]徐岩,孙哲,王振宁,等. 胃癌不同部位淋巴结转移率及其临床意义的研究[J]. 中国普外基础与临床杂志,2012；19：16-19.

[4]Kunisaki C,Shimada H,Nomura M,et al. Distribution of lymph node metastasis in gastric carcinoma [J]. Hepatogastroenterology,2006；53：468-472.

[5]黎阳,钟世镇,黄宗海,等.胃癌单个转移淋巴结的分布规律和临床意义[J].解放军医学杂志,2003；28：358-360.

[6]Tanizawa Y,Terashima M. Lymph node dissection in the resection of gastric cancer：review of existing evidence[J]. Gastric Cancer,2010,13：137-148.

[7]张岂凡.从淋巴结转移规律谈胃癌合理手术范围[J].外科理论与实践,2003；8：14-15.

[8]朱海涛,赵宜良,吴云飞,等.胃癌各组淋巴结的转移特点及其在实施合理根治术中的指导意义 [J]. 中华肿瘤杂志,2008；30：863-865.

[9]武卫鹏,邓靖宇,梁寒,等. 远端胃癌淋巴结转移规律及临床意义[J]. 中国肿瘤临床,2015；42：906-911.

[10]梁建刚,梁寒,邓靖宇,等. 1456例远端胃癌淋巴转移规律的临床研究[J]. 中华胃肠外科杂志,2018；21：69-75.

[11]曾长青,刘进生,郑羽,等.远端胃癌淋巴结转移规律与淋巴结清扫方式的探讨[J].中华胃肠外科杂志,2012；15：141-14.

[12]Han KB,Jang YJ,Kim JH,et al. Clinical significance of the pattern of lymph node metastasis depending on the location of gastric cancer[J]. J Gastric Cancer,2011；11：86-93.

[13]吴亮亮,梁寒,王晓娜,等. 103例进展期近端胃癌淋巴结转移的临床特点[J]. 中华胃肠外科杂志,2010；13：590-593.

[14]Kim DH,Choi MG,Noh JH, et al. Clinical significance of skip lymph node metastasis in gastric cancer patients [J]. Eur J Surg Oncol,2015；41：339-345.

[15]Kosaka T,Ueshige N,Sugaya J, et al. Lymphatic routes of the stomach demonstrated by gastric carcinomas with solitary lymph node metastasis[J]. Surg Today,1999；29：695-700.

[16]Choi YY,An JY,Guner A, et al. Skip lymph node metastasis in gastric cancer：is it skipping or skipped? [J]. Gastric Cancer,2016；19：206-215.

[17]Saito H,Tsujitani S,Ikeguchi M. Clinical significance of skip metastasis in patients with gastric cancer [J]. Gastric Cancer,2007；10：87-91.

[18]Hoshi H,Kamiya K,Aijima H,et al. Histological observations on rat popliteal lymph nodes after blockage of their afferent lymphatics[J]. Arch Histol Jpn,1985；48：135-148.

[19]Jiangtao G, Yi P, Xiaofan G, et al. Effect of the number of positive niduses in extranodal soft tissues on the overall survival of gastric cancer patients [J]. Int J Clin Exp Pathol, 2017;10: 11090-11097.

[20]Deng J, Yamashita H, Seto Y, et al. Increasing the number of examined lymph nodes is a prerequisite for improvement in the accurate evaluation of overall survival of nodenegative gastric cancer patients[J]. Ann Surg Oncol, 2017;24:745-753.

[21]阿拉腾宝力德, 路平, 刘彩刚, 等. 胃癌前哨淋巴结分布规律及其临床意义 [J]. 中华临床医师杂志: 电子版, 2010;4:1990-1993.

[22]涂朝勇, 朱锦德, 周新木, 等. 胃癌孤立淋巴结的跳跃、横向转移及其临床意义[J]. 浙江医学, 2012;34:29-31.

[23]刘彩刚, 王永来, 路平, 等. 胃中部癌前哨淋巴结邻近、横向和跳跃性转移的临床分析[J]. 山东医药, 2007;47:38-39.

第6章

胃肠吻合的基本手法

王晓娜　梁　寒

1881年,Theodor Billroth在维也纳成功开展第1例胃切除Billroth Ⅰ式吻合。1885年,Billroth和Von-Hacker成功施行了胃大部切除术,关闭胃和十二指肠残端,并在结肠前行胃空肠吻合术,即Billroth Ⅱ式吻合,以后该术式发展成为治疗十二指肠溃疡的经典术式。1896年,Schlatter进行了全胃切除食管空肠吻合术。1908年,Volcker进行了近端胃切除、食管胃吻合重建。其后,各种吻合方式应运而生。130年来,不断有新的吻合重建方法出现,但是迄今为止,关于哪一种吻合重建方法更优,仍没有统一的、具有高级别循证医学证据的明确意见。

■ 胃肠道吻合的基本原则

消化道吻合技术的共同原则

黏膜下层中存在大量致密胶原,是吻合口缝线拉拢打结时的主要着力部位,因此,黏膜下层在消化道重建吻合部位的愈合中起主导作用,对该层的严密对合、缝合至关重要。目前,尚无一种公认的让所有患者完全满意的消化道吻合方式。医生应该在手术中结合患者的情况、术式的特点,根据自身的经验,为患者选择适合的吻合方式。胃切除后消化道重建方式多种多样,但是重建的基本原则是相同的,主要包括以下几点:①保证吻合口的安全性,在吻合部位的血运佳、张力低、保留功能的前提下,尽量选择较少的吻合口数量;②具有食物贮存、排出的功能,并且有预防反流性胃炎、食管炎的功能,尽量利用生理路径;③尽可能保证术后内镜检查的可行性(包括残胃、胆道、胰的检查)。

胃切除术后消化道重建的注意事项

1.切除范围的确定。正确决定胃的切除范围,既要保证病变切除的完整性,又要保证吻合的顺利进行。对胃癌行胃切除术时,因胃周淋巴结的清扫,胃周的血管和神经会被切断和破坏。残胃过小,会影响患者术后的进食量;残胃过大,容易发生术后残胃动力不良和吻合口血运不良。近年来,早期胃癌越来越多,各种保留功能的胃切除术不断出现,在实行保留功能的胃切除术时,尤其要注意确定正确的切除范围,避免切除过大或过小而影响手术效果。

2.注意肠管的血液供应。进行Roux-en-Y吻合或其他需要切断肠管进行吻合的术式时,注意切断的肠管两侧边缘血管弓的完整性,以保证吻合部位的良好血运。

3.选择正确的吻合方向。对于肠系膜较短的患者,器械吻合时应根据实际情况选择合理的吻合方向,保证在吻合过程中保留的肠系膜不会受到过度牵拉,从而避免导致肠系膜撕裂、出血。腹腔镜、机器人手术进行吻合时,一定要反复确认输入、输出肠袢,以及正确的吻合方向,以避免错误吻合的发生。

4.吻合时注意避免肠管扭曲。肠管扭曲不仅会影响食物的通过,严重的还会影响肠管的血运。因此,吻合前应仔细核对检查,避免肠管的扭曲。

5.吻合时内翻不宜太多,避免形成吻合口处的瓣膜。缝合前壁应使肠壁内翻;缝合浆肌层时必须浆膜面对合,不要缝得太深或太浅。吻合完毕后必须仔细检查吻合口有无漏针,尤其应注意系膜附着处两面及系膜对侧是否妥善对齐。

6.吻合器械吻合。根据组织厚度,选择合适高度的钉仓,以避免吻合口出血或成钉不良。

7.缝合系膜。注意避开血管,同时也要注意不要漏缝,以免形成漏洞,产生内疝。

8.注意无菌操作。胃切除术后应注意勿使胃、肠内容物流入腹腔,从而避免污染腹腔和切口,造成感染。开腹手术术中应使用切口保护圈妥善保护手术野;用肠钳夹住切开的肠管,腹腔镜手术使用直线切割闭合器切断并同时关闭两侧肠管,以防肠内容物外溢;及时用吸引器吸净流出的肠内容物,必要时使用大量生理盐水冲洗腹腔;吻合完毕后,应更换使用的器械和手套后,再进行关腹。

■ 消化道吻合、缝合技术

胃切除术后的消化道重建中,吻合技术对于手术安全和质量具有极为重要的影响。消化道重建的具体吻合方式包括双层缝合技术和单层缝合技术。双层缝合包括全层加浆肌层吻合术(Albert-Lembert 法)和分层吻合术(Parker-Ken-Halsted 法)等术式。20 世纪 50 年代,Gambee 等设计了一种单层缝合技术,成功应用于临床,并在法国作为标准的消化道重建吻合技术。自 1965 年,慕尼黑大学 Zenker 小组开始把单层缝合技术应用于各种胃肠道吻合,单层缝合技术逐渐开展起来。时至今日,国内的多家医院都采用单层缝合技术进行胃肠吻合,天津医科大学肿瘤医院采用单层缝合技术进行胃肠道吻合已 20 余年,其中垂直褥式内翻缝合技术作为本院特色获得了广泛的应用,取得了很好的临床效果,所有胃切除后消化道重建的基础都是手工吻合。

手工吻合

手工吻合按吻合的缝合方法分为单层缝合和双层缝合。双层缝合具有肠壁闭合完全和增加吻合口拉力强度的优点,但是有以下缺点:①组织反应大,有明显的水肿;②缝合的内层血液循环不良,容易坏死;③缝合处凸向肠腔,术后容易形成较大的瘢痕,导致肠管狭窄;④操作时间长。与双层缝合相比,单层缝合对肠管愈合影响小,愈合较快。因此,目前的手工吻合趋势是提倡单层缝合,但是在操作中应注意弥补肠壁闭合不够完全的缺点。操作中注意事项:①吻合口处肠

系膜剥离 0.5~1.0cm;②两端吻合口要求等大,切缘断面直接全层充分对合,无张力;③用 3-0 或 4-0 可吸收缝线缝合,针距 3~4mm,距边缘 4~5mm 进针,切忌一处多次进针;④结扎用力适中,以组织靠拢为妥,过紧会造成组织切割损伤,过松则组织对合不良;⑤必须全层缝合。

单层吻合

1733 年,学者们认为应该将肠缝合后与腹壁紧贴作为一个整体;1882 年,开始强调浆膜对合的重要性,指出肠缝合后不与腹壁紧贴也能愈合;1824 年以后,确定了肠吻合浆膜对合的原则,先后出现了 Jobert 法和改进的 Jobert 法(也称 Lembert 法),以及 Gely 法。此后,随着麻醉学的发展,择期胃肠道切除成为可能,吻合方法不断发展,先后出现了间断水平褥式内翻缝合、连续水平褥式内翻缝合、连续全层水平褥式内翻缝合和间断全层水平褥式内翻缝合。1951 年,Gambee 改进了 Jobert 法,提出了间断全层垂直褥式内翻缝合,这种方法操作相对复杂,但是组织对合好,内翻少。1968 年,Path 改进了 Gambee 法,强调黏膜愈合对肠吻合愈合的作用,拉紧缝线切断黏膜后结扎,以便恢复黏膜血流,也称"压榨"缝合法。1969 年,Orr 改进了 Halsted 法,先从一侧浆膜缝合到黏膜,又从黏膜缝合到浆膜,再缝合对侧。因为缝线在肠腔外跨越吻合口,避免了外翻,浆膜对合非常好。1964 年,Getzen 采用黏膜对合,即间断全层外翻缝合,同样安全可靠,但是容易导致肠管腹腔粘连。Weinber(1956 年)和 Oslen(1966 年)把单层吻合推上一个新台阶,即间断全层内翻缝合,线结在外,操作更简单,浆膜对合满意。单层吻合时间短、对组织血供影响小、不容易造成狭窄,并且胃肠道功能恢复较快,但是腔面的缝线可能增加炎性反应而影响愈合。

双层吻合

双层吻合是 18 世纪以来最常用的胃肠外科吻合方法之一,但由于双层吻合的内层组织压迫、血供不良,可导致愈合不良和狭窄,目前的应用越来越少。目前,只有部分学者对组织水肿、质脆的胃肠道采用双层吻合来减轻吻合口张力,对血管丰富的组织(如胃)仍采用双层吻合。

1840 年,Wolfler 采用双层间断缝合,即内层为黏

膜缝合,外层为胃黏膜下层和浆肌层内翻缝合。1881年,Czerny 在 Lembert 法的基础上,增加黏膜层缝合,线结在腔外,即 Czerny-Lembert 法;Gussenbauer 结合单层吻合和双层吻合的优点,断面 8 字缝合全层,即用单层缝合的方法,达到双层吻合的效果。1885年,Bishop 切断肠壁部分肌层,再行双层缝合,即间断全层缝合,再缝合浆膜。1944年,Mikulicz 采用全层连续缝合法,即缝针从一侧黏膜缝合到浆膜,对侧从浆膜缝合到黏膜,将缝线向腔内侧及切口平行方向拉紧,使黏膜内翻和浆膜面对合紧密,再行 Lembert 缝合。

以上这些双层吻合的方法有着共同的缺点,即容易造成吻合口狭窄。为了克服这个问题,1891年,Kummer 把 Wolfler 法的外层内翻缝合改为外翻缝合。1952年,Hertzler 和 Tuttle 采用黏膜对合,即双层间断外翻缝合,内层为间断全层(除浆膜)缝合,外层为连续浆膜缝合,操作简单但同样安全可靠。1973年,Akiyama 对 Wolfler 法又做了改进,缝合黏膜和黏膜下层,线结在腔内,缝合浆肌层,强调进针方向和预留稍多的黏膜和黏膜下层。

黏膜外吻合、浆肌层吻合、袖套吻合

这些吻合方法,在历史上也都出现过,但因其操作上和组织愈合上的各种缺点,目前多数已经不再采用。

机械吻合

机械吻合简便、安全,对于手工吻合操作困难的部位很有价值。机械吻合主要包括圆形吻合法和线形吻合法。圆形吻合法是内翻缝合,肠管壁各层的排列与手工吻合的 Allert-Lembert 法类似,但其愈合过程并不完全相同,内翻缝合时浆膜可成为血液循环通过的屏障,须通过压榨组织中的血运至浆膜退缩,以及金属钉孔破损浆膜部位的血运再生重建后,方开始愈合过程。线形吻合器的修复愈合过程是外翻缝合的愈合过程。外翻部位的黏膜脱落以后进入愈合过程,外翻缝合中的浆膜层缝合有利于自然生理的愈合过程。

手工吻合与机械吻合比较

随着外科器械的发展,手术当中,我们越来越多地采用了机械吻合,与传统的手工吻合相比较,机械吻合有如下优点:①可完成一些手工吻合操作困难部位的吻合,如位置比较深的弓上、膈下吻合;②手术时间短,减少因手术及麻醉时间延长带来的创伤,减轻对心、肺、肝、肾等重要脏器的影响,增加手术安全性;③吻合质量高,针距、边距一致,吻合口内壁光滑、整齐,吻合后两排钉紧密可靠,吻合口血运较好,吻合口并发症发生率低于传统的双层缝合法;④吻合器的吻合材料是金属钉,组织相容性好,异物引起的炎症反应轻,有利于吻合口愈合。机械吻合不仅适用于开腹手术,也同样适用于腹腔镜及机器人手术。在腹腔镜和机器人手术中,由于吻合角度的问题,线性吻合器的应用更加广泛。

目前,多数学者认为机械吻合的吻合口瘘发生率低于传统的手工双层缝合。机械吻合的吻合口狭窄发生率与双层缝合相当,高于单层缝合。其狭窄早期主要与术中所选择的吻合器型号和吻合器设计有关,后期还与吻合口的瘢痕形成有关。

虽然机械吻合有上述优点,但不可能完全替代手工吻合,手工吻合是外科医生必须掌握的、最基本的操作技能,应用吻合器械必须以良好的手工吻合经验和扎实的外科基础理论为前提,才能取得最佳疗效。此外,机械吻合也不是绝对安全的,仍可发生吻合口瘘、出血、狭窄等并发症。在腹腔镜手术日益增加的今天,为避免吻合口狭窄的发生,无论是食管空肠吻合口、胃空肠吻合口,还是空肠空肠吻合口,使用线型吻合器吻合后,很多医生都会采用手工吻合关闭共同开口。

常用的手工胃肠吻合方法

浆肌层连续单层吻合

全胃切除术、远端胃次全切除术后 Roux-en-Y 吻合,消化道重建时均可采用空肠空肠浆肌层连续缝合法。现以空肠端-侧吻合为例,具体吻合方法如下。

操作步骤

在计划行端-侧吻合的空肠对系膜缘,用电刀剖开肠壁,长度与空肠直径相同。肠管断端止血确切。由近端空肠断端肠管前壁开始进针,进针点距肠管切缘6mm,由浆膜面垂直进针,至黏膜下出针;于对侧肠管断端黏膜下进针,浆膜面出针,出针位置距切缘6mm。然后打结固定(图 6-1A)。于距第一针4mm处开始连续缝合,同样遵循浆肌层-黏膜下-浆膜的顺序(图 6-1B)。

缝合完第二针后,收紧缝线,并由助手保持缝线适度紧张状态(图6-1C)。继续连续浆肌层缝合,每次出针后由助手收紧缝线,黏膜自然内翻(图6-1D)。保持针距4mm连续缝合直至完成前壁缝合,打结固定(图6-1E)。将两侧的牵引线交叉,将吻合口后壁变前壁,同样方法完成连续浆肌层缝合,打结固定,完成全部缝合(图6-1F)。

注意事项

该方法的要点是,不缝合黏膜层,只缝合肌层、浆膜层。缝合时从前后壁交界处开始,右侧肠管从浆膜层进针,从切缘处黏膜下层出针;左侧肠管从切缘处黏膜下层进针,从浆膜层出针。将第一个线结打在浆膜面,保留较长的线尾留作打结之用。

(1)吻合部位从后壁至前壁连续缝合,使用3-0或4-0可吸收缝线进行缝合。缝合的针距为4mm。

(2)因为黏膜下层血运丰富,容易出血,因此,应注意不要缝到黏膜下层。

垂直褥式内翻Gambee缝合法(图6-2)

Gambee是美国波特兰市的一位外科医生,他在1951年发表了这种消化道吻合方法,称为Gambee缝合法。Gambee缝合法是将黏膜层、黏膜下层、肌层、浆膜层进行单层缝合的吻合方法。其优点是:①将血运丰富的黏膜层、黏膜下层进行缝合,组织愈合能力强;②黏膜下层比较牢固,缝合后支持力强,愈合好;③黏膜层正确对合,不容易发生吻合口瘘;④端-端吻合,吻合口部位对合整齐平整,没有隆起,吻合口狭窄少见;⑤单层缝合,组织损伤小,产生的肉芽组织少。Gambee缝合法即垂直褥式缝合,单层缝合后,后壁在黏膜层结扎,前壁在浆膜侧结扎,当吻合的一端或两端活动度差,难以翻转时采用此种吻合。当吻合两端活动度差,难以翻转时采用此种吻合。当吻合两端活动度均较好,容易进行翻转时,可以将所有的缝合都在浆膜面进行结扎。Gambee缝合法广泛适用于胃肠

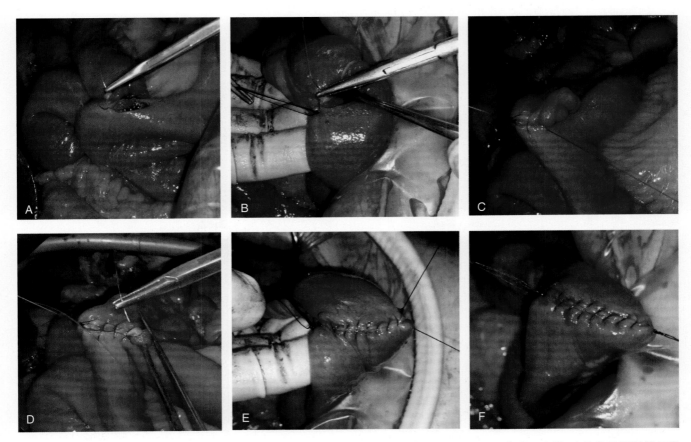

图6-1 (A)先由前壁开始,距肠管切缘6mm,由浆膜面进针,黏膜下出针;对侧由黏膜下进针,浆膜面出针,出针位置距肠管切缘6mm,打结固定。(B)于距第一针约4mm进针,开始连续缝合。(C)缝合第二针后,收紧缝线,由助手保持缝线紧张状态。(D)继续连续浆肌层缝合,随着收紧缝线,黏膜自然内翻。(E)完成前壁缝合,打结固定。(F)将后壁翻到前面,以同样方法完成缝合,打结固定。

吻合、小肠小肠吻合、小肠结肠吻合。下面以空肠空肠侧-侧吻合前壁缝合为例，具体吻合方法如下。

　　先从肠管一侧浆膜面距切缘 7mm 垂直进针，同侧于黏膜面距切缘 2mm 出针(图 6-3A)。于对侧肠管距切缘 2mm 浆膜下进针，于距切缘 7mm 由黏膜侧垂直进针，浆膜面出针(图 6-3B)。两侧缝线同时收紧、打结，黏膜-黏膜靠拢，浆膜-浆膜靠拢，内翻打结(图 6-3C)。针距 5mm 继续遵循浆膜进针全层、黏膜-肌层出针、对侧肌层-黏膜进针、黏膜-浆膜全层的原则缝合，直至完成前壁缝合(图 6-3D)。视具体情况，每针距间加针：

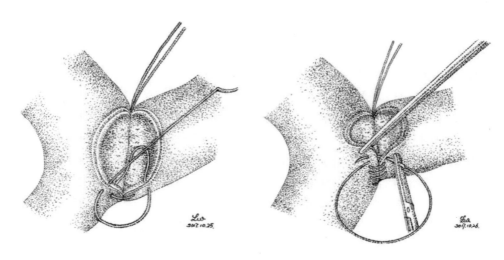

图 6-2　垂直褥式内翻 Gambee 缝合法。

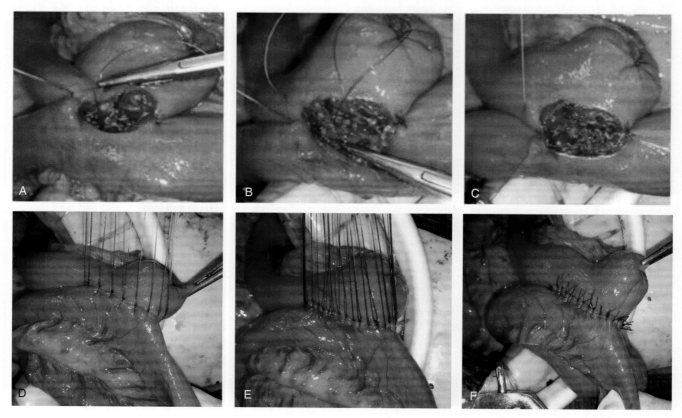

图 6-3　(A)距切缘 7mm 处由浆膜面垂直进针，再由黏膜面距切缘 2mm 垂直出针。(B)对侧肠管先由浆膜面距切缘 2mm 垂直进针，再由黏膜面距切缘 7mm 垂直出针。(C)完成缝合后，打结时黏膜自然内翻，浆膜自然合拢。(D)针距约 5mm，完成吻合。(E)视具体情况在每个针距之间全层间断缝合加固 1 针。(F)完成全部吻合。

全层间断缝合加固(图 6-2E)。至此,完成全部缝合,检查肠管吻合口完整性,针距是否匀称、确切(图 6-3F)。

注意事项

(1)本法可行单层吻合,但必须每一针均符合要求,如有一针缝合不当,则可能造成渗漏。因此,吻合完毕,一定仔细检查吻合口一周。如间距太大或切断缘翻入不满意,应补行浆肌层缝合。

(2)食管、胃、直肠针缘距为 5mm,结肠、小肠针缘距为 4mm;针间距以 4mm 为宜。

(3)正确掌握针缘距、针间距与结扎松紧度。过疏、过松易产生侧漏,过紧、过密易造成血运不良。

(4)缝合技术熟练后,1、2、2 针可一步完成,即缝合后壁时,空肠全层-空肠全层-空肠黏膜层,一针即可穿过;胃黏膜侧单缝一针,缝合前壁一针即可完成。

改良的垂直褥式内翻缝合(图 6-4)

天津医科大学肿瘤医院腹部肿瘤外科自 20 世纪 70 年代就采取一种改良的垂直褥式缝合方法进行手工缝合消化道吻合,该方法广泛适用于胃空肠吻合、空肠空肠侧-侧吻合、结肠结肠吻合。笔者近年来先后在全国 100 余家医院会诊、演示手术,尚未发现有该种缝合方法者。该缝合法是从垂直褥式缝合改良而成,保留了垂直褥式缝合后黏膜内翻的特点。该缝合法的最大特点是简单、确切。可以采取间断缝合或连续缝合,后者特别适用于腹腔镜或机器人下,利用倒刺线进行连续缝合。

操作步骤

间断缝合具体操作步骤遵循"深进,浅出""浅进,深出"的八字原则。所谓"深"与"浅"是指进针点距肠管切缘的距离。距离远谓之"深",距离近谓之"浅"。右侧全层深进针时,进针点距肠管切缘约 6mm(深进)(图 6-5A,B)。左侧全层出针时,在对侧黏膜面距切缘约 2mm(浅出);然后继续右侧全层浅进针,左侧全层深出针(图 6-5C)。至此,完成了完整的(深进、浅出,浅进、深出)缝合过程(图 6-5D)。将左、右缝线同时收紧、打结(图 6-5E),浆膜-浆膜靠拢,黏膜-黏膜靠拢,

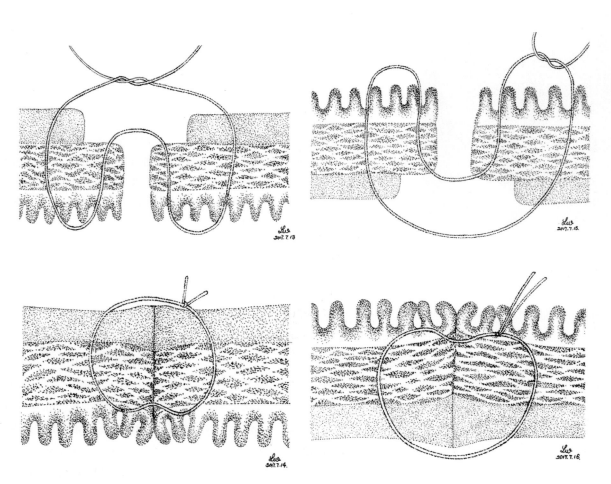

图 6-4　浆膜面结扎的垂直褥式缝合。

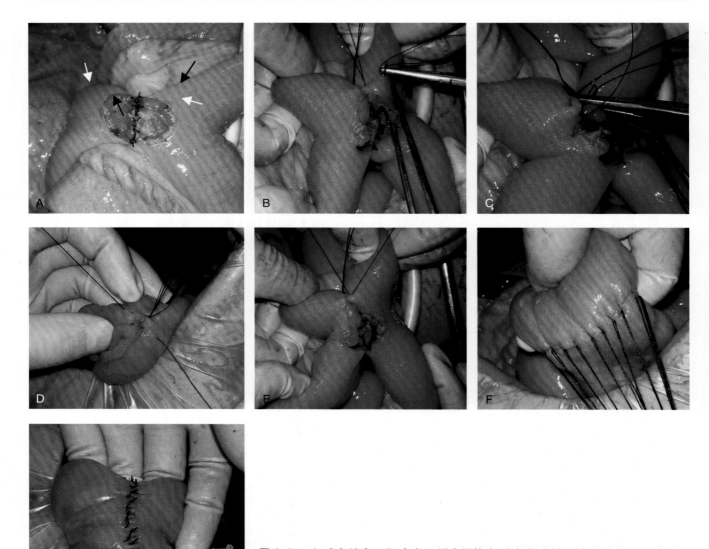

图 6-5　(A)准备缝合。(B)参考 A 图中黑箭头:右侧深进针,对侧浅出针。(C)参考 A 图中白箭头:右侧浅进针,对侧深出针。(D)完成改良垂直褥式缝合,对照 A 图进针线为右侧黑箭头指示点,出针线为左侧白箭头指示点,准备打结。(E)将缝线从两侧收紧、打结,黏膜自然内翻。(F)间断缝合重复上述步骤,针间距约 5mm。(G)视具体情况在每个针距间全层间断缝合加固一针。

内翻打结。间断缝合重复上述步骤,针间距约 5mm,完成全部缝合(图 6-5F)。视具体情况,每针距间加针:全层间断缝合加固(图 6-5G)。

优点

　　全部缝合均采取全层缝合,保证了缝合的确切。完成八字步骤后,收紧线、打结一气呵成。不需要助手协助,完成打结后,可以确保黏膜-黏膜自动对齐,同时黏膜完全内翻,浆膜-浆膜对齐(图 6-6A)。如图 6-6B 所示,完成缝合后,随着两条线沿箭头方向逐步收紧,肠管切缘(2、3)处形成的线圈直径会逐渐缩小,直至完全闭合形成一个点(图 6-6C)。随着两条线收紧、

打结,"1"和"4"两点将自动收拢、靠紧,同时将肠管两切缘自动内翻。而传统的垂直褥式只能保证黏膜-黏膜对齐,不能保证打结后黏膜完全内翻。

注意事项

　　(1)准备吻合的肠管两侧长度一致。

　　(2)深进与深出点距切缘距离尽量保持等距(6mm);浅出与浅进的针距也要尽量保持等距(2mm)(图 6-7)。深进、深出是为了肠管吻合牢固;浅出、浅进是为了保持切缘黏膜、浆膜对合确切。

　　(3)完成"深进、浅出;浅进、深出"八字步骤后,打结时切记左右两条线要同时收紧,一定打"正结",切

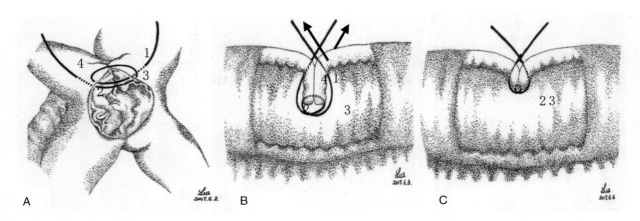

图 6-6　改良垂直褥式缝合示意图。(A) 右侧深进针，左侧浅出针；然后右侧浅进针，左侧深出针。(B) 横断面图：左、右缝线同时收紧、打结。结果使"1""4"点靠拢，"2""3"点靠拢（箭头所示）。(C) 完成打结后横断面图："2""3"点完全收紧。

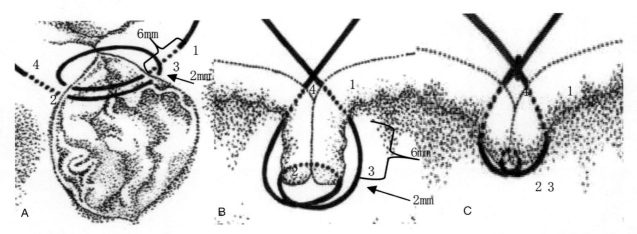

图 6-7　(A) 右侧进针点 (1) 距黏膜切缘约 6mm。对侧出针点 (2) 距黏膜切缘约 2mm（箭头所示）。(B) 逐渐收紧缝线过程中，"1"点与"4"点及"2"点与"3"点逐渐靠拢。(C) 完成打结后，"2"点与"3"点靠拢对齐，"4"点与"1"点靠拢对齐，同时保证了"2"点与"3"点完全内翻。

忌打"滑结"。因为如果仅收紧一条线，那么另一条线必定会松，影响打结质量。

　　(4) 进针、出针、再进针、出针的 4 个点 (1、2、3、4)（图 6-7A,B）在与肠管纵轴垂直的一条假想直线上。在图 6-7B 肠管横断面示意图中，4 个点 (1、2、3、4) 在同一平面。

连续缝合

操作步骤

　　开放手术一般采取上述间断缝合，在腹腔镜或机器人下，利用倒刺线采取连续缝合更能体现出改良垂直褥式缝合法的优势，为演示方便，以倒刺线开放下连续缝合。准备同前（图 6-8A）。在计划缝合的肠管切缘旁约 5mm 处先全层缝合一针，穿过线末端的环，拉紧缝线。此后遵循间断缝合的步骤：深进、浅出、浅进、深出（图 6-8B,C,D）。这 4 个点应该保持在一条直线上。再重复上述八字步骤，完成全部缝合（图 6-8E,F）。两次进针的间距保持大约 5mm。实际完成连续缝合后，露在浆膜面的倒刺线走向应该是与肠管横断面呈一定角度：以缝线作为三角形的斜边，一条直角边是针距（5mm），另一条直角边是深进（6mm）+深出（6mm）收紧打结后的长度（图 6-9）。完成连续缝合后，浆肌层连续缝合加固，进针、出针方向与吻合口平行（图 6-8G）。连续缝合 3~4 针后再适度收紧缝线，使浆膜面靠拢（图 6-8H）。完成浆肌层连续缝合加固（图 6-8I）。

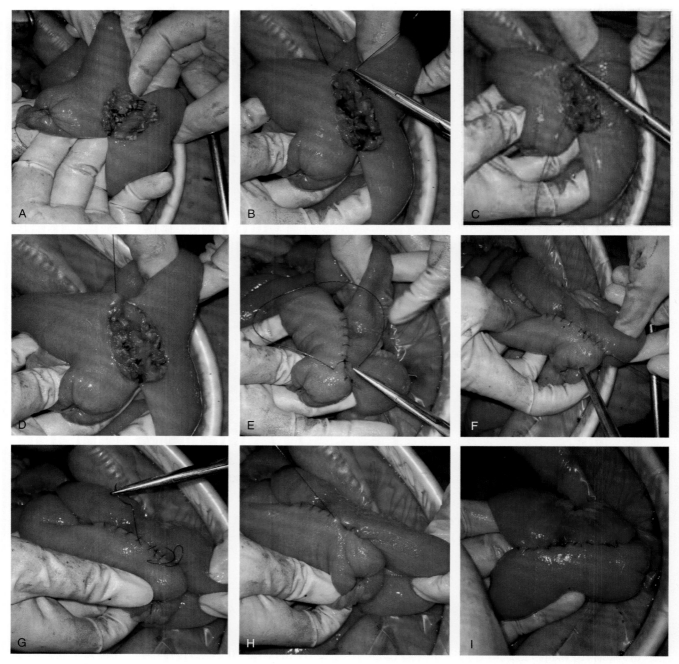

图 6-8 (A)准备缝合前壁。(B)右侧深进针,左侧浅出针。(C)右侧浅进针,左侧深出针。(D)左侧深出针后收紧缝线。(E)重复"深进、浅出,浅进、深出"的步骤。(F)完成全部单层缝合。(G)浆肌层连续缝合。(H)继续浆肌层连续缝合。(I)完成缝合。

连续 Albert-Lemcert 吻合

Albert-Lemcert 吻合是一种双层连续缝合方法(图 6-11)。远端胃切除、胃十二指肠吻合、胃空肠吻合、空肠空肠吻合可以采用连续 Albert-Lemcert 吻合。在 BI 式胃十二指肠吻合中,Lemcert 缝合对浆肌层牵拉程度小,吻合佳。下面以空肠空肠侧-侧吻合为例进行说明。

操作步骤

缝合从后壁开始,刚开始时,空肠和空肠残端不用开放,于预定的位置先在浆肌层缝合一针,打结固定(图 6-10A)。之后采取连续或间断的浆肌层缝合,针距保持在 4mm。随后沿缝线两侧距缝线约 2mm 用电刀剖开肠壁,确切止血(图 6-10B)。此时已经缝合的部分变成吻合口后壁,再连续全层加固,针距 4mm,完成缝合后保留线尾(图 6-10C)。开始前壁缝合,采取浆肌层连续缝合。第一针缝完后,线尾与开始后壁缝合时保留的线尾打结,针距保持 4mm(图 6-10D)。随后以针距 4mm 连续浆肌层缝合, 由助手保持缝线张力,随着缝线收紧,黏膜自然内翻(图 6-10E)。继续按浆膜层,保持 4mm 针距连续缝合,最后一针保留线尾与后

壁预留的线尾打结。至此完成全部吻合(图 6-10F)。

注意事项

该缝合方法的浆肌层缝合属于辅助性缝合,打结无须太紧。

吻合后并发症的防治

吻合口狭窄

开腹手术机械吻合时应尽量选择口径较大的吻合器,并选择合适的部位进行吻合。手工缝合时注意内翻黏膜不要过多,以免在吻合口内形成活瓣。另外,应该选择可吸收缝线,可减少术后吻合口炎症反应,从而减少瘢痕的形成。推荐使用 3-0、4-0 多股编织可吸收缝线(如 Vicryl Plus),须使用针体纤细、针形为 1/2 弧的小圆针,可以最大限度减轻缝针对周围组织的损伤。腹腔镜和机器人手术吻合时注意良好的暴露,避免肠管的折叠,共同开口的关闭选用适当的方法。条件允许的情况下,尽早拔除胃管,鼓励患者尽早进食,

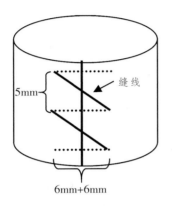

图 6-9　连续缝合完成模式图。

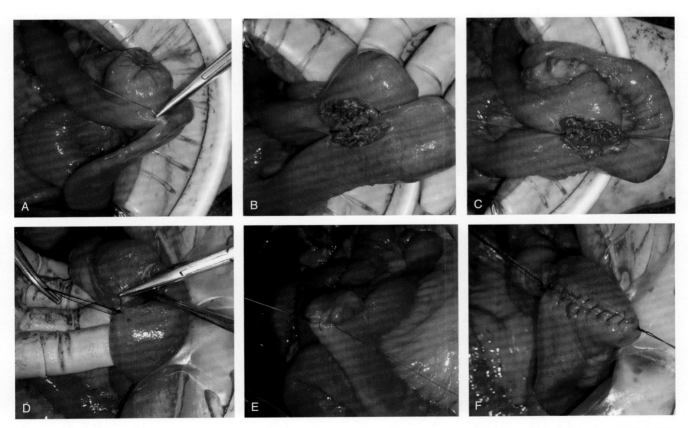

图 6-10　(A)由后壁开始,浆肌层连续缝合约 20mm。(B)用电刀沿缝合处肠管剖开肠腔。(C)后壁再连续缝合加固。(D)前壁采取浆肌层连续缝合。(E)缝合过程中黏膜自然内翻。(F)完成前壁缝合。

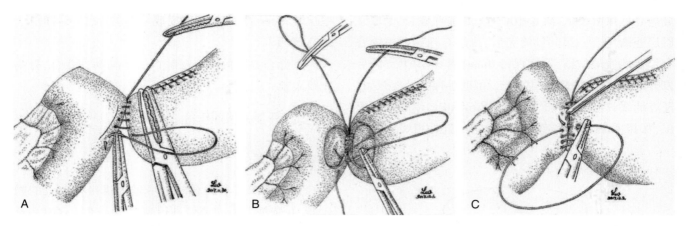

图 6-11　(A)后壁浆肌层连续缝合。(B)后壁全层连续缝合。(C)继续前壁全层连续缝合;前壁浆肌层连续缝合。

利用食物的体积扩张吻合口。如术后晚期出现吻合口狭窄,可考虑在内镜下多次扩张吻合口,多数患者可经内镜引导下球囊扩张治愈,少数患者需要在内镜下切开吻合口狭窄处。

吻合口出血

在胃切除术后,吻合前,应仔细检查胃黏膜下有无活动性出血,必要时缝扎止血。手工吻合时,后壁缝合完毕,缝合前壁时应仔细检查后壁有无出血点,必要时加固缝合。前壁缝合完毕,也应仔细进行检查。机械吻合时,应仔细检查吻合口有无出血。如有条件者,吻合后术中应用内镜检查吻合口的完整性和有无出血。术后常规留置胃管引流,如果术后胃管内有新鲜血液流出,可以先给予去甲肾上腺素冰盐水、凝血酶或云南白药等进行局部止血治疗,同时给予质子泵抑制剂和生长抑素,如无效,应进行内镜检查,如发现明确出血点,可内镜下用止血夹夹闭。

吻合口瘘

国外报道胃切除术后吻合口瘘的发生率为 2.1%,外科医生的手术经验和吻合器的应用经验可以减少吻合口瘘的发生。在胃切除术后,吻合前,应该检查残胃和预行吻合的小肠血运,如发现胃残端或拟行吻合的小肠颜色和血运有可疑,应果断再切除部分残胃或肠管,确保吻合部位血运良好。手工吻合后,应仔细检查缝合部位对合是否良好,如发现漏针,及时进行缝合。机械吻合完成后,应立即检查上下吻合口环是否完整,如发现不完整的部位,及时加固缝合。对于营养状况不好、有愈合风险的患者,应该放置鼻肠营养管或空肠造瘘管,以利于术后的营养支持。如果术后出现吻合口瘘,应禁食水,给予生长抑素以减少消化液分泌,同时给予营养支持和抗感染治疗。如果引流通畅,可等待瘘口自行愈合;如果引流不畅,应尽早进行超声或 CT 引导下穿刺引流,如仍不能改善,须再次手术行外科引流。

十二指肠残端瘘

胃切除术后十二指肠残端瘘的发生率远高于吻合口瘘,十二指肠残端瘘是较为严重的并发症之一。如果术后出现不明原因发热、右上腹痛、腹膜炎体征等都应考虑十二指肠残端瘘的可能,另外需要指出的是,有相当数量的十二指肠残端瘘表现为不明原因的消化道出血,甚至低血压休克,原因是十二指肠残端瘘流出的消化液腐蚀周围血管,引起的出血逆流入十二指肠残端,因此表现为消化道出血。早期诊断、早期干预是十二指肠残端瘘患者转归的重要因素。十二指肠残端瘘一旦发生,良好的引流是关键。因此,必要时可在 B 超引导下局部穿刺,若引流效果良好,局部无积液,可给予禁食、胃肠减压、抗感染药物、生长抑素和营养支持等保守治疗。发生出血的患者可考虑进行血管造影,如能发现明确出血点,可给予栓塞治疗,如果出血量大或引流不畅,应及时进行手术治疗。再次手术的目的是放置引流管,十二指肠残端可考虑放置造瘘管,切忌修补,因为此时局部组织炎症水肿明显,任何企图缝合修补瘘口的措施不仅很难成功,且会导致更严重的后果。

预防十二指肠残端瘘的措施包括:①注意十二指肠残端血运,十二指肠残端不要游离过多,残端周围的血管不要切断过多，十二指肠残端的缝合不要过密，过密会影响局部血运；②如肿瘤部位较低，保留的十二指肠残端较少时，不要强行缝合，可以考虑行十二指肠残端造瘘，待周围形成粘连后，再拔除造瘘管；③空肠输出袢梗阻会导致十二指肠残端压力过大而破裂，因此输出袢长度不宜过短或过长；④机械吻合时，关闭十二指肠残端时，注意选择适当的钉高，保证闭合的质量；⑤使用无创可吸收的抗菌缝线进行十二指肠残端的包埋，可以降低十二指肠残端瘘的发生率。术后早期鼓励患者及早活动，尽早使用肠内营养，促进肠道功能尽早恢复，减少空肠输出袢压力。

总之，胃切除术后消化道重建过程是胃癌外科手术中的关键步骤，理解消化道愈合过程的组织愈合机制有助于手术技术的进步和并发症的防治。正确的吻合方式，以及缝针、缝线、吻合器的选择，是保证消化道重建安全的前提。时至今日，手工吻合仍然是胃肠外科医生必须熟练掌握的基本技能。手工吻合中，单层缝合逐渐替代了双层、三层缝合，成为胃切除术后手工吻合的主流。

参考文献

[1]赵华,皮执民.胃肠外科学[M].北京:军事医学科学出版社,2011:86,91-92,125-127.
[2]Gambee LP,Garnjobst W,Hardwick CE. Ten years' experience with a single layer anastomosis in colon surgery [J]. Am J Srug,1956,92(2):222-227.
[3]李曙光,李荣,张静.消化道吻合术及其愈合的研究进展[J].河北北方学院学报(医学版).2006,23(6):63-67.
[4]刘凤林,秦新裕.胃肠外科吻合技术发展与应用[J].中国实用外科杂志,2008,28(1):28-29.
[5]胡祥.胃癌手术的基本技术[J].中华消化外科杂志,2011,10(6):401-404.
[6]刘俊峰,白世祥.消化道吻合口的愈合过程[J].医学理论与实践,1991,4(6):4-6.
[7]黄从云,彭淑牖.肠道吻合愈合研究进展[J].国外医学外科学分册,2005,32(2):114-119.
[8]赵玉沛,张太平.消化道重建基本原则与基本技术[J].中国实用外科杂志,2014,34(3):197-204.
[9]中华医学会外科学分会.胃切除术后消化道重建技术专家共识[J].中国实用外科杂志,201432(3):205-212.
[10]秦新裕,刘凤林.充分重视上消化道重建基本原则及吻合方式合理性[J].中国实用外科杂志,2012,32(8):601-602.
[11]张太平,王天笑,赵玉沛.上消化道重建手术缝线材料的合理选择[J].中国实用外科杂志,2012,32(8):669-671.
[12]马榕,吕斌.普通外科缝合技术训练与应用[J].中国实用外科杂志,2008,28(1):33-34.
[13]Patri P,Beran C,Stjepanovic J,et al. V-Loc,a new wound closure device for peritoneal closure—is it safe? A comparative study of different peritoneal closure systems[J].Surg Innov,2011 Jun;18(2):145-149.
[14]De Blasi V,Facy O,Goergen M,et al. Barbed versus usual suture for closure of the gastrojejunal anastomosis in laparoscopic gastric bypass:a comparative trial[J]. Obes Surg,2013 Jan;23(1):60-63.
[15]Lee SW,Nomura E,Tokuhara T,et al. Laparoscopic technique and initial experience with knotless,unidirectional barbed suture closure for staple-conserving,delta-shaped gastroduodenostomy after distal gastrectomy[J]. J Am Coll Surg,2011,213(6):e39-45.
[16]Frasr I. An historical perspective on mechanical aids in intestinal anastomosis[J]. Surg Gynecol Obstet,1982,155:566-574.
[17]垣添忠生,笹子三津留. New Surgical Oncology Operative Technigues,2002,98-110.
[18]梁寒,李勇.胃切除术后消化道重建[M].北京:人民卫生出版社,2019.

第 7 章

早期胃癌 ESD 治疗

周德俊

■ 概述

　　胃癌作为常见的消化道肿瘤,已有多项研究证明早期胃癌的 5 年生存率明显高于进展期胃癌,提示早期胃癌的治疗意义重大。早期胃癌大部分经内镜下治疗可以根治,5 年生存率超过 90%;进展期胃癌通过以外科为主的综合治疗后,因局部复发、远处转移,中位生存期很少超过 12 个月,5 年生存率不足 10%。由此可见,提高早期胃癌的诊治率对于改善胃癌患者的预后极为重要。

　　不论有无淋巴结转移,早期胃癌的癌组织仅局限于黏膜层或黏膜下层;进展期胃癌深度超过黏膜下层,其中侵入肌层者称为中期胃癌,侵及浆膜或浆膜外组织者称为晚期胃癌。不同国家与地区之间,胃癌的发病率、早期胃癌的诊治比例、内镜医生的技术经验均有不同,因此,东西方对于早期胃癌推荐的标准治疗方案也有差异。在日本和韩国,内镜下黏膜切除或内镜黏膜下剥离是早期胃癌的首选治疗;在西方国家,早期胃癌的标准治疗仍是胃切除手术。随着近些年医疗技术的发展,降低治疗的侵入性与提高患者的术后生存质量被很多医生倡导,腹腔镜辅助胃切除技术也逐步应用于临床。

■ 规范化的术前评估

　　根据《早期胃癌内镜下规范化切除的专家共识意见(2018)》,早期胃癌内镜下切除推荐等级为:A+,非

常同意;A,同意但有少许保留意见;A-,同意但有较多保留意见;D-,不同意但有较多保留意见;D,不同意但有少许保留意见;D+,完全不同意。证据等级:高质量,进一步研究也不可能改变该疗效评估结果的可信度;中等质量,进一步研究很可能影响该疗效评估结果的可信度,且可能改变该评估结果;低质量,进一步研究极有可能影响该疗效评估结果的可信度,且该评估结果很可能改变;极低质量,任何疗效评估结果都很不确定。

　　早期胃癌内镜切除术前均应进行规范化的术前评估,以准确判断病变范围、浸润深度和淋巴结转移情况,明确有无双/多原发癌发生,是选择合理的治疗方式的关键(推荐级别:A+占 64.5%,A 占 29.0%;证据等级:中等质量)。

内镜评估

充分的操作前准备

　　1.内镜检查前服用祛泡剂和祛黏液剂有助于提高内镜检查的质量(推荐级别:A+占 71.0%,A 占 29.0%;证据等级:中等质量)。清晰的内镜视野是获得高质量内镜检查的前提。检查前患者应禁食≥8 小时、禁水≥2 小时。胃镜检查前 15~30 分钟口服祛泡剂和祛黏液剂,平躺转动体位,可清除胃内气泡和黏液,有利于病变的观察,提高病变的检出率。

　　2.满意的咽部麻醉或静脉麻醉有助于减轻受检者对内镜检查的不适反应,提高内镜检查的质量(推荐级别:A+占 40.0%,A 占 36.7%,A-占 9.7%;证据等级:低质量)。

内镜检查过程

首先应对上消化道进行细致全面的检查,并保证内镜留图的数量和质量,具体操作参照标准化的内镜检查操作流程。

内镜评估内容

术前内镜评估的内容主要包括:病变形态、范围、性质以及浸润深度等（推荐级别:A+占 41.9%,A 占 54.8%,A-占 3.3%;证据等级:低质量）。

1.病变形态:主要参考 Paris 分型,分为隆起型病变(0-Ⅰ)、平坦型病变(0-Ⅱ)和凹陷型病变(0-Ⅲ)。0-Ⅰ型又分为有蒂型(0-Ⅰp)和无蒂型(0-Ⅰs)。0-Ⅱ型根据病灶轻微隆起、平坦、轻微凹陷分为 0-Ⅱa、0-Ⅱb 和 0-Ⅱc 三个亚型。同时具有轻微隆起和轻微凹陷的病灶根据隆起/凹陷比例分为 0-Ⅱc+Ⅱa 型和 0-Ⅱa+Ⅱc 型(图 7-1)。另外,还应注意病变色泽变化(发红或褪色)、有无合并溃疡、皱襞有无中断或融合等。

2.病变范围:主要是判断病变的边界和大小。清晰的病变分界线是判断癌或非癌病变的重要特征。病变大小的准确评估,有助于选择合适的治疗方法。

3.病变性质:主要是对病变良恶性的判断及恶性病变可能的分化程度。

4.浸润深度:正确判断病变是黏膜内癌还是黏膜下癌,是术前评估的重要内容,也是决定早期胃癌能否进行内镜下切除的关键。

评估方法

早期胃癌的内镜下评估应以白光内镜(图 7-2)为基础,充分结合图像增强内镜检查技术,必要时可行超声内镜(图 7-3)检查(推荐级别:A+占 32.3%,A 占 45.2%,A-占 16.1%;证据等级:低质量)。目前应用的图像增强内镜检查技术主要包括:放大内镜 (ME)(见图 7-3)、窄带成像技术(NBI)、智能电子分光技术(FICE)、联动成像技术(LCI)/蓝激光成像(BLI)和高清智能电子染色内镜(I-scan)等。这些技术通过进一步强调病变表面的血管形态及黏膜表面结构,可提高早期胃癌的诊断率。此外,早期胃癌内镜下评估,必要时可行超声内镜(EUS)检查,其对病变的浸润深度、区域淋巴结转移有较大的指导意义。但 EUS 在进一步鉴别 T1a 和 T1b 方面具有一定局限性,其对浸润深度的诊断准确性同病变形态(隆起或凹陷)、性质(分化型与未分化型)以及术者操作水平等有关。

术前检查

早期胃癌内镜切除术前,必要时建议行增强 CT 等影像学检查,明确有无区域淋巴结转移及远处转移(推荐级别:A+占 29.0%,A 占 41.9%,A-占 22.6%;证据等级:中等质量)。

■ 早期胃癌的内镜治疗适应证

早期胃癌内镜下切除要严格遵循适应证(推荐级

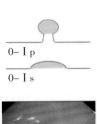
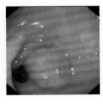
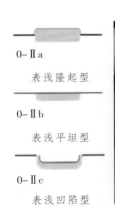
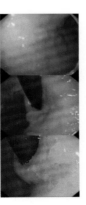
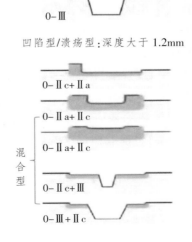
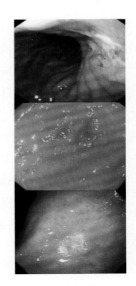

0-Ⅰp
0-Ⅰs

0-Ⅱa　表浅隆起型
0-Ⅱb　表浅平坦型
0-Ⅱc　表浅凹陷型

0-Ⅲ
凹陷型/溃疡型:深度大于 1.2mm
0-Ⅱc+Ⅱa
0-Ⅱa+Ⅱc
混合型
0-Ⅱa+Ⅱc
0-Ⅱc+Ⅲ
0-Ⅲ+Ⅱc

图 7-1　早期胃癌大体分型示意图。

胃窦

胃角

胃底

胃体下部

胃体上部

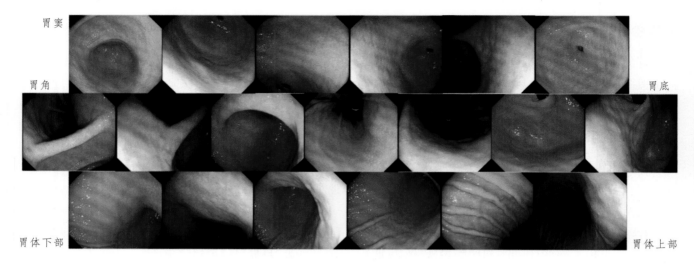

图 7-2　术前胃镜检查。

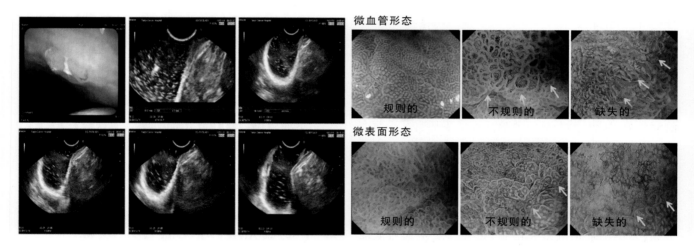

微血管形态

规则的　不规则的　缺失的

微表面形态

规则的　不规则的　缺失的

图 7-3　术前超声内镜及放大内镜协诊。

别：A+64.5%，A22.6%，A- 占 6.5%；证据等级：高质量）。参考美国 NCCN 指南（2016 年版）、欧洲胃肠内镜学会（ESGE）指南（2015 年版）、中华医学会消化内镜学分会制订的《中国早期胃癌筛查及内镜诊治共识意见（2014 年，长沙）》、日本消化内镜学会制订的《早期胃癌内镜下切除指南（2016 年）》、日本胃癌学会最新制订的第 5 版《胃癌治疗指南》（2018 年），以及日本临床肿瘤研究小组关于扩大内镜切除适应证的多中心前瞻性研究结果（JCOG0607）等，目前我们建议的早期胃癌内镜下切除的适应证如下。

绝对适应证

- 无合并溃疡的分化型黏膜内癌（cT1a）。
- 病灶大小≤3cm，有溃疡的分化型黏膜内癌（cT1a）。

- 胃黏膜高级别上皮内瘤变（HGIN）。

扩大适应证

- 病灶大小≤2cm、无溃疡的未分化型黏膜内癌（cT1a）。

■ 早期胃癌的内镜治疗

内镜下黏膜切除术（EMR）于 1984 年应用于消化道息肉的切除。透明帽法内镜下黏膜切除术（EMR-C）和结扎法内镜下黏膜切除术 （EMR-L）是 20 世纪 90 年代出现的内镜技术，在当时成为治疗直径小于 1cm 的早期胃癌的重要手段。总的来说，EMR 对于直径为 1.5~2.0cm 的病灶，易挤碎肿瘤组织，病理标本无法整块切除,为组织学全面诊断带来困难,增加了胃癌局部复发的风险。

内镜黏膜下剥离术(ESD)于 20 世纪 90 年代后期出现(图 7-4),使内镜下整块切除更大范围的病灶成为可能,现广泛应用于东亚地区,且疗效显著。ESD 与 EMR 一样无法进行胃周淋巴结的清扫,因此,需要尽可能选择淋巴管侵袭风险低的病灶进行内镜治疗,术前充分评估病灶的浸润深度、水平范围、分化程度,以便严格掌握 ESD 的适用指征。

经典的胃 ESD 治疗过程

病变周围标记

通过染色或放大内镜等,明确病变边界,距离病变边界 3~5mm 处,使用电刀或 APC 等进行电凝标记,两个标记点间隔约 2mm。

黏膜下注射

按先远侧后近侧的顺序,于病变周围分多点行黏膜下注射,使黏膜层与固有肌层分离,病变充分抬举。

黏膜切开

病变充分抬举后,使用电刀沿标记点外约 3mm 处,环周切开病变黏膜。一般由远端开始切开,过程中一旦出现出血,冲洗以明确出血点,然后使用电刀或电凝钳止血。

黏膜下剥离

使用电刀于病变下方行黏膜下剥离,直至完全剥离病变。剥离过程中,及时进行黏膜下注射以保证黏膜下抬举充分,同时应用电刀或电凝钳及时处理暴露的血管。此外,在剥离过程中,采用钛夹联合丝线等牵引技术,有助于改善黏膜下剥离视野、降低 ESD 操作难度、提高手术效率。

创面血管处理

使用电凝钳或 APC 等对创面,尤其是切缘周围的暴露血管进行充分电凝处理,必要时可喷洒生物蛋白胶、黏膜保护剂等保护创面。

取出病变,摊开固定

将标本每 2mm 连续切片,进行病理评估(图 7-4)。

ESD 常用器械

内镜设备

出血时,需及时冲洗保持良好视野,最好选用附送水内镜,可清晰暴露视野以进行切除或止血。另外,其有部分吸气和吸水功能,方便对胃角、胃底等部位进行操作。

充气设备

ESD 过程中,尤其是操作时间较长时,建议使用二氧化碳充气,吸收速度快,可减轻术中术后腹胀,避免影响患者呼吸功能。

镇静方式选择

大部分应用静脉麻醉即可,操作时间短,可选用地西泮和哌替啶。面积较大或操作较为困难时,最好选用气管内插管全身麻醉以防止误吸,保证患者生命安全。

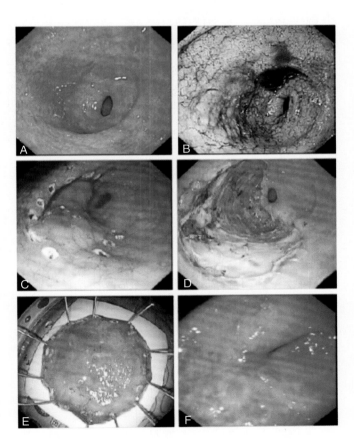

图 7-4　早期胃癌内镜下黏膜剥离术(ESD)。(A)内镜显示病灶部位。(B)染色内镜明确病灶边界。(C)电刀标记病灶切除范围。(D)完成 ESD 术野。(E)标本固定。(F)术后复查胃镜,观察病变处黏膜愈合情况。

黏膜下注射液选择

黏膜下注射目的是使黏膜下层充分隆起且不对正常组织造成损伤,保持黏膜层及固有肌层的距离,防止穿孔,同时对黏膜下层浸润、脉管浸润等情况进行病理评估,常见的注射液有0.9%氯化钠、玻璃酸钠、甘油果糖与靓胭脂及肾上腺素混合液等。

透明帽

常用的透明帽有圆筒形(奥林巴斯公司)及锥形(富士公司),可以辅助支撑黏膜下层,做到安全、快速剥离。

高频电源装置

目前国内常用的高频电设备有 ERBE ICC200、VIO200S、VIO200D、奥林巴斯 ESG100,一般术者根据自身需求设置相关参数。

围术期处理

术前准备

评估患者全身状况,排除麻醉和内镜下治疗禁忌。术前必须行凝血功能检查,如有异常,应予以纠正后再行治疗。对于服用抗凝药的患者,需根据其原发病情况,酌情停药5~7天,必要时请相关学科协助处理。术前使用祛黏液剂及祛泡剂。

术后处理

术后应根据术中情况(如创面大小等),从禁食、水逐渐过渡,直至恢复正常饮食。在此期间应密切观察生命体征及腹部体征,监测血、便常规等,必要时行腹部影像学检查。

质子泵抑制剂(PPI)的应用:术后预防出血和促进人工溃疡愈合首选质子泵抑制剂,早期胃癌内镜下切除后的人工溃疡具有一定的迟发性出血的风险,术后应当常规预防性应用抑酸药物。PPI在抑制酸分泌有效性方面优于H2受体拮抗剂,故目前临床上PPI常作为预防出血和促进溃疡愈合的首选用药。目前,国内大多推荐持续应用标准剂量PPI 4~8周。

围术期抗生素的应用:在早期胃癌内镜下切除的围术期,不推荐常规预防性使用抗生素。当患者存在下列情况时,可考虑酌情使用抗生素,如切除范围大、操作时间长、合并消化道穿孔或大量出血,以及伴有糖尿病、免疫功能低下、营养不良等。

内镜下切除相关并发症

内镜下切除虽属微创治疗,但受器械、方法、操作者经验、患者以及病变情况等因素的影响,仍存在一定的并发症发病率,主要有出血、穿孔、感染等情况。

出血

1.术中出血:与其说是并发症,不如说是切开剥离过程中不可完全避免的事件。减少出血的措施包括①高质量的黏膜下注射,使黏膜层与固有肌层充分分离;②标准的预切开;③熟悉解剖结构及血管的层次;④直视下分离血管;⑤应用电刀或止血钳预凝血管是减少术中出血的关键。

2.迟发性出血:主要原因有创面血管断端处理欠佳,病变>40mm,患者服用抗凝药物,平坦或凹陷型病变,病变伴有溃疡,合并心脏病、肝硬化、慢性肾病等,主要预防措施有常规留置胃管、应用PPI或胃黏膜保护剂等;治疗首选内镜下止血,根据镜下情况选用钛夹封闭、热活检钳、药物注射或喷洒等(图7-5)。

穿孔

1.术中穿孔:即时封闭裂口,配合禁食水、胃肠减压、抗生素使用等治疗,大多数可恢复,仅极少数需行外科手术修补。创面直径>1cm,单纯钛夹夹闭困难时,可采用结扎环等技术(图7-6)。

2.迟发性穿孔:ESD术后出现腹膜刺激症状或术后影像学检查发现膈下游离气体,多发生在术后1~2天,除胃上1/3部胃壁较薄外,大多与ESD操作中反复电凝所致胃壁缺血、坏死相关,如穿孔较小、发现较早,可以考虑保守治疗。如穿孔未能闭合或出现腹膜炎征象,应及时外科会诊评估外科手术必要性。

狭窄

术后并发狭窄相对少见,主要发生于贲门与幽门区,常见于术后黏膜缺损≥3/4的患者。胃ESD术后狭窄的治疗方法,主要有内镜下球囊扩张和激素治疗(口服/内镜下局部注射)等。

其他

肺部感染、气体栓塞、胃旁脓肿、胃腔血肿等相对少见。

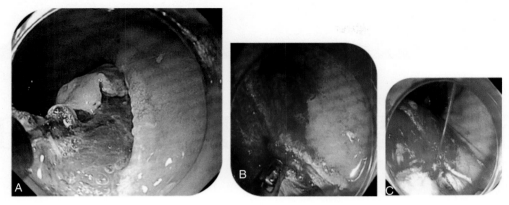

图 7-5　内镜下止血。

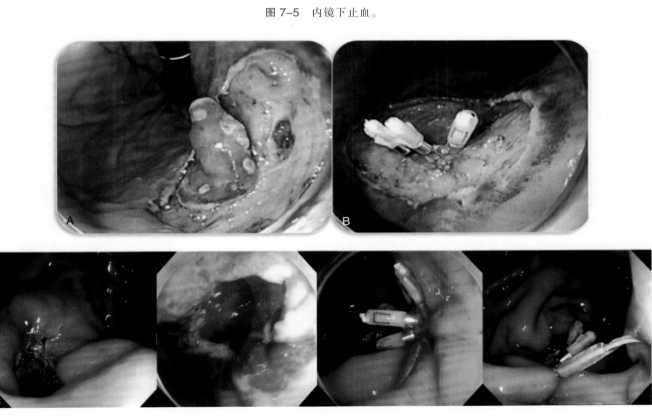

图 7-6　内镜下封闭瘘口。

参考文献

[1]Sugimoto M, Jang JS, Yoshizawa Y, et al. Proton Pump Inhibitor Therapy before and after Endoscopic Submucosal Dissection: A Review. Diagn Ther Endosc, 2012, DOI:10.1155/2012/791873

[2]Clinical Outcomes of Metachronous Gastric Cancer after Endoscopic Resection for Early Gastric Cancer. Gut Liver. 2020,14 (2):190-198.

[3]中华医学会消化内镜学分会;中国抗癌协会肿瘤内镜专业委员会.早期胃癌内镜下规范化切除的专家共识意见(2018,北京)[J].中华消化内镜杂志,2018.

[3]Pimentel-Nunes P,Dinis-Ribeiro M,Ponchon T,et al. Endoscopic submucosal dissection:European Society of Gastrointestinal Endoscopy (ESGE)Guideline [J].Endoscopy,2015,47 (9):829-854.

[4]日本胃癌学会.胃癌治療ガイドライン/[M].5 版.东京:金原出版株式会社,2018.

[5]Hasuike N,Ono H,Boku N,et al.A non-randomized confirmatory trial of an expanded indication for endoscopic submucosal dissection for intestinal-type gastric cancer(cT1a):the Japan Clinical Oncology Group study (JCOG0607)[J].Gastric Cancer,2018,21 (1):114-123.

第8章

局部进展期胃癌的合理淋巴结清扫范围及质量保证

梁 寒

2018 年发布的《中国恶性肿瘤发病数据》显示,我国居民胃癌的发病率为 30.00/10 万,位居男性发病的第 2 位,位居女性发病的第 5 位;胃癌的死亡率为 21.48/10 万,位居女性死亡率第 2 位,位居男性死亡率第 3 位。2014—2016 年,中国胃肠联盟统计的全国 85 家医疗机构收治的 88 340 例胃癌手术病例数据显示:早期胃癌占 19.46%,局部进展期胃癌占 70.67%。可见我国胃癌的治疗现状为发病率高,临床确诊的病例以局部进展期为主。2018 年 1 月出版的第 5 版日本《胃癌治疗指南》,在第 4 版的基础上做了相应的调整:全胃切除 D2 淋巴结清扫中,删除了脾门(No.10)组淋巴结清扫(图 8-1),其他与第 4 版一致。局部进展期胃癌采取全胃切除、远端胃切除和近端胃切除的合理淋巴结清扫范围,详见图 8-1 至图 8-3。

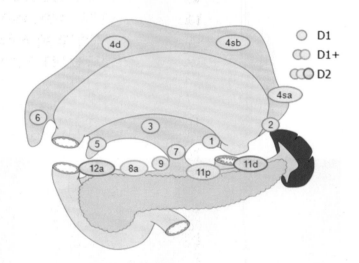

图 8-1 全胃切除淋巴结清扫范围。

■ 脾门淋巴结清扫的临床价值

第 3 版日本《胃癌治疗指南》建议,对于胃上部癌,特别是大弯侧胃癌,应该切除脾脏以彻底清扫脾门(No.10)淋巴结。2013 年发表在美国外科医师学院杂志上的有关胃癌外科质量专家组投票意见结果显示:对所有病例采取常规脾切除是不恰当的,当发现脾门淋巴结肿大时,行脾切除是恰当的,但是意见并不一致。绝大多数回顾性研究不支持预防性脾切除,保留脾脏的 No.10 组淋巴结清扫成为主流。荟萃分析显示,与保脾手术比较,脾切除并不能提高患者的生存率。JCOG0110 研究结果显示,非大弯侧进展期胃上

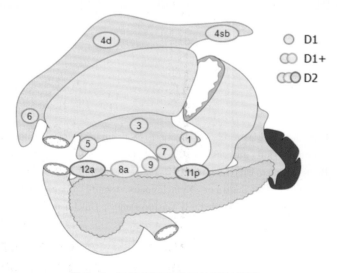

图 8-2 远端胃切除淋巴结清扫范围。

部癌,进行淋巴结清扫时不必常规行脾切除,因为此举非但不能提高患者的远期生存率,反而增加了胰瘘相关的手术感染性并发症。Sano 教授建议,对于胃大弯侧进展期中上部癌,除非有肉眼可见的肿大淋巴结,否则建议采取保留脾脏的 No.10 组淋巴结清扫。2012 年,笔者在日本东京癌研会有明医院参观手术,Sano 教授的做法是在术中进行前哨淋巴结活检,如果结果为阳性则采取脾切除。陈凛教授的前瞻性研究提

示,将 No.4s 组淋巴结作为前哨淋巴结,对 No.10 组淋巴结转移的预测敏感性为 89.5%,特异性为 99.6%。

■ 食管胃结合部腺癌的合理淋巴结清扫范围

食管反流性疾病和肥胖是近端胃癌的主要危险因素。近 30 年来,美国和北欧国家食管胃结合部腺癌(AEG)的发病率以每年 5%~10% 的速度增长,但是在过去的 10 年,日本和韩国的 AEG 和近端胃癌的发病率没有明显增加。国内缺乏这方面的权威数据,可能由于肥胖人口比例的迅速增加,近年来中国的 AEG 和近端胃癌的发病率呈快速增加趋势。国内一组大数据显示,近端胃癌占全部病例的 26.7%,而日本和韩国的数据分别是 18.1% 和 12.0%。

AEG 患者淋巴结清扫范围一直是临床争议的焦点,特别是 Siewert Ⅱ 型 AEG。日本胃癌学会和食管癌学会共同发起了一项全国问卷调查,收集了 2001—2010 年间会员单位 2601 例直径<4cm、采取了 R0 手术的 AEG 病例。在日本,AEG 的定义为齿状线上下 2cm(Nishi 分型)的病变。图 8-4 显示 2418 例 AEG 病例各组淋巴结清扫的清扫率和转移率:No.19、No.20、No.110 组淋巴结的清扫率均<20%;图 8-5 显示了

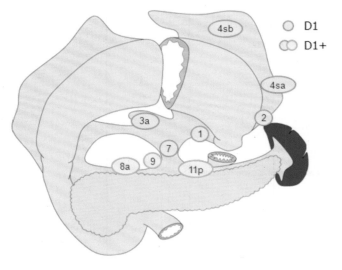

图 8-3　近端胃切除淋巴结清扫范围。

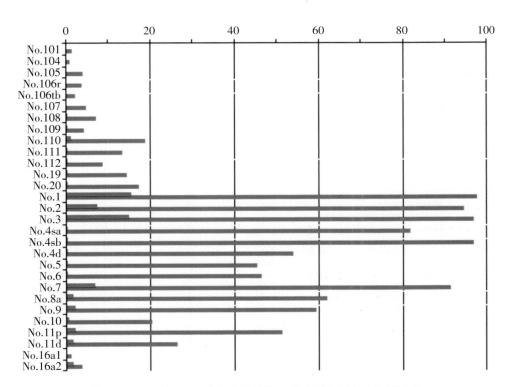

图 8-4　2418 例 AEG 病例淋巴结清扫(红色)率和转移率(蓝色)。

1430 例早期 AEG 病例各组淋巴结的清扫率和转移率:No.19、No.20 和 No.110 淋巴结的转移率均<1%。图 8-6 显示了 988 例进展期 AEG 病例各组淋巴结的清扫率和转移率:No.19、No.20 和 No.110 组淋巴结的转移率均≤2%。值得注意的是,进展期 AEG 病例远端胃(No.4sb、No.4d、No.5、No.6、No.8a、No.9 和 No.11p)淋巴结转移率均≤1%。

2019 年 3 月,第 91 届日本胃癌学会年会期间报道

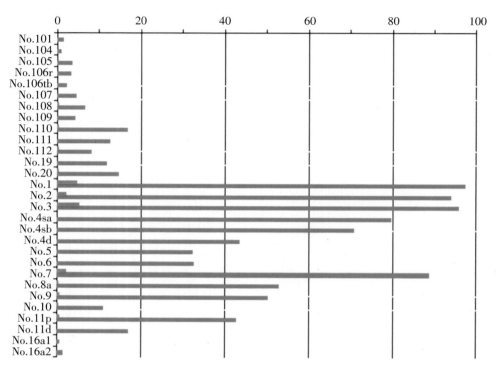

图 8-5   1430 例早期 AEG 病例淋巴结清扫(红色)率和转移率(蓝色)。

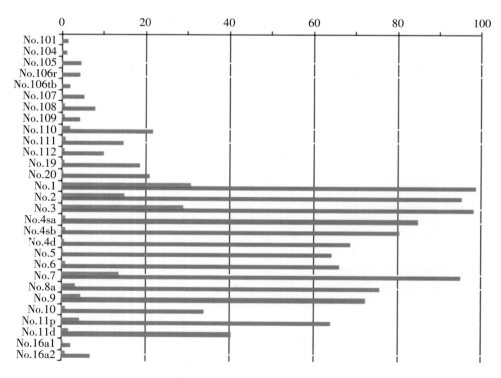

图 8-6   988 例进展期 AEG 病例淋巴结清扫(红色)率和转移率(蓝色)。

了由日本胃癌学会和食管癌学会共同发起的随机对照前瞻性多中心临床研究的结果:2014—2017 年共筛选 cT2~4 期 1065 例食管胃结合部肿瘤病例,其中符合条件的鳞状细胞癌 31 例,AEG 332 例,R0 90.4%、R1 7.2%、R2 2.5%。结果显示侵犯食管≤2cm 的 AEG 病例采取经腹手术入路,清扫 No.1、No.2、No.3a、No.7、No.8a、No.9、No.11p、No.19 和 No.20 即可以达到根治性淋巴结清扫的要求。对于侵犯食管 2~4cm 的 AEG 病例,根据具体情况,可以采取经腹或经胸手术入路。清扫 No.1、No.2、No.3a、No.7、No.8a、No.9、No.11p、No.19、No.20 和 No.110 组淋巴结可以达到根治性淋巴结清扫要求(图 8-7)。这一结果与此前的 JCOG9502 研究结果基本一致:侵犯食管≤3cm 的 AEG 病例,采取经腹膈食管裂孔手术入路,清扫包括 No.19 和 No.20 组淋巴结(图 8-8)在内的腹腔淋巴结。

■肠系膜上静脉旁(No.14v)淋巴结清扫的临床价值

第 4 版日本《胃癌治疗指南》指出,针对胃下部癌,标准 D2 淋巴结清扫范围未包含肠系膜上静脉旁

(No.14v)淋巴结,但是对伴有 No.6 组淋巴结转移的胃下部癌病例,并不能否认清扫 No.14v 组淋巴结的效果,因此考虑到清扫 No.6 组淋巴结的连续性,如果采取了 No.14v 组淋巴结清扫,应该记录为 D2(+No.14v)。

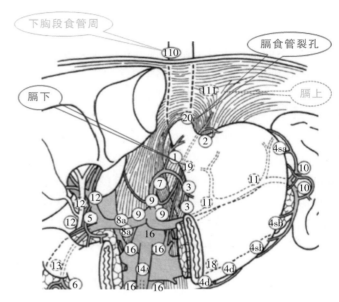

图 8-8 侵犯食管≤3cm 的 AEG 病例,清扫包括 No.19(膈下)、No.20(膈食管裂孔)在内的腹腔淋巴结。

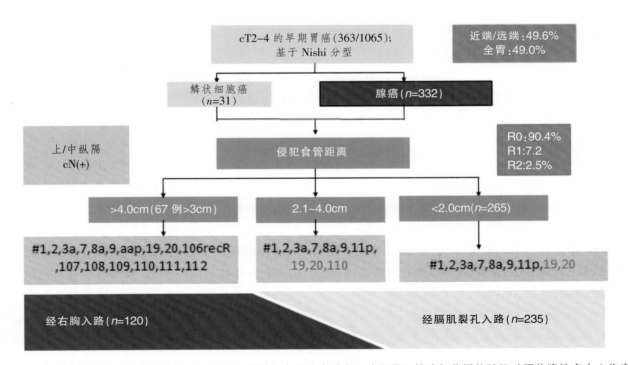

图 8-7 日本胃癌学会与食管癌学会共同发起的食管胃结合部肿瘤手术入路和淋巴结清扫范围的随机对照前瞻性多中心临床研究结果。

2018年1月出版的第5版日本《胃癌治疗指南》将有关No.14v的清扫指征简化为:"胃下部癌,No.6组淋巴结发生转移的情况下,推荐清扫肠系膜上静脉旁淋巴结,记录为D2+No.14v"。根据我们一组回顾性研究数据,胃上部癌No.14v组淋巴结的转移率只有5.3%,而胃中下部癌的转移率达到了19.4%。

An等回顾分析了1104例采取D2+No.14v淋巴结清扫术的胃癌患者的临床病例资料后发现,73例发生No.14v组淋巴结转移,转移率为6.6%。No.14v组淋巴结转移更倾向发生于进展期肿瘤(T、N分期)、有远处转移和未分化病理类型的患者。No.14v转移患者的3年、5年生存率分别为22%和9%,与有远处转移(M1)患者的远期生存相似。多因素分析显示,No.14组淋巴结转移是胃癌显著的独立预后因素($P=0.006$),R0切除术后,No.14v转移患者的远期生存率显著差于没有转移的患者。但是该组病例中远端胃癌仅占62%,R0手术占86%,肿瘤病理分期中Ⅳ期胃癌151例,No.14v组淋巴结转移率为36.4%。No.14v组淋巴结转移病例中Ⅳ期胃癌占75%。生存分析发现,No.14v转移的病例显著差于没有No.14v转移的Ⅳ期病例。该回顾研究的结论为,No.14组淋巴结转移的患者预后差,不应该包括在标准(D2)淋巴结清扫范围内。文献报道No.14v组淋巴结的转移率为5%~19.7%,No.14v组平均淋巴结检出数为1.8~2.7枚,平均阳性淋巴结数为1.7枚。影响No.14v组淋巴结转移的因素中,肿瘤部位是最明显的,胃下部癌No.14v转移的风险明显高于胃上部癌。胃周围淋巴结的转移也是影响No.14v组淋巴结转移的显著因素,其中以No.6组和No.8a组最明显。

本院回顾分析了920例接受D2术式的远端局部进展期胃癌病例的临床病理资料,其中有243例接受了D2+No.14v组淋巴结清扫。结果发现,病理Ⅰ期的病例中没有No.14v组淋巴结转移病例,Ⅱ、Ⅲa、Ⅲb、Ⅲc和Ⅳ期病例中No.14v组淋巴结转移率分别是1.6%、6.3%、20.5%、32.2%和66.7%。生存分析发现,清扫No.14v和未清扫No.14v组淋巴结患者的3年总生存率没有统计学差异。分层分析后发现,Ⅲb和Ⅲc组患者中,接受No.14v组淋巴结清扫患者的3年总生存率显著优于未清扫者。在清扫No.14v组淋巴结的病例中,No.14v组淋巴结转移的患者3年总生存率为34%,No.14v组淋巴结没有转移患者的3年总生存

为67%($P<0.001$),其中Ⅲ期病例3年总生存率分别是42.9%和57.6%($P=0.005$)。分析患者的复发类型后发现,接受No.14v组淋巴结清扫的病例较没有清扫No.14v组淋巴结病例局部和淋巴结复发比例显著降低(11.7%对21.1%,$P=0.035$和6.8%对15.9%,$P=0.021$)。Eom等报道,对于中下部临床Ⅲ/Ⅳ期胃癌而言,D2+No.14v组淋巴结清扫可以显著提高患者的远期生存率($P=0.015$)。鲁伟群等回顾分析了796例远端局部进展期胃癌,根据是否清扫No.14v组淋巴结分成清扫组293例,未清扫组503例。结果发现,No.14v组淋巴结转移率为12.6%,其中,病理Ⅲ期患者No.14v组淋巴结的转移率为20.5%,清扫No.14v组淋巴结和未清扫患者的5年生存率分别是38%和27.7%($P=0.006$)。Chen等报告了757例采取腹腔镜胃癌根治术的远端进展期胃癌的临床病理资料,其中102例采取了D2+No.14v组淋巴结清扫,655例没有清扫No.14v组淋巴结。从两组中各随机选取93例进行配对分析。亚组分析发现,对于cT2-3患者而言,D2+No.14v组淋巴结清扫组患者的3年总生存率显著优于没有清扫No.14v组。

我们回顾分析了一组284例接受D2+No.14v组淋巴结清扫的远端进展期胃癌患者的临床病理资料,结果发现No.14v组淋巴结转移率为12.3%。No.14v淋巴结转移患者的3年总生存率显著差于没有转移的患者,分别是42.9%和70.3%($P<0.001$)。多因素分析发现,No.14v组淋巴结转移状态是影响患者远期生存的独立因素($P=0.027$)。生存分析发现,No.14v阴性的ⅢC期患者的3年总生存率为38.9%,与No.14v阳性患者的3年总生存率之间没有统计学差异($P=0.643$)。没有远处转移的No.14v阳性患者的3年总生存显著优于M1患者(42.0%对7.4%,$P<0.001$)。亚组分析发现,No.6组淋巴结状态和肿瘤大小是影响No.14阳性患者的预后因素:当No.6组淋巴结阴性,而No.14v组淋巴结阳性时,患者的3年总生存率仅为14.3%;而No.6阳性同时No.14v阳性的患者,3年总生存高达61.9%($P=0.42$)。说明,No.6和No.14v组淋巴结同时转移的病例是属于局部淋巴结,彻底清扫后患者可以获得比较好的远期生存,而No.6阴性同时No.14v组淋巴结转移的病例可能分期更晚,清扫No.14v组淋巴结不能使患者获得更好的生存获益。肿瘤直径>5cm的No.14v阳性患者3年总生存率为23.8%;直径<5cm的No.14阳性患者3年总生存率为71.4%($P=0.019$)。同

样提示肿瘤直径>5cm 的病例可能分期较晚,预后差。基于 No.14v 组淋巴结的解剖位置特点,预防性清扫可以了解伴有微转移的 No.14v 组淋巴结。徐克锋等报道,No.14v 组淋巴结的肿瘤微转移率可以高达 29.%。而对于 No.6 组淋巴结转移的病例而言,同时清扫 No14v 组淋巴结可以视同扩大的 No.6 组淋巴结清扫,由于存在解剖变异的因素,临床上有时很难区分 No.6 和 No.14 组淋巴结的解剖界限。扩大的幽门下+肠系膜上静脉旁淋巴结清扫可以确保 No.6 组转移的病例达到 R0 切除。

Sasako 教授曾提出针对特定组淋巴结的治疗价值指数(TVI)的概念,其定义为:该组淋巴结的 TVI(%)=该组淋巴结的转移率(%)×患者的 5 年生存率(%)。例如,No.1 组淋巴结的转移率是 16.2%,患者的 3 年生存率为 43.5%,该组淋巴结的 TVI 为 7。Sasako 报道的一组患者中,No.1 和 No.12a 组淋巴结的 TVI 分别 1.6 和 2.7,而胃下 1/3 患者 No.14v 组淋巴结的 TVI 是 2.1。与 No.1 和 No.12a 组淋巴结的 TVI 价值相当。Tokunaga 等报道了一组胃癌病例分组淋巴结的 TVI 指数:其中 No.14v 组淋巴结的 TVI 是 5.39,与 No.5 组淋巴结(5.93)相当。Chen 等最近的报道显示,远端进展期胃癌 No.14v 组淋巴结清扫的 TVI 与 No.1、No.7、No.8a、No.9 以及 No.11p 相当。我们的一组回顾性研究发现,远端局部进展期胃癌 No.14v 组淋巴结的 TVI 为 5.3,与 No.12a(5.6)、No.5(5.6)、No.1(7)的临床价值相当,其他组淋巴结的 TVI 详见表 8-1。

远端局部进展期胃癌 No.14v 组淋巴结转移比较常见,特别是幽门下组淋巴结是 No.14v 组淋巴结转移的最主要因素。其淋巴结清扫的 TVI 与某些第一站(No.5、No.7)和第二站(No.8a、No.9、No.12a)相当。因此,对于伴有 No.6 组淋巴结转移的远端进展期胃癌病例,常规清扫 No.14v 组淋巴结可以显著提高患者的远期生存。

规范性淋巴结清扫的质量保障

规范性淋巴结清扫术

所谓规范性淋巴结清扫是有客观标准的,现行的指南要求暴露相应的血管根部,完整清扫该区域的淋巴结、脂肪及软组织。得益于现代科技的发展,手术野拍照是最客观的证据。图 8-9 显示了肠系膜上静脉根部(No.14v)和幽门下(No.6)区域胃网膜右静脉。图 8-10

表 8-1　胃周各组淋巴结的治疗价值指数(TVI)[14]

淋巴结分组	转移率(%)	3 年总生存率(%)	TVI
1	16.2	43.5	7.0
2	10.7	40.0	4.3
3	40.8	48.3	19.7
4sa	11.9	70.6	8.4
4sb	25.0	57.7	14.4
4d	22.9	53.8	12.3
5	13.4	42.1	5.6
6	27.5	55.1	15.2
7	26.4	42.7	11.3
8a	23.2	45.5	10.6
9	18.0	52.9	9.5
10	8.7	50.0	4.3
11p	10.2	37.9	3.9
11d	4.9	50.0	2.4
12a	11.6	48.5	5.6
14v	12.3	42.9	5.3

显示了清扫完腹腔动脉干周围淋巴结的术野:分别清扫了 No.9(腹腔动脉干)、No.7(胃左动脉)、No.8a(肝总动脉前面)、No.11p(脾动脉近端)淋巴结。所涉及的血管均从根部显示,其中的胃左动脉和胃左静脉应该在虚线处结扎并切断。图 8-11 显示了清扫完腹腔动脉干与肝十二指肠韧带周围淋巴结术野,其中肝十二指肠韧带已经裸化。现有指南不主张清扫淋巴结时裸化相应血管,因为淋巴结分布不是二维的,而是三维的。因此,在保护好动脉鞘及静脉的前提下,尽量多地清扫淋巴结,才能达到根治效果。天津医科大学肿瘤医院近年来引进日本东京癌研会有明医院的经验,开展胃癌根治术后标本的体外精细分拣,保障了胃癌的精准病理分期。在前期工作的基础上,天津医科大学肿瘤医院起草了《胃癌根治手术标本规范淋巴结送检操作中国专家共识》(2019 版),发表于《中国实用外科杂志》。

影响规范性淋巴结清扫的因素

外科医生的经验、学习曲线及技术水平是影响胃癌手术质量的最重要因素。医院以及术者的年手术量是胃癌规范性淋巴结清扫质量保障的决定因素。由于胃癌的发病率在世界范围内差异较大,因此导致了不同国家、地区,甚至医院间的手术质量差异巨大。著名的 Dutch 研究显示,局部进展期胃癌经过 D1 与 D2(标准淋巴结清扫)术后患者的 5 年生存率分别为 45% 和 47%,差异无统计学意义。该研究是在胃癌发

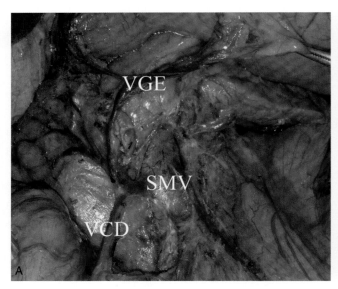

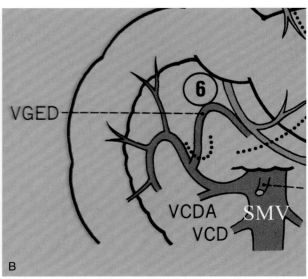

图 8-9　No.14v 组淋巴结清扫后术野照片及局部相应血管示意图。VGE:胃网膜静脉;VGED:胃网膜右静脉(No.6);VCD:右结肠静脉;VCDA:右结肠旋静脉(No.6);SMV:肠系膜上静脉(No.14v)。

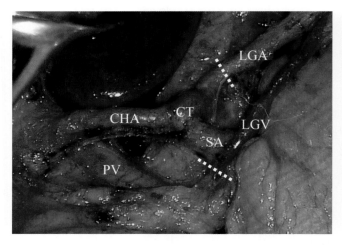

图 8-10　清扫完腹腔动脉肝周围淋巴结术野照片。CT:腹腔动脉干(No.9);LGA:胃左动脉(No.7);CHA:肝总动脉(No.8);SA:脾动脉(No.11);LGV:胃左静脉(No.7);PV:门静脉。LGA 和 LGV 应该自虚线处结扎并切断。

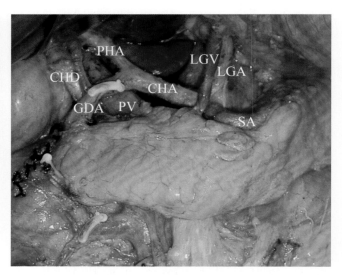

图 8-11　清扫完腹腔动脉干及肝十二指肠韧带周围淋巴结术野照片。PHA:肝固有动脉(其左侧为 No.12a);CHA:肝总动脉(其前上方为 No.8a);CHD:胆总管(其右侧为 No.12b);PV:门静脉(其上方为 No.12p 和 No.8p);SA:脾动脉(其近 1/2 胃 No.11p);GDA:肝十二指肠动脉(其末端为 No.6)。

病率相对较低的荷兰开展的,331 例胃癌 D2 手术在 4 年中由来自 80 家医院的 85 位外科医生完成,平均每位外科医生每年不能完成 1 例胃癌根治手术,部分外科医生没有完成胃癌手术的学习曲线。D1 与 D2 手术的术后并发症发病率和死亡率分别为 25%、45% 和 4%、10%。美国的 INT-0116 研究入组的 448 例胃癌患者来自 306 家医院,这些医院的胃癌年手术量极不平衡,为 0~205 例/年,平均数和中位数分别为 14.0 和 9.0。将这 306 家医院分成低年手术量(0~5 例/年)、中

年手术量(6~14 例/年)和高年手术量(>14 例/年)。生存分析后发现,患者的 5 年生存率分别是 33%、38% 和 44%。虽然差异没有显著性,但是已经看到,随着年手术量的增加,可以使患者获得潜在的更好的生存机会。Smith 等回顾分析了澳洲新南威尔士地区 2001—2008 年胃癌手术治疗的结果,总的手术死亡率为 4.4%,中位胃癌手术量为 2~3 例/年;将 >6 例/年的

医院定义为高手术量医院,生存分析发现,在高手术量医院接受胃癌手术患者的 5 年年生存率显著优于在低手术量医院接受手术的患者(P=0.001)。

Mahar 等就医疗机构和外科医生对胃癌外科手术质量的影响进行了系统性回顾研究,共收集了全球 28 篇文献,由此得出的结论是:增加外科医生的经验(包括培训、年资及手术量),患者的 5 年生存率可以得到提高。低手术量被定义为≤13 例/年;根据术者的不同经验,学习曲线需要连续完成 23~35 例手术;达到学习曲线被定义为标准胃癌淋巴结清扫要求成功率达到 92%。根据这一论断,绝大多数国内基层医院的普外科医生均在低手术量范围内。如果没有相应的培训制度,几乎在医生的职业生涯过程中都没有机会完成学习曲线。

专科化是迅速提高胃癌外科手术质量的有效途径

近年来欧洲肿瘤外科学会(ESSO)所属的肿瘤治疗疗效监管委员会在北欧 4 国(荷兰、瑞典、丹麦和英国)开展了胃癌、食管癌中心(专科)化工作,经过 10 年的努力,该项目仅在丹麦取得了预期效果:1999—2003 年,丹麦全国收治 537 例胃癌分布在 37 个中心实施手术,手术死亡率为 8.2%;开展中心化后,2003—2008 年收治的 416 例胃癌被集中在 5 家中心实施手术,手术死亡率降至 2.4%。2004—2009 年的数据显示,由于胃癌病例绝对数的下降(由 1989 年的 1100 例,下降至 2009 年的 570 例),荷兰胃癌中心化工作举步维艰,因此胃癌手术死亡率仍高达 6.9%,而同期瑞典及丹麦的胃癌手术死亡率分别是 3.5%(P=0.017)和 4.3%(P=0.029)。笔者曾应邀参加了 2012 年 12 月召开的全国 16 省市肿瘤专科和综合医院胃癌外科学术带头人会议,着手制订包括胃癌在内的重大疾病诊治准入制度。基本要求是二级甲等以上综合医院,普通外科床位数>30 张,收治胃癌手术病例>50 例/年,连续 3 年总手术病例>150 例,以及其他相关检诊、病理、影像和放化疗资质医生等条件。粗略计算,我国每年新诊断胃癌 50 万例,全国共 200 家胃癌准入资格医院,每家医院的平均年手术量可以达到 2500 例。参照北欧经验,这是提高我国胃癌手术治疗水平的有效途径。

参考文献

[1]Chen W,Sun K,Zheng R,et al. Cancer Incidence and mortality in China[J]. Chin J Cancer Res,30(1):1-12.DOI:10.21147/j.issn.1000-9604.2018.01.01.
[2]王胤奎,李子禹,陕飞,等.我国早期胃癌的诊治状况—来自中国外科胃肠联盟数据的启示 [J]. 中华胃肠外科杂志,2018,21(2):168-174.DOI:10.3760/cma.j.issn.1671-0274.2018.02.010.
[3]日本胃癌学会.胃癌治療ガイドライン[M]. 第 5 版.东京:金原出版株式会社,2018 年 1 月,P14.
[4]日本胃癌学会.胃癌治療ガイドライン[M]. 第 4 版.东京:金原出版株式会社,2014 年 5 月,P14.
[5]Bara S,Law C,Meleod R,et al. Defining surgical quality in gastric cancer:a RAND/UCLA appropriateness study [J]. J Am Coll Surg, 2013,217(2):347-357
[6]Yang K,Chen XZ,Hu JK,et al. Effectiveness and safety of splenectomy for gastric carcinoma:a meta- analysis [J]. World J Gastroenterol, 2009,15(42):5352-5359.
[7]Sano T,Sasako M,Mizusawa J,et al. Japan Clinical Oncology Group study:Randomized controlled trial to evaluate splenectomy in total gastrectomy for proximal gastric carcinoma[J]. Ann Surg,2017,265:277-283.
[8]Guo X,Bian SB,Peng Z,et al. Surgical selection and metastatic warning of splenic lymph node dissection in advanced gastric cancer radical surgery:a prospective,single- center,randomized controlled trial [J]. Chinese Journal of Gastrointestinal Surgery,2020,23(2):144-151.
[9]詹文华.胃癌外科学[M].北京:人民卫生出版社,2014:25,406.
[10]王伟,孙哲,邓靖宇,等. 基于多中心大样本数据库的胃癌外科治疗相关数据整合与分析[J]. 中华胃肠外科杂志,2016,19(2):170-185.
[11]Han DS,Suh YS,Kong SH,et al. Nomogram predicting long term survival after D2 gastrectomy for gastric cancer [J]. J Clin Oncol,2012,30(31):3834-3840.
[12]Yamashita H, Seto Y, Sano T, et al. Results of a nation-wide retrospective study of lymphadenectomy for esophagogastric junction carcinoma[J]. Gastric Cancer, 2017, 20(Suppl 1): 69-83.
[13]Liang YX,Wu LL,Wang XN,et al. Positive impact of adding No14v lymph node to D2 dissection on survival for distal gastric cancer patients after surgery with curative intent[J]. Chin J Cancer Res, 2015,27(6):580-687.
[14]An JY,Pak KH,Inaba K,et al. Relevance of lymph node metastasis along the superior mesenteric vein in gastric cancer[J]. Br J Surg,2011;98:667.
[15]焦旭光,梁寒,邓靖宇,等. 进展期胃癌的 14v 组淋巴结转移的危险因素分析[J].中华消化外科杂志,2014;13(1):30-33.
[16]Eom BW,Joo J,Kim YW,et al.Improved surivial after adding dissection of the superior mesenteric vein lymph node (14v)to standard D2 gastrectomy for advanced distal gastric cancer[J]. Surgery, 2014;155:408-16.

[17]陈若华,汪灏,王萌,等.胃癌肠系膜上静脉旁淋巴结转移的影响因素分析[J].中华胃肠外科杂志,2014;17(2):155.

[18]梁月祥,梁寒,丁学伟,等. 进展期胃癌 D2 根治术中第 14v 组淋巴结清扫的意义[J].中华胃肠外科杂志,2013;16(7):632–36.

[19]徐克锋,周岩冰,李毅,等. 远端 1/3 胃癌 No.14v 组淋巴结转移和微转移的临床研究[J]. 中华胃肠外科杂志,2011;14(2):125–27.

[20]Masuda TA,Sakaguchi Y,Toh Y,et al. Clinical characteristics of gastric cancer with metastasis to the lymph node along the superior mesenteric vein(14v)[J]. Digestive Surg, 2008;25:351–8.

[21]鲁伟群,曾祥,李楠,等. 清扫肠系膜上静脉淋巴结(No14v)对于局部进展器远端胃癌的治疗价值 [J]. 中华胃肠外科杂志,2018;21(10):1136.

[22]Wu LL,Zhang C,Liang YX,et al. Risk factors for metastasis to No.14v lymph node and prognostic value of 14v status for gastric cancer patients after surgery[J]. JJCO, 2018,1–8dio:10.1093/jjco/hyy006/4840694.

[23]Sasako M,McCulloch P,Kinoshita T,et al. New method to evaluate the therapeutic value of lymph node dissection for gastric cancer[J]. Br J Surg,1995,82(3):346–51.

[24]Tokunaga M,Ohyama S,Hiki N,et al. Therapeutic value of lymph node dissection in advanced gastric cancer with macroscopic duodenum invasion:is the posterior pancreatic head lymph node dissection benefical?[J]. Ann Surg Oncol,2009,16(5):1241–6.

[25]Chen QY,Zheng CH,Li P,et al. Safety and prognostic impact of prophylactic laparoscopic superior mesenteric vein (No14v) lymph node dissection for lower-third gastric cancer:a propensith score-matched case-control study [J]. Surg Endoscopy,2018;32:1495–1505.

[26]中国抗癌协会胃癌专业委员会. 胃癌根治术标本规范化淋巴结送检中国专家共识 (2019 版)[J]. 中国实用外科杂志,2019;39(9):1–10.

[27]Bonenkamp JJ,Hermans J,Sasako M,et al. Dutch gastric cancer group. Extend lymph-node dissection for gastric cancer [J]. N Eng J Med,1999,340(12):908–914.

[28]Dikken JL,van Sandick JW,Allum WH,et al. Differences in outcomes of oesophageal and gastric cancer surgery across Europ [J]. Br J Surg,2013,100(1):83–94.

[29]Mahar AL,McLeod RS,Kiss A,et al. A systematic review of the effect of institution and surgeon factors on surgical outcomes for gastric cancer[J]. J Am Coll Surg,2012,214(5):860–868.

[30]Enzinger PC,Benedetti JK,Meyerhardt JA,et al. Impact of hospital volume on recurrence and survival after surgery for gastric cancer[J]. Ann Surg,2007,245(3):426–434.

第 9 章

Siewert Ⅱ 型食管胃结合部腺癌外科诊疗策略

王晓娜 　梁 寒

不同于胃癌发病率逐渐下降,近年来食管胃结合部腺癌(AEG)在全世界范围内的发病率都逐渐上升,高收入国家尤为明显。有研究显示,AEG 的发病率上升与胃食管反流病(GERD)、肥胖、幽门螺杆菌感染率下降等因素相关。由于其解剖部位、生物学行为的特殊性,在手术方式、切除范围、淋巴结清扫范围、消化道重建、开放手术与腹腔镜手术适应证等方面尚存在争议。Siewert Ⅰ 型治疗应参照食管癌,Siewert Ⅲ 型治疗参照胃癌。根据《食管胃结合部腺癌外科治疗中国专家共识(2018 版)》,AEG 的定义为肿瘤中心处于食管-胃解剖交界上下 5cm 区间以内的腺癌,并跨越或接触食管胃结合部(EGJ)。

■ AEG 的分型

AEG 的分型有 Nishi 分型和 Siewert 分型。Nsihi 分型是由日本学者 Mitsumasa Nishi 于 1973 年提出的,此分型只包括 EGJ 上下 2cm 范围,根据肿瘤中心位置与 EGJ 的关系分为 5 型,分别为 E(主要位于食管侧)、EG(偏食管侧)、E=G(横跨食管-胃)、GE(偏胃侧)、G(主要位于胃侧),此分型并未对腺癌、鳞状细胞癌加以区分,多于日本国内使用。Siewert 分型由德国学者 Siewert 提出,其对手术径路的设计有较好的指导价值,是目前普遍应用的 AEG 分型。Siewert Ⅰ 型:肿瘤中心位于 EGJ 以上 1~5cm 并向下生长累及 EGJ;Siewert Ⅱ 型:肿瘤中心位于 EGJ 以上 1cm 到 EGJ 以下 2cm,并累及 EGJ;Siewert Ⅲ 型:肿瘤中心位于 EGJ

以下 2~5cm 并向上生长累及 EGJ。AEG 术前应进行 Siewert 分型,《Siewert Ⅱ 型食管胃结合部腺癌腔镜手术治疗中国专家共识(2019 版)》推荐术前优先选择上消化道钡餐造影和胃镜来评估食管受累长度。胃镜可以直接观察到齿线的位置和肿瘤情况,而上消化道钡餐造影可根据食管下段最狭窄处来判断肿瘤中心位置与食管受累长度。两种方法各有优缺点,需结合使用。另外,2020 年 3 月 19 日,NCCN《胃癌临床实践指南》(2020 版)将 Siewert 分型中的术语"肿瘤中心",由"center"改为"epicenter",可能更突出强调了肿瘤核心区的概念。

AJCC/UICC 第 8 版分期系统中,为了避免不同分期标准而出现的分期偏移,在食管癌和胃癌章节均对 AEG 做出了完全统一的规定。AGE 的分期标准统一按照"2cm 原则",即肿瘤中心位于 EGJ 以下 2cm(含 2cm)近侧并侵犯 EGJ,按照食管癌进行分期;肿瘤中心位于 EGJ 以下 2cm 远并侵犯 EGJ,则参照胃癌分期。据此,Siewert Ⅱ 型 AEG 应按照食管癌分期,但是实际应用中仍存在争议。

■ Siewert Ⅱ 型 AEG 手术入路的选择

Siewert Ⅱ 型 AEG 手术入路问题一直是胸外科医生和腹外科医生争论的焦点。现有的研究结果不尽一致。目前最高质量的随机对照研究为日本的 JCOG-9502 试验,是一项 Ⅲ 期临床试验,将 Siewert Ⅱ、Ⅲ 型患者作为研究对象,试图探讨创伤更大的胸腹联合切口能否延长患者的生存时间。其 10 年随访结果发现，对于 Siewert Ⅱ、Ⅲ 型 AEG 病例，经左侧胸腹联合切口 (LTA) 径路行全胃切除 D2 联合脾切除与经腹膈肌食管裂孔径路 (TH) 行相同术式比较，长期生存结局按 Siewert 分型进行分层分析，差异并无统计学意义；术后 5 年、10 年的总生存率，LTA 组分别为 42% 和 29%，TH 组分别为 50% 和 35%。Siewert Ⅱ 型中经 LTA 与 TH 比较，HR 为 1.19(95%CI:0.72~1.95)，但 LTA 的术后并发症风险更高，6 种主要并发症（胰瘘、腹腔脓肿、肺炎、吻合口瘘、脓胸和纵隔炎）的发病率在 LTA 组与 TH 组分别为 14% 和 22%(P=0.008)。另外，LTA 组有 3 例发生住院死亡，而 TH 组未发生住院死亡。因此，建议对 Siewert Ⅱ 型 AEG 患者采用经腹经膈肌裂孔入路进行手术。

我国学者的一项研究总结了 443 例 Siewert Ⅱ 型 AEG 的手术入路，结果发现胸外科 87 例患者中，经胸手术入路 86 例，经胸腹联合入路 1 例；胃肠外科 356 例患者中，经腹入路 354 例，经胸腹联合入路 2 例。经胸入路与经腹入路两组患者肿瘤的 T、N、M、TNM 均无差异。平均送检淋巴结胸外科组 12.0 枚，胃肠外科组 24.0 枚（P<0.001)。经胸入路组 3 年总生存率为 55.8%，经腹入路组为 69.2%(P=0.059)。亚组分析显示，Ⅲ 期 Siewert Ⅱ 型 AEG 经胸入路手术组患者预后较差(P=0.001)，而 Ⅱ 期(P=0.380)和 Ⅳ 期(P=0.911)两组之间差异无统计学意义。

总的来说，关于 Siewert Ⅱ 型 AEG 的手术入路，经胸入路或经腹入路各有其优缺点。经胸入路能够切除足够的食管，保证食管切缘安全，同时中下纵隔淋巴结清扫更为彻底，但是手术并发症高，腹部淋巴结清扫不彻底，胸胃食管反流增加。经腹膈肌食管裂孔入路时胃周淋巴结清扫彻底，手术并发症低，但存在中下纵隔清扫不彻底、食管切缘阳性风险增加的缺点，另外，食管切除过高导致吻合困难。近年来，腹腔镜技术获得了很大发展，腹腔镜下视野的特点可以使经腹膈肌食管裂孔入路在 Siewert Ⅱ 型 AEG 淋巴结清扫、切缘判断及消化道重建中的优势更加明显，因此选择适当的病例，腹腔镜下经腹膈肌食管裂孔入路应用于 Siewert Ⅱ 型 AEG 的治疗，具有广阔的前景。Siewert Ⅱ 型 AEG，食管受累距离<3cm 者首选经腹膈肌食管裂孔入路，≥3cm 者推荐经胸入路。另外，如经过充分术前评估，确有部分患者需要胸腹联合入路进行手术的，建议参考日本医院消化器外科的操作模式，胸外科和胃

肠外科医生联合，发挥各自优势，以期让患者获得最佳的手术效果。值得关注的是新近注册的一项国际多中心随机对照研究 (CARDIA Trial DRKS00016923)，今年将开始招募患者入组，该研究结果将会为 Siewert Ⅱ 型 AEG 手术入路问题提供高等级的证据支持。

■ Siewert Ⅱ 型 AEG 手术切除范围

日本学者的一项包含了 288 例 pT2~4 期 Siewert Ⅱ 型 AEG 的研究显示，当 Siewert Ⅱ 型 AEG 肿瘤下缘距离 EGJ≤30mm 时，胃大弯侧淋巴结(No.4sa、No.4sb、No.5、No.6)转移率仅为 2.2%。相反，当肿瘤下缘距离 EGJ>50mm 时，胃大弯侧淋巴结转移率为 20.0%；当肿瘤下缘距离 EGJ 在 30~50mm 之间时，胃大弯侧淋巴结转移率为 8.0%。多因素分析显示，肿瘤下缘距 EGJ 的距离为胃大弯侧淋巴结转移的独立因素（P=0.006)。因此，肿瘤下缘距离 EGJ≤30mm 的 Siewert Ⅱ 型 AEG，近端胃切除即可满足淋巴结清扫的需要，而当此距离>50mm 时需行全胃切除。我国学者关于 Siewert Ⅱ 型 AEG 幽门周围淋巴结清除意义的专门研究显示，85 例患者中，68 例(80.0%)有淋巴结转移，其中幽门周围淋巴结转移率为 18.82%。幽门周围淋巴结转移与肿瘤大小和浸润深度(T)有关。2014 年第 4 版日本《胃癌治疗指南》中指出，当胃癌术前分期为 cT2~4a 期或考虑存在淋巴结转移时应进行全胃切除术，仅 cT1N0 期患者可行近端胃切除术。另外，日本《胃癌治疗指南》对近端胃切除术的定义为：须至少保留残胃 1/2 以上。

总之，结合中国进展期胃癌较为常见的具体情况，对肿瘤直径>4cm、部位偏下，或可疑有淋巴结转移的 Siewert Ⅱ 型 AEG，推荐行全胃切除术。另外，对于行近端胃切除的 Siewert Ⅱ 型 AEG，还需要注意胃的下切缘，根据《Siewert Ⅱ 型食管胃结合部腺癌腔镜手术治疗中国专家共识(2019 版)》，建议分期为 cT1 的 Siewert Ⅱ 型 AEG 的下切缘≥3cm；分期≥cT2 的 Siewert Ⅱ 型 AEG 的下切缘≥5cm。若下切缘距离符合标准，且残胃≥1/2，Siewert Ⅱ 型 AEG 可行近端胃切除术。

■ 食管切缘

AEG 近端食管切缘阳性仍然是当前外科治疗中无法回避的问题。食管切缘阳性的患者生存率明显降低。食管切缘阳性率高达 13.7%~23.8%，并且与肿瘤

分级、大小、浸润深度、有无脉管侵犯和切缘距离等有关。一项来自意大利的多中心回顾性研究探讨了影响 AEG 术后切缘阳性的危险因素。多因素分析发现，切缘距离≤2cm 是影响 cT1 期 AEG 切缘阳性的唯一危险因素（OR=15.7，P=0.002）。

食管切缘距离与手术路径选择直接相关，分期为 cT1 的 Siewert Ⅱ型 AEG，建议食管切缘距离肿瘤上缘≥2cm。分期≥cT2 的 Siewert Ⅱ型 AEG，经右胸路径，切缘距离建议≥5cm；如经 TH 路径，建议切缘距离≥3cm。AEG 局部病期偏晚及经腹手术是食管切缘阳性的相关不良因素，术中冰冻病理检查对保证食管切缘安全性有重要意义，特别是局部晚期或经 TH 手术者，建议积极进行术中切缘冰冻病理检查。

■ 淋巴结清扫

Siewert Ⅱ型 AEG 纵隔淋巴结转移率为 12.0%~29.5%。日本一项包含 315 例 cT2~4 期的 Siewert Ⅱ型 AEG 的研究表明，肿瘤近端距 EGJ 的距离（肿瘤侵犯食管的长度）是纵隔淋巴结转移的唯一影响因素。Siewert Ⅱ型 AEG 下纵隔淋巴结转移率为 11.4%，但当肿瘤侵犯食管>2cm 时，下纵隔淋巴结转移率显著增高至 24.3%；当侵犯>3cm 时，中、上纵隔淋巴结受累明显增加，转移率分别增至 19.4%、13.9%。日本的一项包括 2807 例肿瘤直径≤4cm EGJ 癌的回顾性研究发现，肿瘤中心偏向食管侧的 AEG，T1 期患者 No.110、No.111、No.112 淋巴结转移率分别为 0.5%、0.3%、0.5%，T2 期患者淋巴结转移率分别为 5.1%、1.7%、1.3%；而肿瘤中心偏向胃侧的 AEG，下纵隔淋巴结转移率均<1.0%。当肿瘤中心偏向食管侧且浸润深度为 pT3/4 时，下纵隔淋巴结转移率>10%，No.106r、No.108、No.109、No.110、No.111 纵隔淋巴结的转移不容忽视，并且纵隔淋巴结的转移率随着肿瘤浸润深度逐级递增。另外一项研究表明，当 Siewert Ⅱ型 AEG 肿瘤≥4cm 时，纵隔淋巴结转移率为 12.5%，其中中、上纵隔淋巴结转移率为 9.4%，而肿瘤<4cm 时，纵隔淋巴结转移少见。因此，当肿瘤较大，难以判断肿瘤边界以了解食管受侵犯程度时，无论食管受侵程度如何，上纵隔淋巴结的清扫都很重要。德国学者的研究中也指出，治疗前肿瘤侵犯食管的长度，比 Siewert 分型更能预测淋巴结转移。日本学者 Koyanagi 的一项关于

Siewert Ⅱ型 AEG 食管受累长度（EIL）与纵隔淋巴结转移关系的研究结果表明，Siewert Ⅱ型患者，EIL>25mm 组与 EIL≤25mm 组相比有更多的中、上纵隔淋巴结转移（P=0.001）。EIL>25mm 组的无病生存期和总生存期均低于 EIL≤25mm 组。有中、上纵隔淋巴结转移或复发的患者，5 年生存率为 0。EIL>25mm 为预测中、上纵隔转移或复发的唯一因素（OR：8.85；95%CI，2.31~33.3；P=0.001）。因此，侵犯食管距离<2cm 的 Siewert Ⅱ型 AEG 不需行下纵隔淋巴结清扫。侵犯食管距离≥2cm 的 Siewert Ⅱ型 AEG，须行下纵隔淋巴结清扫。Siewert Ⅱ型 AEG 的下纵隔淋巴结清扫应以 No.110 淋巴结为主。实际操作时，腹腔镜下打开左侧膈肌脚或部分膈肌后，再清扫这些淋巴结是安全可行的。另外，当肿瘤较大或侵犯食管超过 2.5cm 时，还要考虑中、上纵隔的淋巴结清扫。

研究表明，Siewert Ⅱ型 AEG 腹腔淋巴结转移主要出现在 No.1、No.2、No.3 组和腹腔干周围。日本一项包含 400 例 Siewert Ⅱ型 AEG 的研究中，腹腔内淋巴结转移主要集中于 No.1、No.2、No.3 及 No.7（阳性率分别为 40.8%、31.7%、43.2%、27.6%）。一项德国前瞻性研究表明，不同的 Siewert 分型淋巴结转移不同，其中 Siewert Ⅱ型 AEG 淋巴结转移分布为：贲门左为 67%，贲门右为 63%，胃小弯侧为 66%，胃左动脉、脾动脉及腹腔干为 25%，下纵隔转移率仅为 12%，可见 Siewert Ⅱ型 AEG 淋巴转移主要集中于腹腔内。Siewert Ⅱ型 AEG 腹腔淋巴结的清扫，主要参照日本《胃癌治疗指南》。第 4 版日本《胃癌治疗指南》中，经腹全胃切除 D2 淋巴结清扫范围包括：No.1、No.2、No.3a、No.3b、No.4sa、No.4sb、No.4d、No.5、No.6、No.7、No.8a、No.9、No.11p、No.12a；AEG 需增加 No.19、No.20、No.110 和 No.111。长度≤4cm 的 AEG 行近端胃切除时，淋巴结清扫范围依据 AEG 的 E-G 分型和 cT 分期决定。偏食管型（E、EG、E=G）中 cT1 病例的淋巴结清扫范围包括：No.1、No.2、No.3a、No.4sa、No.4sb、No.7、No.9、No.19、No.20、No.110 和 No.111；≥cT2 病例的淋巴结清扫范围包括：No.1、No.2、No.3a、No.4sa、No.4sb、No.7、No.8a、No.9、No.11p、No.11d、No.19、No.20、No.110 和 No.111。偏胃型（GE、G）中 cT1 病例的淋巴结清扫范围包括：No.1、No.2、No.3a、No.4sa、No.4sb 和 No.7；≥cT2 病例的淋巴结清扫范围包括：No.1、No.2、No.3a、No.4sa、No.4sb、No.7、No.8a、No.9、No.11p、No.11d、No.19 和 No.20。第 5 版日本《胃癌治疗指南》中对其处

理流程更为明确，在该流程中对于偏胃侧(GE)的肿瘤，如果肿瘤分期为 T1，则清扫 No.1、No.2、No.3、No.7；如为 T2 及以上则追加 No.8a、No.9、No.11p、No.11d、No.19、No.20。在该指南解释中指出，因 No.19、No.20 淋巴结及 No.110、No.111、No.112 淋巴结边界难以界定，因此必要时应将上述淋巴结一同清扫，且近端胃切除时，可省去 No.3b 的清扫。

已有的研究显示，胃上部癌 No.10 淋巴结转移率约为 10%，Siewert Ⅱ 型脾门淋巴结转移率明显低于 Siewert Ⅲ 型，肿瘤位于胃大弯侧者 No.10 淋巴结转移率高于非大弯侧。日本学者 Watanabe 研究了 421 例全胃联合脾切除的胃癌患者，No.10 淋巴结转移率为 9.3%，其中肿瘤位于胃大弯侧的患者 No.10 淋巴结转移率为 15.9%，而非大弯侧为 6.2%($P=0.032$)；5 年生存率在有和没有 No.10 淋巴结转移的患者分别为 35.4% 和 43.1%($P=0.135$)；在肿瘤位于大弯侧和非大弯侧分别为 32.8% 和 66.5%($P=0.0006$)。中国学者 Cai MZ 研究了 395 例 Siewert Ⅱ、Ⅲ 型 AEG，应用淋巴结清扫获益指数(IEBLD)对每组淋巴结进行评价，结果发现，膈肌裂孔周围淋巴结(No.19、No.20)以及胃远端淋巴结(No.5、No.6、No.12a)的清扫并不能使患者生存获益，而 No.1、No.2、No.3、No.7、No.9、No.11p 的清扫生存获益价值在 Siewert Ⅱ 型和 Ⅲ 型 AEG 中均能够体现(IEBLD>3.0)。No.4d、No.8a、No.10 的 IEBLD 在 Siewert Ⅲ 型 AEG 高于 Siewert Ⅱ 型 AEG，No.10 淋巴结清扫不能提高 Siewert Ⅱ 型 AEG 的生存。JCOG0110 研究结果显示，脾切除清扫 No.10 淋巴结不能提高胃上部癌的远期生存。福建医科大学黄昌明教授团队的研究显示，Siewert Ⅱ、Ⅲ 型 AEG，No.10 淋巴结转移率为 12.3%，亚组分析显示，保脾的 No.10 淋巴结清扫，在 Siewert Ⅱ 型患者中并无生存获益。第 5 版日本《胃癌治疗指南》中全胃切除联合 D2 淋巴结清扫范围不包括 No.10 淋巴结。但是 JCOG0110 研究并未针对 No.10 淋巴结清扫进行研究，在未行脾切除术的部分患者中实行了保留脾脏的 No.10 淋巴结清扫。因此，对于 Siewert Ⅱ 型 AEG，脾门淋巴结(No.10) 不做常规推荐。但对于明确或高度怀疑脾门淋巴结转移的病例，在预期可达 R0 切除的情况下，可行联合脾脏切除。单纯可疑脾门淋巴结转移而脾脏未直接浸润的患者，可酌情选择保留脾脏的脾门淋巴结清扫。

■ 消化道重建

Siewert Ⅱ 型 AEG 根治术后消化道重建包括全胃切除术(TG)和近端胃切除术(PG)后的消化道重建。多项研究表明，PG 与 TG 的肿瘤大小、部位、分期不同，但 TG 与 PG 后的总生存率相当，并且选择适当的消化道重建方式有助于降低反流性食管炎、吻合口狭窄等常见并发症的发病率。意大利学者的一项研究中，通过倾向得分匹配去除了患者的选择偏倚后，分析比较了胃上部胃癌行 PG 与行 TG 的患者，结果发现：与 TG 组比较，PG 组肿瘤较小，切缘较短，淋巴结清扫数目较少。术后反流性食管炎和吻合口狭窄发病率，在 PG 组和 TG 组分别为 12% 和 6.6% 与 2.6% 和 1.3%($P<0.001$ 和 $P=0.002$)。PG 组 5 年生存率为 56.7%，TG 组为 46.5%($P=0.07$)，相同分期的两组患者比较，生存差异无统计学意义。多因素分析显示胃切除类型不是独立预后因素。Zhu 等人研究了 SEER 登记系统中的 2217 例 ⅠA~ⅢB 期(第 6 版 AJCC)Siewert Ⅱ 型 AEG 患者，经过校正发现 PG 组与 TG 组患者生存率差异没有统计学意义。TNM、N、T、肿瘤大小、手术入路和淋巴结清扫数目为独立预后因素。亚组分析显示，≥70 岁患者 PG 的生存率优于 TG($\chi^2=8.245$，$P=0.004$)，而 <70 岁的患者，两者之间没有差别($\chi^2=0.167$，$P=0.682$)。在一篇关于早期腹腔镜近端胃癌近端胃切除双通路吻合(LPG-DT)与腹腔镜全胃(LTG)切除的荟萃分析中，我们得知：LPG-DT 组与 LTG 组比较吻合口狭窄(OR=0.91；95%CI，0.33~2.50；$P=0.85$)与反流性食管炎(OR=1.87；95%CI，0.62-5.65；$P=0.27$)的发病率，差异均无统计学意义。LPG-DT 组与 LTG 组比较，术后需要补充维生素 B_{12} 的患者更少(OR=0.06；95%CI，0.01~0.59；$P=0.02$)。

近年来，随着腹腔镜器械和腹腔镜技术的发展和进步，腹腔镜治疗 AEG，特别是腹腔镜 AEG 手术消化道重建问题，已经成为微创技术发展的一个热门话题。日本和韩国的多中心前瞻性研究 LOC-1 和 KLASS-01 均证明腹腔镜胃癌根治术治疗 Ⅰ 期胃癌安全、可行，与开腹手术相比有更佳的近期疗效，使其成为治疗 Ⅰ 期胃癌的标准手术方式。国内黄昌明教授团队发表的关于腹腔镜与开腹手术治疗 Siewert Ⅱ 型和 Ⅲ 型 AEG 近、远期疗效的研究也显示，腹腔镜辅助全胃切除术治疗 Siewert Ⅱ型、Ⅲ型 AEG 比开腹手术具有更佳的短期疗效,表现为其更短的手术时间、更少的出血量、更早进食半流食饮食、更短的术后住院时间,但两组并发症发病率比较,差异无统计学意义;且腹腔镜辅助全胃切除治疗 Siewert Ⅱ型 AEG 可提高淋巴结清扫数目,从而改善患者的远期生存。但是到目前为止,日本和韩国的进展期胃癌腹腔镜手术的临床试验都还在进行中;中国的《食管胃结合部腺癌外科治疗中国专家共识(2018 版)》也明确指出,腹腔镜 AEG 切除目前缺少高质量的临床研究证据支持,以在经验丰富的医疗机构基于临床研究开展为宜。

腹腔镜消化道重建分为小切口辅助与全腹腔镜两种方式;从吻合工具上可分为手工吻合和器械吻合,器械吻合又分为圆形吻合与线性吻合。Siewert Ⅱ型 AEG 的消化道重建对离断位置要求较高,由于圆形吻合器的优点在于吻合平面较高,因此圆形吻合器更占优势。同时手的触觉对肿瘤上缘及切缘距离判断更为准确,因此,小切口辅助的圆形吻合器进行消化道重建是Ⅱ型 AEG 的主流选择。随着腹腔镜技术的不断成熟,全腹腔镜消化道重建也是一种备选方式。Overlap 法是目前国内全腹腔镜全胃切除消化道重建方式中最常用的方法。相较小切口辅助,全腹腔镜下应用直线切割闭合器可获得更广的操作空间。

合理的消化道重建不仅要恢复患者的生理功能,还应提高患者的生活质量,早期 Siewert Ⅱ型 AEG 患者可行腹腔镜近端胃次全切除。近端胃切除后消化道重建最常见的吻合方式为食管残胃吻合、管状胃、间置空肠吻合、双通路法吻合等。Wang SQ 系统性地总结了 24 项近端胃切除术后消化道重建的研究,其中回顾性研究 22 项,前瞻性研究 2 项,结果表明,食管残胃吻合、间置空肠、间置空肠储袋、双通路吻合和管状胃吻合五种吻合方式,反流性食管炎的发病率分别为 28.6%、4.5%、12.9%、4.7% 和 10.7%;五种方式术后并发症发病率分别为 9.5%、18.1%、7.0%、11.6% 和 9.3%。食管残胃吻合因其操作简单,是目前最为常用的吻合方法,但此种吻合方式术后反流性食管炎发生常见,严重影响患者的生活质量。腹腔镜管状胃消化道重建基本保留了胃的解剖结构,具有一定的抗反流作用,但是肿瘤位于大弯侧的或者位置稍低的 Siewert Ⅱ型 AEG 患者行管状胃吻合时,需注意肿瘤下缘距大弯侧切缘的距离。在此基础上,肌瓣成形术

(Kamikawa 法)、下纵隔内管状胃模拟 His 角等各种改良腹腔镜食管胃吻合方法层出不穷。Kamikawa 法是日本学者发明的吻合方法,抗反流效果明显,但是由于需全部手工吻合,手术操作时间长,并且需要有熟练的腹腔镜下缝合技术方能完成,且术后远期发生吻合口狭窄的概率较高。此外,双通路吻合既有防反流的作用,又可以使部分食物通过十二指肠,并且因其横断残胃,不受 Siewert Ⅱ型 AEG 肿瘤部位的影响,也是近年来广大学者较多采用的吻合方法。间置空肠也是近年来应用较多的方式,其在控制反流方面有独特优势。上述方法各有优缺点,目前近端胃切除术后腹腔镜消化道重建,尚无具有明显优势的手术方式,需要在临床工作中灵活采用。

■ 新辅助治疗

越来越多的研究表明,术前新辅助化疗、新辅助放疗,甚至术前的靶向治疗,可以提高 Siewert Ⅱ型 AEG 的 R0 切除率和生存率。专门针对 Siewert Ⅱ型 AEG 的术前化疗的研究并不多。欧洲的 MAGIC 研究奠定了新辅助化疗在局部进展期胃癌综合治疗中的地位,围术期化疗组与单纯手术组比较,5 年生存率分别为 36% 和 23%,并且围术期化疗是胃癌预后的保护因素。RESOLVE 研究是由北京大学肿瘤医院季加孚教授和沈琳教授牵头的大型多中心前瞻性研究,研究共入组 1094 例患者,最终纳入分析 1022 例。2019 年 9 月的欧洲肿瘤内科学会(ESMO)发布了 RESOLVE 研究结果,在最终接受手术的人群中,围术期组与术后化疗组比较 R0 切除率和 D2 淋巴结清扫比例有提高的趋势。围术期化疗组的 3 年无病生存率较其他两组有显著提高($P=0.045$)。RESOLVE 研究为亚洲胃癌人群围术期化疗提供了重要依据。Hosoda K 的研究中包括 86 例 Siewert Ⅱ型 AEG,其中 19 例进行了术前新辅助化疗,平均进行 3 周期,多因素分析显示,未进行新辅助化疗是生存不良的独立因素。还有一些研究针对 Siewert Ⅱ型 AEG 新辅助化疗的药物选择,进行了分析。英国一项关于 Siewert Ⅰ型和Ⅱ型 AEG 的随机对照研究,患者先进行 2 个周期奥沙利铂+卡培他滨的化疗,之后按 1:1 随机分为 2 组,一组继续进行奥沙利铂+卡培他滨+放疗,另一组进行卡铂+紫杉醇+放疗,放疗结束后 6~8 周进行手术,结果表明,3.5% 的患者

因化疗死亡;最终 77 例进行了手术,奥沙利铂+卡培他滨+放疗组与卡铂+紫杉醇+放疗组比较,Ⅲ/Ⅳ级化疗毒性分别为 2.6%和 21.4%;R0 切除率分别为 72.2%和 80.5%;pCR 率分别为 11.1%和 29.3%。

有研究显示了 AEG 患者的生存情况。荷兰CROSS研究的研究对象为局部进展期的食管鳞状细胞癌或 AEG 患者(占全部入组患者的 80%),比较术前放化疗+手术组与单纯手术组的总生存期。结果显示,接受术前放化疗的患者中位生存时间为 43.2 个月,而单纯手术组仅为 27.1 个月。POET 试验研究了 Siewert Ⅰ~Ⅲ型患者行新辅助放化疗与新辅助化疗的生存期,该研究主要研究终点是 3 年的总生存期,虽然该研究在入组了 119 例 Siewert Ⅰ~Ⅲ型患者后就关闭了试验,但长期随访结果显示:虽然放化疗组手术后的住院死亡率高于化疗组(10.%对 3.8%,P=0.26),但新辅助放化疗组术后 3 年、5 年的生存率(46.7%和 39.5%)都明显高于新辅助化疗组 (26.1%和 24.4%)。目前国内也有一些中心开展了 AEG 的新辅助放化疗研究,期望尽早得到结果以指导临床工作。需要注意的是,在进行术前新辅助放疗时,一定提前与放疗科医生进行沟通,以更好地设计放疗区域,既确保放疗的疗效,又要保证放疗后手术的安全。

新辅助放化疗在 Siewert Ⅱ 型 AEG 的应用,使得治疗后手术时机的选择变得尤为重要。多学科综合治疗(MDT)是在肿瘤外科、肿瘤内科、放疗科、影像诊断科、病理科、内镜科、营养科等科室的共同参与下,经过讨论,为患者制订最佳的治疗方案。Al-Batran 指出,局部进展期胃癌、食管癌及 AEG 患者,均能从 MDT 中获益。经过 MDT 讨论,为经过新辅助治疗的 Siewert Ⅱ 型 AEG 患者确定最佳的手术时间,可以使患者获得最大生存获益。当今网络时代,甚至可以集合不同地区各方面专家的共同意见,为患者提供最优的治疗。因此,应在各级医院建立、推广和完善 MDT 模式。

■ 总结

Siewert Ⅱ 型 AEG 是一种特殊部位的恶性肿瘤,外科治疗仍然是 Siewert Ⅱ 型 AEG 的主要治疗手段。Siewert 分型可以很好地指导外科治疗的进行。随着腹腔镜技术的发展,经食管膈肌裂孔手术入路可以更好地清扫下纵隔的淋巴结。无论是全胃切除,还是近端胃切除,保证切缘的安全都十分重要,推荐进行术中切缘冰冻病理检查。应综合考虑肿瘤的大小、部位、淋巴结转移情况和分期,选择合理的术式和淋巴结清扫范围。目前,近端胃切除术后的消化道重建方式各有其优缺点,需结合实际情况进行选择。术前新辅助治疗及 MDT 的开展,有助于进一步提高 Siewert Ⅱ 型 AEG 的生存。我们期待有更多的前瞻性随机对照临床试验结果为 Siewert Ⅱ 型 AEG 的治疗提供更有力的证据支持。

参考文献

[1]Liu K,Yang K,Zhang W,et al. Changes of Esophagogastric Junctional Adenocarcinoma and Gastroesophageal Reflux Disease Among Surgical Patients During 1988–2012:A Single-institution, High-volume Experience in China[J]. Ann Surg, 2016;263(1):88–95. DOI:10.1097/SLA.0000000000001148.

[2]Sehdev A,Catenacci DV. Gastroesophageal cancer:focus on epidemiology,classification,and staging[J]. Discov Med, 2013;16(87):103–111.

[3]Quante M,Abrams JA,Lee Y,et al. Barrett esophagus:what a mouse model can teach us about human disease [J]. Cell Cycle, 2012;11(23):4328–4338. DOI:10.4161/cc.22485.

[4]Holster IL,Aarts MJ,Tjwa ET,et al. Trend breaks in incidence of non-cardia gastric cancer in the Netherlands [J]. Cancer Epidemiol, 2014;38(1):9–15. DOI:10.1016/j.canep.2013.11.001.

[5]Shibata A,Matsuda T,Ajiki W,et al. Trend in incidence of adenocarcinoma of the esophagus in Japan,1993–2001 [J]. Jpn J Clin Oncol, 2008;38(7):464–468. DOI:10.1093/jjco/hyn064.

[6]Kuipers EJ. Proton pump inhibitors and gastric neoplasia [J]. Gut, 2006;55(9):1217–1221. DOI:10.1136/gut.2005.090514.

[7]国际食管疾病中国分会(CSDE)食管胃结合部疾病跨界联盟,中国医师协会内镜医师分会腹腔镜外科专业委员会,中国医师协会外科医师分会上消化道外科医师专业委员会,等. 食管胃结合部腺癌外科治疗中国专家共识 [J]. 中华胃肠外科杂志, 2018.21 (9),961 –975. DOI:10.3760/cma.j.issn.1671 –0274. 2018.09.001.

[8]Rüdiger Siewert J,Feith M,Werner M,et al. Adenocarcinoma of the esophagogastric junction:results of surgical therapy based on anatomical/topographic classification in 1,002 consecutive patients [J]. Ann Surg, 2000;232 (3):353–361. DOI:10.1097/00000658-200009000-00007.

[9]Siewert JR,Stein HJ. Classification of adenocarcinoma of the oesophagogastric junction [J]. Br J Surg, 1998;85 (11):1457–1459. DOI:10.1046/j.1365–2168.1998.00940.x.

[10]National Comprehensive Cancer Network. Esophageal and Esophagogastric Junction cancers. NCCN Clinical Practice Guidelines in Oncology(NCCN Guidelines@), 2018(Versionl)[EB/OL,]. http://www.nccn.org.

[11]Giacopuzzi S,Bencivenga M,Weindelmayer J,et al. Western strategy for EGJ carcinoma[J]. Gastric Cancer, 2017;20(Suppl 1):60–68. DOI:10.1007/s10120–016–0685–2.

[12]Kurokawa Y,Sasako M,Doki Y. Treatment approaches to esophagogastric junction tumors [J]. Dig Surg, 2013;30 (2):169–173. DOI:10.1159/000350880.

[13]中华医学会外科学分会腹腔镜与内镜外科学组. Siewert Ⅱ型食管胃结合部腺癌腹腔镜手术治疗中国专家共识(2019 版)[J]. 中国实用外科杂志,2019,39 (11):1129–1135. DOI:10.19538/j.cjps.issn1005–2208.2019.11.02

[14]Ajani JA, D'Amico TA, Bentrem DJ, et al. Gastric Cancer, Version 2.2022, NCCN Clinical Practice Guidelines in Oncology. J Natl Compr Canc Netw. 2022 Feb;20 (2):167–192. doi: 10. 6004/jnccn.2022.0008.

[15]Amin MB,Edge S,Green FL,et al. AJCC Cancer Staging Manual(8th Ed.)[M]. New York:Springer,2017:185–202.

[16]Rice TW,Ishwaran H,Hofstetter WL,et al. Recommendations for pathologic staging (pTNM)of cancer of the esophagus and esophagogastric junction for the 8th edition AJCC/UICC staging manuals[J]. Dis Esophagus, 2016;29(8):897–905. DOI:10.1111/dote.12533.

[17]Lee J,Kim YM,Woo Y,et al. Robotic distal subtotal gastrectomy with D2 lymphadenectomy for gastric cancer patients with high body mass index:comparison with conventional laparoscopic distal subtotal gastrectomy with D2 lymphadenectomy[J]. Surg Endosc, 2015;29 (11):3251–3260. DOI:10.1007/s00464 –015 –4069–1.

[18]Yamashita H,Seto Y,Sano T,et al. Results of a nation-wide retrospective study of lymphadenectomy for esophagogastric junction carcinoma [J]. Gastric Cancer, 2017;20 (Suppl 1):69–83. DOI:10.1007/s10120–016–0663–8.

[19]Shen W,Xi H,Wei B,et al. Robotic versus laparoscopic gastrectomy for gastric cancer:comparison of short-term surgical outcomes[J]. Surg Endosc, 2016;30 (2):574–580. DOI:10.1007/s00464–015–4241–7.

[20]Kurokawa Y,Sasako M,Sano T,et al. Ten-year follow–up results of a randomized clinical trial comparing left thoracoabdominal and abdominal transhiatal approaches to total gastrectomy for adenocarcinoma of the oesophagogastric junction or gastric cardia [J]. Br J Surg, 2015;102(4):341–348. DOI:10.1002/bjs.9764.

[21]杨世界,袁勇,胡皓源,等. Siewert Ⅱ型食管胃结合部腺癌经胸与经腹入路手术的预后比较——胸外科与胃肠外科联合数据分析 [J]. 中华胃肠外科杂志, 2019,2,22 (2):132–142. DOI:10.3760/cma.j.issn.1671–0274.2019.09.006

[22]Mine S,Kurokawa Y,Takeuchi H,et al. Distribution of involved abdominal lymph nodes is correlated with the distance from the esophagogastric junction to the distal end of the tumor in Siewert type Ⅱ tumors [J]. Eur J Surg Oncol, 2015;41 (10):1348–1353. DOI:10.1016/j.ejso.2015.05.004.

[23]李明,孟庆彬,邵永胜,等. Siewert Ⅱ型食管胃结合部腺癌的幽门周围淋巴结清除的意义 [J]. 腹部外科, 2018,31(4):238–244. DOI:10.3969/j.issn.1003–5591.2018.04.004 .

[24]Japanese Gastric Cancer Association. Japanese gastric cancer treatment guidelines 2014 (ver. 4)[J]. Gastric Cancer, 2017;20 (1):1–19. DOI:10.1007/s10120–016–0622–4.

[25]Bissolati M,Desio M,Rosa F,et al. Risk factor analysis for involvement of resection margins in gastric and esophagogastric junction cancer:an Italian multicenter study [J]. Gastric Cancer, 2017;20(1):70–82. DOI:10.1007/s10120–015–0589–6.

[26]Gao F,Chen J,Wang T,et al. Incidence of microscopically positive proximal margins in adenocarcinoma of the gastroesophageal junction [J]. PLoS One, 2014;9 (2):e88010. Published 2014 Feb 5. DOI:10.1371/journal.pone.0088010.

[27]Zhang H,Zhang W,Peng D,et al. Short-term postoperative complications and prognostic factors in patients with adenocarcinoma of the esophagogastric junction [J]. Thorac Cancer, 2018;9(8):1018–1025. DOI:10.1111/1759–7714.12780.

[28]Siewert JR,Stein HJ,Feith M. Adenocarcinoma of the esophago-gastric junction [J]. Scand J Surg, 2006;95 (4):260–269. DOI:10.1177/145749690609500409.

[29]Pedrazzani C,de Manzoni G,Marrelli D,et al. Lymph node involvement in advanced gastroesophageal junction adenocarcinoma [J]. J Thorac Cardiovasc Surg, 2007;134 (2):378–385. DOI:10.1016/j.jtcvs.2007.03.034.

[30]Kurokawa Y,Hiki N,Yoshikawa T,et al. Mediastinal lymph node metastasis and recurrence in adenocarcinoma of the esophagogastric junction [J]. Surgery, 2015;157 (3):551–555. DOI:10.1016/j.surg.2014.08.099.

[31]Hoshino I,Gunji H,Ishige F,et al. Surgical treatment strategy for esophagogastric junction cancers based on the tumor diameter [J]. BMC Surg, 2019;19 (1):152. Published 2019 Oct 24. DOI:10.1186/s12893–019–0614–5.

[32]Nienhüser H,Schmidt T. Prediction of mediastinal lymph node metastasis in adenocarcinoma of the esophagogastric junction [J]. J Thorac Dis, 2019;11 (11):E214–E216. DOI:10.21037/jtd.2019.10.28.

[33]Koyanagi K,Kato F,Kanamori J,et al. Clinical significance of esophageal invasion length for the prediction of mediastinal lymph node metastasis in Siewert type Ⅱ adenocarcinoma:A retrospective single-institution study [J]. Ann Gastroenterol Surg, 2018;2 (3):187–196. Published 2018 Apr 10. DOI:10.1002/ags3.12069.

[34]Matsuda T,Kurokawa Y,Yoshikawa T,et al. Clinicopathological Characteristics and Prognostic Factors of Patients with Siewert Type Ⅱ Esophagogastric Junction Carcinoma:A Retrospective Multicenter Study [J]. World J Surg, 2016;40 (7):1672–1679. DOI:10.1007/s00268–016–3451–z.

[35]Feith M,Stein HJ,Siewert JR. Adenocarcinoma of the esophagogastric junction:surgical therapy based on 1602 consecutive resected patients [J]. Surg Oncol Clin N Am, 2006;15 (4):751–764. DOI:10.1016/j.soc.2006.07.015.

[36]日本胃癌学会.胃癌治疗ガイドライン:医师用[M].5 版.东京:金原出版株式会社,2018:xiii,91p.

[37]Watanabe M,Kinoshita T,Enomoto N,et al. Clinical Significance of Splenic Hilar Dissection with Splenectomy in Advanced

Proximal Gastric Cancer:An Analysis at a Single Institution in Japan[J]. World J Surg, 2016;40(5):1165-1171. DOI:10.1007/s00268-015-3362-4.

[38]Cai MZ,Lv CB,Cai LS,et al. Priority of lymph node dissection for advanced esophagogastric junction adenocarcinoma with the tumor center located below the esophagogastric junction [J]. Medicine (Baltimore), 2019;98 (51):e18451. DOI:10.1097/MD.0000000000018451.

[39]Hasegawa S,Yoshikawa T,Rino Y,et al. Priority of lymph node dissection for Siewert type Ⅱ/Ⅲ adenocarcinoma of the esophagogastric junction [J]. Ann Surg Oncol, 2013;20(13):4252-4259. DOI:10.1245/s10434-013-3036-0.

[40]Sano T,Sasako M,Mizusawa J,et al. Randomized Controlled Trial to Evaluate Splenectomy in Total Gastrectomy for Proximal Gastric Carcinoma [J]. Ann Surg, 2017;265 (2):277-283. DOI:10.1097/SLA.0000000000001814.

[41]Lv CB,Huang CM,Zheng CH,et al. Should Splenic Hilar Lymph Nodes be Dissected for Siewert Type Ⅱ and Ⅲ Esophagogastric Junction Carcinoma Based on Tumor Diameter:A Retrospective Database Analysis[J]. Medicine(Baltimore), 2016;95(21):e3473. DOI:10.1097/MD.0000000000003473.

[42]Rosa F,Quero G,Fiorillo C,et al. Total vs proximal gastrectomy for adenocarcinoma of the upper third of the stomach:a propensity-score-matched analysis of a multicenter western experience(On behalf of the Italian Research Group for Gastric Cancer-GIRCG)[J]. Gastric Cancer, 2018;21(5):845-852. DOI:10.1007/s10120-018-0804-3.

[43]Li S,Gu L,Shen Z,Mao D,et al. A meta-analysis of comparison of proximal gastrectomy with double-tract reconstruction and total gastrectomy for proximal early gastric cancer [J]. BMC Surg, 2019;19 (1):117. Published 2019 Aug 22. DOI:10.1186/s12893-019-0584-7.

[44]Zhu K,Xu Y,Fu J,et al. Proximal Gastrectomy versus Total Gastrectomy for Siewert Type Ⅱ Adenocarcinoma of the Esophagogastric Junction:A Comprehensive Analysis of Data from the SEER Registry [J]. Dis Markers, 2019;2019:9637972. Published 2019 Dec 31. DOI:10.1155/2019/9637972.

[45]Honda M,Hiki N,Kinoshita T,et al. Long-term Outcomes of Laparoscopic Versus Open Surgery for Clinical Stage I Gastric Cancer:The LOC-1 Study [J]. Ann Surg, 2016;264 (2):214-222. DOI:10.1097/SLA.0000000000001654.

[46]Kim W,Kim HH,Han SU,et al. Decreased Morbidity of Laparoscopic Distal Gastrectomy Compared With Open Distal Gastrectomy for Stage I Gastric Cancer:Short-term Outcomes From a Multicenter Randomized Controlled Trial(KLASS-01)[J]. Ann Surg, 2016;263(1):28-35. DOI:10.1097/SLA.0000000000001346.

[47]Kim HH,Han SU,Kim MC,et al. Effect of Laparoscopic Distal Gastrectomy vs Open Distal Gastrectomy on Long-term Survival Among Patients With Stage I Gastric Cancer:The KLASS-01 Randomized Clinical Trial [J]. JAMA Oncol, 2019;5 (4):506-513. DOI:10.1001/jamaoncol.2018.6727.

[48]Huang CM,Lv CB,Lin JX,et al. Laparoscopic-assisted versus open total gastrectomy for Siewert type Ⅱ and Ⅲ esophagogastric

junction carcinoma:a propensity score-matched case-control study [J]. Surg Endosc, 2017;31(9):3495-3503. DOI:10.1007/s00464-016-5375-y

[49]马君俊,藏潞,郑民华. 食管胃结合部腺癌的腹腔镜外科治疗进展与争议热点[J]. 腹腔镜外科杂志, 2019,24(3),161-165. DOI:10.13499/j.cnki.fqjwkzz.2019.03.161.

[50]Wang S,Lin S,Wang H,et al. Reconstruction methods after radical proximal gastrectomy:A systematic review [J]. Medicine (Baltimore), 2018;97 (11):e0121. DOI:10.1097/MD.0000000000010121.

[51]Hayami M,Hiki N,Nunobe S,et al. Clinical Outcomes and Evaluation of Laparoscopic Proximal Gastrectomy with Double-Flap Technique for Early Gastric Cancer in the Upper Third of the Stomach [published correction appears in Ann Surg Oncol. 2018 May 17::] [J]. Ann Surg Oncol, 2017;24 (6):1635-1642. DOI:10.1245/s10434-017-5782-x.

[52]Yasuda A,Yasuda T,Imamoto H,et al. A newly modified esophagogastrostomy with a reliable angle of His by placing a gastric tube in the lower mediastinum in laparoscopy-assisted proximal gastrectomy[J]. Gastric Cancer, 2015;18(4):850-858. DOI:10.1007/s10120-014-0431-6.

[53]Li S,Gu L,Shen Z,Mao D,et al. A meta-analysis of comparison of proximal gastrectomy with double-tract reconstruction and total gastrectomy for proximal early gastric cancer [J]. BMC Surg. 2019;19 (1):117. Published 2019 Aug 22. DOI:10.1186/s12893-019-0584-7.

[54]Cunningham D,Allum WH,Stenning SP,et al. Perioperative chemotherapy versus surgery alone for resectable gastroesophageal cancer[J]. N Engl J Med, 2006;355(1):11-20. DOI:10.1056/NEJMoa055531.

[55]Hosoda K,Yamashita K,Katada N,et al. Benefit of neoadjuvant chemotherapy for Siewert type Ⅱ esophagogastric junction adenocarcinoma[J]. Anticancer Res, 2015;35(1):419-425.

[56]Mukherjee S,Hurt CN,Gwynne S,et al. NEOSCOPE:A randomised phase Ⅱ study of induction chemotherapy followed by oxaliplatin/capecitabine or carboplatin/paclitaxel based pre-operative chemoradiation for resectable oesophageal adenocarcinoma[J]. Eur J Cancer, 2017;74:38-46. DOI:10.1016/j.ejca.2016.11.031.

[57]Shapiro J,van Lanschot JJB,Hulshof MCCM,et al. Neoadjuvant chemoradiotherapy plus surgery versus surgery alone for oesophageal or junctional cancer (CROSS):long-term results of a randomised controlled trial[J]. Lancet Oncol, 2015;16(9):1090-1098. DOI:10.1016/S1470-2045(15)00040-6.

[58]Park SH,Sohn TS,Lee J,et al. Phase Ⅲ Trial to Compare Adjuvant Chemotherapy With Capecitabine and Cisplatin Versus Concurrent Chemoradiotherapy in Gastric Cancer:Final Report of the Adjuvant Chemoradiotherapy in Stomach Tumors Trial,Including Survival and Subset Analyses [J]. J Clin Oncol, 2015;33(28):3130-3136. DOI:10.1200/JCO.2014.58.3930.

[59]Al-Batran SE,Lorenzen S. Management of Locally Advanced Gastroesophageal Cancer:Still a Multidisciplinary Global Challenge [J]. Hematol Oncol Clin North Am, 2017;31 (3):441-452. DOI:10.1016/j.hoc.2017.01.004.

第 10 章

淋巴示踪技术在胃癌淋巴结清扫中的应用

黄文柏　王晓娜

以手术为中心的综合治疗是改善胃癌患者预后的重要手段,肿瘤完整切除以及根治性淋巴结清扫是手术成功的关键。随着腹腔镜、机器人等微创技术的发展,精准与微创共同成为当前胃癌手术治疗的主要发展方向。对于早期胃癌,如何在肿瘤根治的前提下实现功能性保留,避免过度的淋巴结清扫,改善患者生活质量,都需要我们去思考;对于进展期胃癌,D2淋巴结清扫作为胃癌根治性手术的标准已逐渐得到认可,精准有效地实现系统的淋巴结清扫,以及尽可能多地获取淋巴结同时不增加手术并发症,是我们追求的目标。

腹腔镜手术实现微创的同时也伴随着一定的缺陷,例如,由于缺乏开腹手术的触感,对肿瘤较小、未侵及浆膜的早期胃癌,术中准确定位肿瘤并确定合理的切除和清扫范围有一定挑战。另外,胃周有复杂的血管分布和淋巴引流,仅通过裸眼进行淋巴结清扫,在不增加并发症同时高效精准地获取足够多的淋巴结对术者特别是初学者来说比较困难。为了弥补腹腔镜手术的不足,准确定位肿瘤位置,规范手术切除范围,保证手术质量,改善患者预后,真正做到精准与微创并重,以吲哚菁绿(ICG)近红外光成像技术为代表的淋巴结示踪技术应运而生,ICG荧光成像在乳腺癌、肺癌等前哨淋巴结定位上取得了较肯定的效果。随着ICG荧光成像技术在腹腔镜设备的成功运用,人们发现ICG近红外光成像具有优良的组织穿透性,能够良好地识别肥厚脂肪组织内的淋巴结,这使得淋巴结示踪技术在胃癌手术中具有广阔的应用前景和发展空间。

■ 淋巴结示踪剂的种类及机制

淋巴结示踪剂根据染料的性质主要可以分为放射性核素、非荧光染料和荧光染料三大类。以^{99m}Tc-硫胶体为代表的放射性示踪剂能快速、特异性进入淋巴管,并可停留较长时间,但其成本高、副作用大,临床应用受限。非荧光染料示踪剂常见有靛卡红、专利蓝、异硫蓝、亚甲蓝和纳米碳等。异硫蓝和专利蓝由于分子质量小,组织弥散快,可能导致过敏,临床已少有应用。亚甲蓝为小分子水溶性化合物,注射后可同时进入毛细淋巴管和毛细血管,使组织泛染导致手术视野不清。荧光染料示踪剂,以ICG为代表,可利用荧光实时显像技术来引导手术,具有成本低、无辐射、操作简单、定位准确等优点,但荧光可被较厚的组织结构遮挡而难以穿透,使临床应用受到一定限制。其中,纳米碳示踪剂和吲哚菁绿是当前胃癌手术中常用的示踪剂。

纳米碳

纳米碳是主要采用纳米工艺加工而成的一种淋巴示踪剂,可高度特异性进入淋巴管和淋巴结,并将其染色。该示踪剂由纳米碳颗粒组成,安全性高,对人体无任何副作用。Hagiwara等最早将活性炭用于淋巴结示踪,但由于碳颗粒大小不等,容易导致黑染不均匀、局部黑染严重等情况。纳米碳颗粒平均直径为150nm,大于毛细血管内皮细胞间隙(20~50nm),不能进入血管。而毛细淋巴管内皮细胞间隙为120~150nm，与纳米碳颗粒直径接近，且毛细淋巴管基膜往往发育不完全，因此纳米碳注射后能迅速进入淋巴管，并滞留集聚于相应淋巴结，实现肿瘤区域引流淋巴结染色，具有高度的淋巴系统趋向性。进入淋巴管网的纳米碳，随着淋巴液的回流和巨噬细胞的移行，能够黑染相应的淋巴管和淋巴结。纳米碳对淋巴管网的染色非常短暂，但会在淋巴结内长期滞留，染色效果可持续1周以上。大部分纳米碳随术中淋巴清扫被清除体外，少数未被清扫的黑染淋巴结中，纳米碳颗粒被巨噬细胞捕获后，可在数月内最终通过肺和消化道排出体外。

吲哚菁绿(ICG)

ICG 是一种近红外荧光染料，可被波长范围为750~810nm 的外来光激发，发射波长 840nm 左右的近红外光，其组织穿透深度范围为 0.5~1.0cm。ICG 具有近红外光的固有特性，基本不对血液主要成分(血红蛋白和水)可能产生的自发荧光发生干扰效应。因此，ICG 分子荧光影像系统将荧光激发和荧光接收显影融合在一起，通过近红外激发光源、高灵敏近红外荧光摄像机及计算机图像处理系统实现 ICG 荧光成像。ICG 相对无不良反应，在世界范围内被广泛使用。其在血液中的半衰期约为 4 分钟，通过肝脏代谢排泄至胆管，无肾毒性。其发射近红外光为光学反应，无辐射。经静脉给药的 ICG 与血浆白蛋白结合后被限制在血管内并随着血液循环到达器官组织的毛细血管，因此，通过观察器官组织的荧光程度可以判断其血液灌注情况。经局部注射的 ICG，一部分与组织中的白蛋白结合并留存，通过观察局部组织的荧光程度可对肿瘤进行定位；另一部分被淋巴系统吸收并与淋巴系统中的白蛋白结合，随淋巴系统引流至淋巴结，最终回流至血液系统。由于淋巴系统转运缓慢，ICG 可在淋巴系统内存在较长时间，因此可以实现淋巴引流的导航。

■ 淋巴结示踪剂的适应证

纳米碳具有很高的安全性，暂无明确的禁忌证，胃癌手术中纳米碳示踪剂的适应证与禁忌证和胃癌手术相当。ICG 中含有微量碘元素，不推荐碘剂过敏的患者进行 ICG 荧光成像，ICG 引导下的腹腔镜胃癌根治手术是在成熟、规范的腹腔镜胃癌手术基础上进行的，其适应证及禁忌证应与腹腔镜胃癌根治术相当。《吲哚菁绿近红外光成像在腹腔镜胃癌根治术中的应用中国专家共识(2019 版)》推荐：对于早期胃癌患者，特别是行全腹腔镜胃癌根治术的患者，建议利用 ICG 成像，进行术中快速肿瘤定位；早期胃癌行前哨淋巴结活检的患者，推荐通过 ICG 荧光成像行前哨淋巴结活检；对于须行规范淋巴结清扫，特别是进展期胃癌患者，或拟行保留功能胃癌根治术(如保留幽门胃癌根治术)的患者，建议通过 ICG 荧光成像行淋巴结引流范围显影；术中静脉内注射 ICG 适用于术中评估胃壁、肠壁、吻合口血供，以及食管下端、十二指肠残端、脾脏、肝脏血供。同时，该共识推荐的使用标准见表10-1，浆膜下层注射方式见图10-1。

■ 淋巴结示踪技术在胃癌手术中的应用(图 10-2 和图 10-3)

早期胃癌

早期胃癌淋巴结转移率低(0~10.6%)，部分学者认为可以依据前哨淋巴结的分布范围和活检结果，指导早期胃癌手术方式和淋巴结清扫，在根治前提下实施精准化手术，避免过度淋巴结清扫，减少并发症，

表 10-1 ICG 推荐使用标准

目标显影	ICG 注射时间	注射部位	注射浓度	注射剂量
肿瘤定位	术前 1 天(胃镜下)	肿瘤周围 4 个点,黏膜下层注射	1.25g/L	每个点 0.5mL,共 2mL
淋巴结引流范围	术前 1 天(胃镜下)	肿瘤周围 4 个点,黏膜下层注射	1.25g/L	每个点 0.5mL,共 2mL
	术中(胃镜下)	肿瘤周围 4 个点或胃小弯、胃大弯各 3 个点,黏膜下层注射	0.25g/L	每个点 0.5mL,共 2~3mL
	术中	胃小弯和胃大弯各 3 个点,浆膜下层注射	0.25g/L	每个点 1.0mL,共 4~6mL
前哨淋巴结	术中(胃镜下)	肿瘤周围 4 个点黏膜下层注射	0.25g/L	每个点 0.5~1.0mL,共 2~6mL
吻合口	术中	静脉注射	2.50g/L	每次 3mL,可间隔重复注射

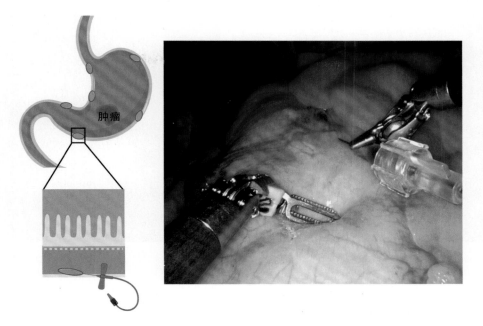

图 10-1　ICG 注射位置。

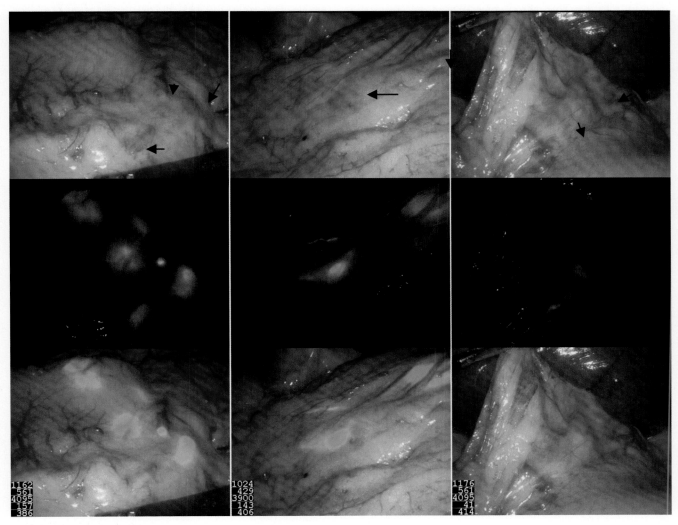

图 10-2　吲哚菁绿注射后胃壁及胃周淋巴结显影情况。

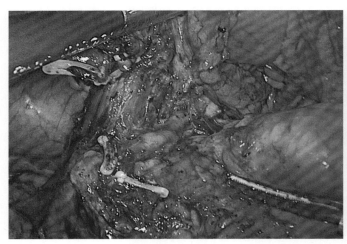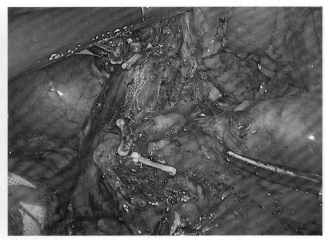

图 10-3　幽门下区清扫。

更多地保留功能，从而提高患者生存质量。应用淋巴结示踪技术能够更精准地进行淋巴结清扫，为实施功能保留性手术创造条件。1952 年，Wangensteen率先提出胃节段切除术用于胃溃疡的治疗。1999 年，Ohwada 等改良了该术式，首次用于治疗早期胃癌患者，结果表明该术式具有良好的安全性和有效性，能显著改善患者生活质量。日本《胃癌治疗指南》将胃节段切除术定义为介于内镜黏膜下剥离术（ESD）/内镜黏膜切除术（EMR）等内镜治疗和标准胃切除手术之间的手术方法。与 PPG 手术相比，胃节段切除术的胃切除与淋巴结清扫范围更小，主要针对淋巴结转移率低的黏膜内癌。为保证肿瘤切除的根治性，胃节段切除术联合前哨淋巴结导航技术，通过术前或术中于病灶周围注射染料，对可能发生转移的淋巴区域进行精准的淋巴结清扫。前哨淋巴结导航手术已广泛应用于乳腺癌及黑色素瘤的治疗，但胃淋巴回流相对复杂，且具有跳跃性转移的特点，其对胃癌淋巴结转移预测准确率较低，因而前哨淋巴结导航手术在胃癌领域的应用存在较多的争议。近年来已有多项研究证实使用 ICG 在胃癌手术中行前哨淋巴结示踪定位技术安全、可行，且 ICG 荧光成像技术具有直观、高敏感性及信号稳定等优势，目前已逐渐取代既往放射性胶体携带美蓝的方式。日本临床肿瘤协作组（JCOG）的一项多中心回顾性研究（JCOG-0302），应用吲哚菁绿进行前哨淋巴结染色示踪，术中的冰冻病理结果提示有较高的假阴性率（46%），术后追加石蜡病理检查，也仍有 14% 的假阴性率。究其原因主要是该研究采用单一染料而未采用荧光显像，以及术中冰冻病理不准确导致预测失败。随后，Kitagawa 等通过黏膜下注射染料和放射性示踪剂预测前哨淋巴结，其前哨淋巴结检出率为 97.5%（387/397），转移淋巴结检测敏感性为 93%（53/57），假阴性率为 7%（4/57），检测准确率为 99%（383/387）。Shoji 等通过 ICG 黏膜下注射联合腹腔镜早期胃癌根治术前哨淋巴结导航活检，同时改良了术中前哨淋巴结组织活检方法，采用一步法核酸扩增（OSNA）测定法，可在 30 分钟内明确上皮蛋白 CK19 的表达而确诊，弥补了既往术中冰冻活检后苏木精-伊红染色法敏感性低、时间长的缺点，其使假阴性率明显降低，甚至在其小样本前瞻性研究中，其判断前哨淋巴结转移的假阴性率低至 0。随着探测技术的成熟，ICG 荧光成像技术在早期胃癌前哨淋巴结定位活检及功能保留手术中的应用会更为安全、规范，其远期预后及患者生活质量的评估，有待多学科前瞻性研究的验证。

腹腔镜或机器人胃癌根治术是早期胃癌推荐的主要治疗方式之一。Kim 等发现，在 43 例腹腔镜早期胃癌根治术中，ICG 的应用能增加淋巴结的检出率，特别是幽门下区的淋巴结，检出率提高了 6.7%。Kwon 等通过针对早期胃癌患者机器人 ICG 示踪的前瞻性单臂研究，证实与历史对照组相比，ICG 示踪可以提高早期胃癌患者淋巴结检出数（48.9 枚对 35.2 枚，P<0.01），从而实现了完整的淋巴结清扫。

进展期胃癌

对于进展期胃癌，彻底有效地清扫胃周淋巴结，提高淋巴结清扫数目及阳性淋巴结检出数目对患者的准确分期、后续治疗方案的选择及预后的改善具有重要意义。由于胃周血管淋巴结分布复杂，以及腹腔镜和机器人手术中触觉反馈减弱，如何在不增加手术并发症的同时高效精准地获取足够多的淋巴结，这对于手术者特别是初学者是较大的挑战。淋巴结示踪技术的引导，有助于术者更加安全、准确地进行淋巴结清扫。然而，对于 ICG 荧光成像能否提高微创胃癌根治术中淋巴结检出数目，既往研究结果不尽相同。Cianchi 等报道显示，机器人胃癌根治术中应用 ICG 具有与传统胃癌根治术相似的近期疗效和术后并发症发病率，且能够获取更多的淋巴结数目。而 Lan 等的研究则显示，相较于非 ICG 组，ICG 组并未提高总淋巴结检出数目。除了回顾性研究选择偏倚、不同研究纳入标准不统一外，不同研究所用 ICG 注射方式、时间、浓度不同也是导致结果不统一的重要原因。为进一步研究，我国学者开展了一系列的研究，其中福建协和医院黄昌明教授开展的 FUGES-012 随机对照研究结果显示，纳入的 258 例 cT1-4a 患者（ICG 组：129 例，非 ICG 组：129 例），ICG 组平均总淋巴结清扫数目显著多于非 ICG 组（50.5 枚 对 42.0 枚，$P<0.01$），且两组患者术后恢复过程及术后 30 天内并发症发生率相似。分层分析显示，无论是行远端胃大部切除术，还是行全胃切除术，ICG 组平均总淋巴结清扫数目均显著多于非 ICG 组的平均总淋巴结清扫数目（远端胃切除：49.2 枚 对 39.8 枚，全胃切除：52.1 枚 对 43.1 枚；P 均<0.01）。

同时，ICG 的应用可能有助于降低淋巴结不符合率。淋巴结不符合率可作为胃癌 D2 根治手术的质控指标，多项研究显示胃癌 D2 根治术后仍存在较高的淋巴结不符合率。Dutch 研究中的 D2 淋巴结不符合率达 81.6%，CRITICS 研究中的 D2 淋巴结不符合率为 58.9%；韩国的 COACT1001 研究中腹腔镜远端切除组和开腹远端切除组的淋巴结不符合率分别为 47.0% 和 43.2%；我国的 FUGES-012 研究中 ICG 组腹腔镜远端胃切除患者的淋巴结不符合率为 23.9%，ICG 组腹腔镜全胃切除患者的淋巴结不符合率为 41.4%。因此，ICG 在腹腔镜胃癌根治手术中的应用将有助于降低淋巴结不符合率，可实现改善患者预后的目的。

双镜联合与淋巴结示踪技术

内镜下切除治疗能够使部分早期胃癌达到根治效果，但仍有约 10% 的患者术后出现淋巴结转移，导致患者后续仍需要接受补救性手术。Roh 等分析了 98 例内镜治疗失败后行荧光显影下补救性淋巴结清扫患者的淋巴结情况，基于荧光淋巴结组别的分析显示，检测转移淋巴结的敏感性为 100%，这意味着所有转移的淋巴结组别均显示有荧光，阴性预测值为 100%，具有非常高的敏感性及阴性预测值。虽然其特异性仍较低（仅 23.0%），且阳性预测值仅为 1.3%。而若通过双镜联合技术，将其与淋巴结示踪技术结合起来，一方面可以帮助术者术中准确定位肿瘤所在位置，标示区域淋巴结转移情况，对肿瘤周围的淋巴通路起到标记和定位的作用，指导手术切除范围，提高肿瘤根治性和规范性；另一方面还可以协助病理医生在脂肪组织中准确、便捷地查找淋巴结，避免了病理大切片的步骤烦琐、制作复杂、周期长、费用高等缺点。

■ 淋巴结示踪技术的局限性

胃癌的淋巴结转移途径复杂，淋巴结跳跃情况时有发生，导致淋巴结示踪技术的准确性有所下降。进展期胃癌往往伴随淋巴回流破坏，无正常的引流范围，淋巴结示踪技术在较晚期胃癌中的效果要差于早期胃癌。而对于拟行 D1+ 或 D2 淋巴结清扫的胃癌患者出现清扫范围外的淋巴结显影时（如 No.13、No.14v 或 No.16a 淋巴结），是否需要一并切除显影淋巴结尚存在争议。ICG 荧光显影的淋巴结只能说明该淋巴结接收来自肿瘤周围组织的淋巴回流，但不一定是转移淋巴结，文献报道其准确率为 70.0%~95.2%；另外，淋巴结示踪还存在假阴性情况。目前，淋巴结示踪技术在腹腔镜胃癌根治术中的应用仍处于起步阶段，多数为小样本的回顾性研究，往往仅限于评估前哨淋巴结清扫、判断术后吻合口血运等。ICG 是否能帮助术者进行安全有效的淋巴结清扫示踪，尚存在争议。现今仍缺乏大样本多中心随机对照研究评估淋巴结示踪技术在引导腹腔镜胃癌 D2 根治术中的安全性、有效性及可行性。

■ 总结与展望

精准与微创并重是时代发展的潮流，腹腔镜和机器人手术在胃癌根治术中的应用越来越广泛，可以更好地减小创伤、加快恢复，将淋巴结示踪技术应用于胃癌手术中前哨淋巴结定位导航和淋巴结示踪清扫，有助于术中进行更彻底的 D1+或 D2 淋巴结清扫，且在保留功能手术中有助于更精准地清扫淋巴结，提高胃癌个体化治疗的科学性，缩短手术时间，降低手术风险，更准确判定肿瘤分期，真正实现精准和微创并举。该技术的推广能使胃癌根治术的质量得到更好的保证，造福初学者，缩短腹腔镜手术学习曲线时间，同时有经验的外科医生也能够从中获益。

参考文献

[1]Gioux S,Choi HS,Frangioni JV,et al. Image-guided surgery using invisible near-infrared light:fundamentals of clinical translation[J]. Mol Imaging,2010,9(5):237–255.

[2]Kwon IG,Son T,Kim HI,Hyung WJ. Fluorescent Lymphography-Guided Lymphadenectomy During Robotic Radical Gastrectomy for Gastric Cancer[J]. JAMA surgery,2019;154(2):150–158.

[3]中华医学会外科学分会胃肠外科学组.吲哚菁绿近红外光成像在腹腔镜胃癌根治术中应用中国专家共识(2019 版)[J].中国实用外科杂志,2020,40(2):139–144.

[4]Association JGC. Japanese gastric cancer treatment guidelines 2010(ver. 3)[J]. Gastric Cancer,2011,14(2):113–123.

[5]宋武,何裕隆.早期胃癌淋巴结转移特点、规律和意义[J].中国实用外科杂志,2019,39(5):444–447.

[6]Vahrmeijer AL,Hutteman M,Der Vorst JR,et al. Image-guided cancer surgery using near-infrared fluorescence [J].Nat Rev Clin Oncol,2013,10(9):507–518.

[7]Yu J,Huang C,Sun Y,et al. Effect of Laparoscopic vs Open Distal Gastrectomy on 3-Year Disease-Free Survival in Patients with Locally Advanced Gastric Cancer:The CLASS–01 Randomized Clinical Trial[J]. Jama,2019;321(20):1983–1992.

[8]李树春,臧潞.早期胃癌前哨淋巴结研究现状[J].中国实用外科杂志,2019,39(5):502–505.

[9]Schaafsma BE,Mieog JSD,Hutteman M,et al. The clinical use of indocyanine green as a near-infrared fluorescent contrast agent for image-guided oncologic surgery [J]. J Surg Oncol,2011,104(3):323–332.

[10]He M,Jiang Z,Wang C,et al. Diagnostic value of near-infrared or fluorescent indocyanine green guided sentinel lymph node mapping in gastric cancer:A systematic review and meta-analysis[J]. J Surg Oncol,2018,118(8):1243–1256.

[11]Skubleny D,Dang JT,Skulsky S,et al. Diagnostic evaluation of sentinel lymph node biopsy using indocyanine green and infrared or fluorescent imaging in gastric cancer:a systematic review and meta-analysis[J]. Surg Endosc,2018,32(6):2620–2631.

[12]Chen QY,Zheng CH,Li P,et al.Safety and prognostic impact of prophylactic laparoscopic superior mesenteric vein (No. 14v) lymph node dissection for lower-third gastric cancer:a propensity score-matched case-control study [J]. Surg Endosc,2018,32(3):1495–1505.

[13]Miyashiro I,Hiratsuka M,Sasako M,et al.High false-negative proportion of intraoperative histological examination as a serious problem for clinical application of sentinel node biopsy for early gastric cancer:final results of the Japan Clinical Oncology Group multicenter trial JCOG0302 [J]. Gastric Cancer,2014,17 (2):316–323.

[14]Chen QY,Lin GT,Zhong Q,et al. Laparoscopic total gastrectomy for upper-middle advanced gastric cancer:analysis based on lymph node noncompliance [J]. Gastric Cancer,2020,23(1):184–194.

[15]Shoji Y,Kumagai K,Kamiya S,et al. Prospective feasibility study for single-tracer sentinel node mapping by ICG(indocyanine green)fluorescence and OSNA (one-step nucleic acid amplification)assay in laparoscopic gastric cancer surgery [J].Gastric Cancer,2019,22(4):873–880.

[16]胡祥,张驰,胡婕,等.早期胃癌手术治疗策略[J]. 中国实用外科杂志,2019,39(5):447–450.

[17]Jaffer A.Ajani,Thomas A. D′Amico,Khaldoun Almhanna,et al. Gastric cancer,version 3.2016,NCCN Clinical Practice Guidelines in Oncology [J]. J Natl Compr Canc Netw,2016,14 (10):1286–1312.

[18]Kim TH,Kong SH,Park JH,et al. Assessment of the completeness of lymph node dissection using near-infrared imaging with indocyanine green in laparoscopic gastrectomy for gastric cancer[J]. J Gastric Cancer,2018,18(2):161–171.

[19]Kwon IG,Son T,Kim HI,et al. Fluorescent lymphography-guided lymphadenectomy during robotic radical gastrectomy for gastric cancer[J]. JAMA Surg,2019,154(2):150–158.

[20]Cianchi F,Indennitate G,Paoli B,et al. The clinical value of fluorescent lymphography with indocyanine green during robotic surgery for gastric cancer:a matched cohort study[J]. J Gastrointest Surg,2020,4(10):2197–2203.

[21]Lan YT,Huang KH,Chen PH,et al. A pilot study of lymph node mapping with indocyanine green in robotic gastrectomy for gastric cancer [J]. SAGE Open Med,2017,5 (114):2050312117727444.

[22]Patti MG,Herbella FA,Herbella FA. Indocyanine green tracer-guided lymph node retrieval during radical dissection in gastric cancer surgery[J]. JAMA Surg,2020,155(4):312.

[23]de Steur WO,Hartgrink HH,Dikken JL,et al. Quality control of lymph node dissection in the dutch gastric cancer trial [J]. Br J Surg,2015,102(11):1388–1393.

[24]Claassen YHM,de Steur WO,Hartgrink HH,et al. Surgico-pathological quality control and protocol adherence to lym-

phadenectomy in the CRITICS gastric cancer trial [J]. Ann Surg,2018,268(6):1008-1013.

[25]Park YK,Yoon HM,Kim YW,et al. Laparoscopy-assisted versus open D2 distal gastrectomy for advanced gastric cancer:results from a randomized phase ii multicenter clinical trial (COACT 1001)[J]. Ann Surg,2018,267(4):638-645.

[26]Hatta W,Gotoda T,Oyama T,et al. Is radical surgery necessary in all patients who do not meet the curative criteria for endoscopic submucosal dissection in early gastric cancer? A multi-center retrospective study in Japan[J]. J Gastroenterol,2017,52(2):175-184.

[27]Roh CK,Choi S,Seo WJ,et al. Indocyanine green fluorescence lymphography during gastrectomy after initial endoscopic submucosal dissection for early gastric cancer [J]. Br J Surg, 2020,107(6):712-719.

[28]Smith,D.D . Impact of total lymph node count on staging and survival after gastrectomy for gastric cancer:data from a large US-population database [J]. J Clin Oncol,2005,23 (28):7114-7124.

[29]Son T,Hyung WJ,Lee JH,et al. Clinical implication of an insufficient number of examined lymph nodes after curative resection for gastric cancer[J]. Cancer,2012,118(19):4687-4693.

[30]梁寒,张李.早期胃癌治疗方式合理选择:争议与共识[J]. 中国实用外科杂志,2019,39(5):424-427.

[31]Park YK,Yoon HM,Kim YW,et al. Laparoscopy-assisted versus open D2 distal gastrectomy for advanced gastric cancer:results from a randomized phase ii multicenter clinical trial (COACT 1001)[J]. Ann Surg,2018,267(4):638-645.

第 11 章

电外科技术在胃癌手术中的应用

李 斌

■ 电外科技术的历史

电外科技术，是将电子化技术应用于外科领域，通过高频电流对人体组织产生的切割、凝固、止血、失活以及坏死等作用效果，达到外科治疗目的的现代医学技术。

在外科雏形发展之初，术中的切割、分离、止血，大多通过手术刀、剪刀和结扎线完成，往往出血较多且止血效果不能令人满意，导致手术风险也极高。随着电子设备的发明和逐步发展，从 19 世纪末期开始，部分西方学者便尝试探索使用电设备辅助进行手术的可能性。直到 1923 年，德国工程师 Christian Otto Erbe 利用内部钨丝端火花放电实现了可控电流技术，设计并研发出了世界上首台具备现代雏形的电刀 Erbotherm 900HC（图 11-1），这可以说是电外科史上第一个里程碑事件，由此大大提高了手术质量、效率和安全性。随后，美国外科医生 Harvey Cushing 利用电刀完成了 1 例颅内肿瘤切除手术，这是历史上第一次在手术室中应用电刀完成的外科切除手术。1940 年，美国外科医生 James Greenwood 将电刀两极分别接在镊子两端，形成双极电凝技术，并发现其相比以前的单极技术更加高效、精细和安全。1958 年，集成电路方案被提出；1960 年，世界上诞生了第一块集成电路；1961年，集成电路初步实现量产，以及近年来新兴的芯片技术，都进一步促进了电外科技术向安全、高效和精细化的不断发展。

■ 电外科技术的分类

电外科技术从作用原理上可以分为热技术、冷技术和智能化辅助技术。

热技术

热技术是指通过利用电流的热效应直接作用于组织，或者利用电流换能后做功所产生的热效应作用于组织，从而辅助外科手术的技术。

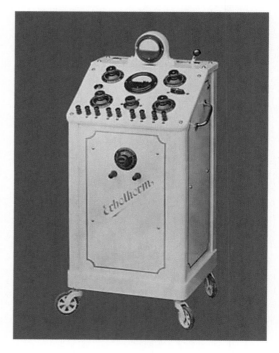

图 11-1　世界上第一台电刀 Erbotherm 900HC。

单极电刀（图 11-2）

电刀自 100 年前开始应用于外科手术以来，最实用的功能应用是电切与电凝。单极技术实现上述功能较为简单，使用电极单点作用于组织即可，选择不同模式进行组织切割或凝血。电切模式切割电流的波形通常为一个连续输出的无阻尼正弦波，对组织细胞的作用效果主要是破裂汽化从而进行分离；电凝模式则是一个间断输出的阻尼波，对组织细胞的效果主要是干燥收缩从而实现止血。一些电刀还设有混合切割模式，其高频电流对组织细胞的热效应兼顾了电切和电凝两种作用效果。

双极电刀（图 11-3）

单极电刀的电流工作回路是通过靶组织经由人

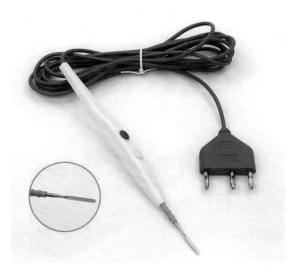

图 11-2　单极电刀。

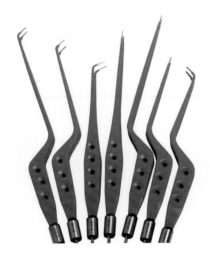

图 11-3　不同型号的双极电刀。

体传导至中性电极（负极板），而双极电刀的电流是从器械的一极发出，经由两极间组织流入另一极，不经由人体，故不需要负极板，安全性也相对更高。

氩气刀

氩气刀全称为氩等离子体凝固术（APC），相比于传统电刀，其具有止血快、失血少、不易形成焦痂等优点。电外科设备提供的高频电压，可将氩气激发成导电的氩等离子体，转化成热效应实现凝血或组织失活的效果。使用传统电刀凝血时，因空气中富含氧气，会产生手术烟雾和异味，组织也容易炭化；相比较而言，氩气刀通过非接触单极电凝模式，电极和靶组织之间形成惰性的氩等离子体，局部隔离空气后氧化效应弱，手术烟雾和异味也会减少。另外，由于被凝固的组织阻抗高于周围出血组织，氩等离子体能自动流向低阻抗区域（即出血点），从而达到稳定均匀的凝血效果，对正常组织的热损伤效应也更小。

射频刀

射频刀通过射频交流电引起离子震荡，转化成热能对组织进行切割、凝血或破坏，主要用于肿瘤消融和灭活。射频刀热作用扩散范围较小，对肿瘤细胞的消融和灭活效果有限，目前正在探索多电极治疗模式。射频刀目前多应用于肝胆外科和妇科等专业。

超声刀（图 11-4）

超声刀通过超声频率发生器使金属刀头进行高频机械振动，从而产生热量，组织内水分汽化、蛋白键断裂、蛋白变性形成胶状封闭血管，从而改变生物组织的结构和状态，完成组织的切割、分离、止血，达到治疗目的。超声刀输出能量较低，其扩散范围为 1~3mm，对组织的切割方便，出血较少，不易误伤周围正常组

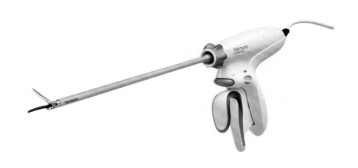

图 11-4　超声刀。

织,在多种外科手术尤其是腔镜手术中有着广泛的应用。

大血管闭合系统

传统的血管闭合技术领域中,较大的血管通常用缝线结扎或血管夹闭合的方式进行离断,操作过程相对烦琐,手术时间长。随着电外科技术的不断发展,出现了大血管闭合系统,即一种特殊的双极电凝电流,

配合以特殊设计的双极钳形器械,产生的热效应使组织蛋白变性,结合钳口的压力,使变形的蛋白重组,融合成一透明带。使用大血管闭合系统的血管组织永久闭合后能承受人体正常收缩压的 3 倍以上压力,最大可以闭合直径为 7mm 的血管。常见的大血管闭合系统设备包括百克钳(图 11-5 和图 11-6)、Ligasure(图 11-7)和安速刀等。

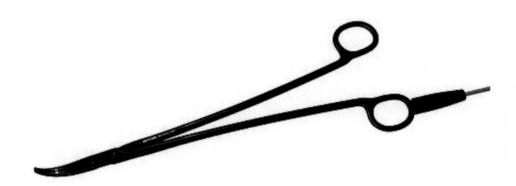

图 11-5　大血管闭合系统——百克钳(开放手术用)。

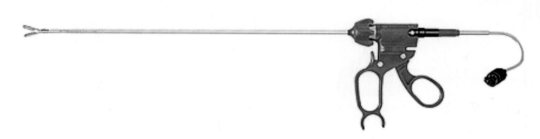

图 11-6　大血管闭合系统——百克钳(腔镜手术用)。

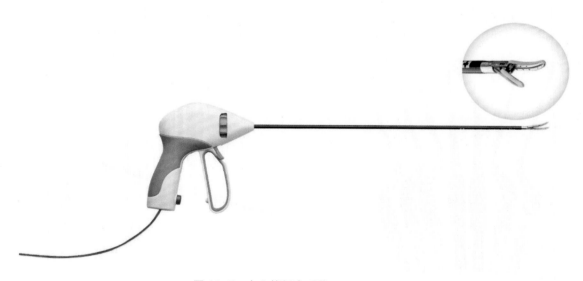

图 11-7　大血管闭合系统——Ligasure。

冷技术

冷技术指的是利用水流或制冷气体所产生的冷作用而工作的技术。

水刀

水刀是利用极精细的高压水束（直径为 $120\mu m$，压力最高可达 80 个标准大气压）来实现外科手术组织分离的一种冷技术。水刀的优点是可以进行选择性组织分离、无热损伤，可以在切开实质性脏器的同时，通过恰当的高压水束的机械冲击，分离软脆的实质性组织，柔韧的血管、胆管、淋巴管及神经得以保留，有效保护脉管组织和神经功能，达到无任何热损伤的精细选择性分离。目前水刀技术多应用于神经外科、肝胆外科等。

冷冻器械

冷冻器械是在水刀技术的基础上，进一步将其降温直至 $-50℃$ 以下，利用低温对细胞的破坏作用，以及循环复温造成肿瘤细胞的坏死，达到治疗肿瘤的目的。常见的气压调解式冷冻治疗产品的冷媒主要是 CO_2 或 N_2O。

智能化辅助技术

近些年，随着计算机运算和呈现能力的增强，智能化辅助技术得到不断发展与完善，可为临床提供有价值的患者术前和术中信息，帮助外科医生制订个体化诊疗方案，在提高疾病诊断效率、合理选择治疗方法、提高手术成功率、降低手术风险等方面发挥了积极作用。目前已初步应用于临床外科实践的智能化辅助技术主要包括热成像反馈、漫反射光谱、快速蒸汽电离质谱、计算机视觉和智能化电外科系统等。

■ 电外科技术在胃癌手术中的实践

胃位于人体上腹部，为连续性空腔脏器，其解剖特点为：①具有黏膜层、黏膜下层、肌层、浆膜层四层结构；②胃周血供复杂，且具有丰富的系膜营养血管，逐级分层进入胃周组织；③周围的供血血管、淋巴管、淋巴结等结构解剖位置相对固定，淋巴引流区域变异不大；④因胚胎发育原因，胃周解剖间隙以"膜解剖"层次划分，脏器之间间隙分层较为明显。电外科技术在胃癌手术中的应用主要是切割离断和淋巴结清扫。

切割离断

电外科在胃癌手术中可以解离或离断绝大部分解剖结构，如胃结肠韧带、肝胃韧带、大网膜、胰腺背膜、肠系膜等，食管、胃体、十二指肠和小肠也可应用闭合器或多齿钳闭合后使用电外科器械切断，切断过程中可在标本侧适当采用较大功率，可达到良好的止血效果。有时，离断后的钉合端会出现渗血，甚至活动性出血，可酌情采用电刀电凝或超声刀止血，效果不满意时应果断采用结扎或缝扎止血的方式处理。值得注意的是，此时不宜进行高功率长时间止血，因闭合的金属钉具有良好的导电性，存在扩大电外科热损伤的风险，严重时可能引发消化道穿孔、坏死或吻合口瘘。

淋巴结清扫

胃癌根治性手术中，除保证足够切除范围、切缘要求、完整切除原发病灶外，规范的淋巴结清扫是极具专科特色和非常重要的手术组成部分。多年的临床实践已经证明，规范的淋巴结清扫能够提高胃癌患者预后。因肿瘤部位和具体分期不同，淋巴结清扫范围各异，但总体要求淋巴结清扫需彻底，连同淋巴结周围组织一并完整切除，不应在体内残留需清扫的淋巴结及周围组织，在整块切除的基础上力求达到完美的根治性切除效果。

在淋巴结清扫中，应强调以下几点：①当淋巴结受累时分离有时较困难，应沿淋巴结被膜进行分离以确保淋巴结的完整切除；②淋巴结融合成团时需使用较小功率的电外科器械，慢速多次逐步分离，寻找解剖间隙；③淋巴结清扫过程中避免电外科器械分破或插入淋巴结内，从而避免造成人为播散；④对于较大的淋巴结滋养血管和淋巴管，以及深部结构渗血时，若电外科设备止血不满意，应果断采用结扎或缝扎的方式确切止血，不建议用较大输出功率长时间电凝止血，以避免损伤重要脉管结构。

应注意的是，使用电外科器械分离清扫淋巴结时，应严格控制输出功率的大小和单次工作时长。因大多数淋巴结紧邻血管，尤其清扫一些结构相对复杂的大血管周围淋巴结时（如 No.7、No.8、No.9 区淋巴结),额外的热损伤效应易于过多破坏动脉外膜,术后易形成假性动脉瘤或迟发性出血,少数患者可能因此而危及生命。

■ 总结

电外科技术发展至今已有百年历史,各种新型设备和电外科整合平台层出不穷,在提高手术质量、缩短手术时间、完善手术安全性等方面给予了胃癌外科医生极大的帮助。但我们同时要意识到,电外科的应用也可能带来热损伤等特殊手术并发症。在临床外科实践中,可以根据个人习惯灵活组合选用不同的电外科器械,在处理不同组织时选择合适的输出功率和恰当的输出模式。考虑到不同中心、不同术者习惯各异,应多进行手术展示和交流,每位胃癌外科医生都应博采众长,吸收同道的先进经验为己所用,相互借鉴、取长补短,不断提高手术的精细程度和安全性,让更多胃癌患者获益。

参考文献

[1]Hainer BL. Fundamentals of electrosurgery[J]. J Am Board Fam Pract, 1991;4(6):419-26.

[2]Taheri A,Mansoori P,Sandoval LF,et al. Electrosurgery:part Ⅱ. Technology,applications,and safety of electrosurgical devices[J]. J Am Acad Dermatol, 2014;70(4):607.e1-12.

[3]Odell RC. Surgical complications specific to monopolar electrosurgical energy:engineering changes that have made electrosurgery safer[J]. J Minim Invasive Gynecol, 2013;20(3):288-98.

[4]Vancaillie TG. Active electrode monitoring. How to prevent unintentional thermal injury associated with monopolar electrosurgery at laparoscopy[J]. Surg Endosc, 1998;12(8):1009-12.

[5]Sankaranarayanan G,Resapu RR,Jones DB,et al. Common uses and cited complications of energy in surgery [J]. Surg Endosc, 2013;27(9):3056-72.

[6]Shlykov V,Kotovskyi V,Dubko A,et al. Temperature monitoring for high frequency welding of soft biological tissues:A prospective study[J]. Technol Health Care, 2019;27(6):643-9.

[7]Adank MW,Fleischer JC,Dankelman J,et al. Real-time oncological guidance using diffuse reflectance spectroscopy in electrosurgery:the effect of coagulation on tissue discrimination [J]. J Biomed Opt, 2018;23(11):1-10.

[8]Vilos GA,Rajakumar C. Electrosurgical generators and monopolar and bipolar electrosurgery [J]. J Minim Invasive Gynecol, 2013;20(3):279-87.

[9]Vellimana AK,Sciubba DM,Noggle JC,et al. Current technological advances of bipolar coagulation[J]. Neurosurgery, 2009;64(3 Suppl):ons11-8;discussion ons19.

[10]Rioux JE. Bipolar electrosurgery:a short history [J]. J Minim Invasive Gynecol, 2007;14(5):538-41.

[11]Cheng H,Clymer JW,Sadeghirad B,et al. Performance of Harmonic devices in surgical oncology:an umbrella review of the evidence[J]. World J Surg Oncol, 2018;16(1):2.

[12]Cheng H,Clymer JW,Qadeer RA,et al. Procedure costs associated with the use of Harmonic devices compared to conventional techniques in various surgeries:a systematic review and meta-analysis[J]. Clinicoecon Outcomes Res, 2018;10:399-412.

[13]Palanker DV,Vankov A,Huie P. Electrosurgery with cellular precision[J]. IEEE Trans Biomed Eng, 2008;55(2 Pt 2):838-41.

[14]van de Berg NJ,van den Dobbelsteen JJ,Jansen FW,et al. Energetic soft-tissue treatment technologies:an overview of procedural fundamentals and safety factors [J]. Surg Endosc, 2013;27(9):3085-99.

[15]Ha A,Richards C,Criman E,et al. The safe use of surgical energy devices by surgeons may be overestimated[J]. Surg Endosc, 2018;32(9):3861-7.

[16]Morris ML. Electrosurgery in the gastroenterology suite:principles, practice,and safety [J]. Gastroenterol Nurs, 2006;29(2):126-32.

[17]Kawabata R,Takiguchi S,Kimura Y,et al. A randomized phase Ⅱ study of the clinical effects of ultrasonically activated coagulating shears(Harmonic scalpel)in open gastrectomy for gastric cancer[J]. Surg Today, 2016;46(5):561-8.

[18]Tsimoyiannis EC,Jabarin M,Tsimoyiannis JC,et al. Ultrasonically activated shears in extended lymphadenectomy for gastric cancer[J]. World J Surg, 2002;26(2):158-61

[19]Chen XL,Chen XZ,Lu ZH,et al. Comparison of ultrasonic scalpel versus conventional techniques in open gastrectomy for gastric carcinoma patients:a systematic review and meta-analysis [J]. PLoS One, 2014;9(7):e103330.

[20]Sun ZC,Xu WG,Xiao XM,et al. Ultrasonic dissection versus conventional electrocautery during gastrectomy for gastric cancer:a meta-analysis of randomized controlled trials [J]. Eur J Surg Oncol, 2015;41(4):527-33.

[21]Cheng H,Hsiao CW,Clymer JW,et al. Gastrectomy and D2 Lymphadenectomy for Gastric Cancer:A Meta-Analysis Comparing the Harmonic Scalpel to Conventional Techniques [J]. Int J Surg Oncol, 2015;2015:397260.

[22]Huang Y,Mu GC,Qin XG,et al. The application of ultrasonic harmonic scalpel in the radical surgery of gastric cancer [J]. Clin Transl Oncol, 2013;15(11):932-7.

[23]Inoue K,Nakane Y,Michiura T,et al. Ultrasonic scalpel for gastric cancer surgery:a prospective randomized study[J]. J Gastrointest Surg, 2012;16(10):1840-6.

第 12 章

胃癌根治术后淋巴结精细分拣技术

邓靖宇

迄今为止,胃癌淋巴结转移仍然是导致患者术后复发和患者死亡的独立影响因素。淋巴结转移的发生伴随着整个胃癌疾病进程,与胃癌细胞生物学特性密切相关。除部分早期(黏膜内癌)患者外,绝大多数胃癌患者均有淋巴结转移,包括显性和非显性淋巴结转移。根据术前影像学(超声、强化 CT、MRI 或 PET 等)检查,大部分进展期胃癌患者能被发现伴有部分显性淋巴结转移(cN+),但并不完全准确。影像学检查对于淋巴结转移检测另外一个重要的意义在于了解淋巴结转移范围,这也是决定患者进一步治疗方案选择的重要依据。随着越来越多的学者针对胃癌分期对于预后的大宗临床回顾性病例研究总结发现,淋巴结转移数目是所有淋巴结转移分期方式中评估患者预后最为有效的指标,尽管淋巴结转移范围仍对预后评估具有一定的临床影响力。全面了解胃癌淋巴结转移的信息对于胃癌患者分期和辅助治疗尤为重要,也是提高进展期胃癌患者生存率的一个相关因素。胃癌手术标本中解离获取淋巴结的充足数量和详细位置,是提供全面而详细的淋巴结转移信息的重要基础。因此,规范胃癌手术淋巴结清扫范围,并从胃癌手术切除标本中获取准确的淋巴结清扫信息,对于患者预后评估和辅助治疗最佳方案的选择显得尤为重要。

在日本和韩国,胃癌手术标本中淋巴结获取送检工作是由外科医师在术中或术后即刻完成,随后再将详细分组的淋巴结连同其余标本一起送病理科检测。而在我国大多数医疗中心,胃癌手术标本淋巴结解离工作还依赖于病理科医生完成,存在以下因素会导致最终送检淋巴结数目过少:①大多数病理科医生不熟悉胃及周围上腹部解剖知识,无法辨清淋巴结组群分

布;②经过多聚甲醛溶液固定后的胃癌标本由于组织挛缩、脱水,导致淋巴结与周围组织分离困难而不易被发现,最终导致可行病理切片检测的淋巴结总数明显减少,阳性检出率下降。

目前,针对国内大多数医疗中心对于胃癌淋巴结送检规范常识欠缺的现状,有必要进行普及和统一。本章结合天津医科大学胃部肿瘤科临床实践并引进日本学习技术,对胃癌淋巴结送检的规范化操作流程及注意事项做一阐述,以期对其他医疗中心提高胃癌淋巴结转移的准确分期概率有所帮助,并改善患者辅助治疗的远期效果。

■ 淋巴结规范送检的前提

规范性胃癌淋巴结清扫术的实施

规范的淋巴结清扫是获得胃癌患者全面而准确的淋巴结信息的必要前提。目前,我国胃癌患者以进展期胃癌为主要群体。而针对进展期胃癌中可手术切除的病例而言,D2 淋巴结清扫是胃癌根治手术中淋巴结清扫方式的定型术式。D2 淋巴结清扫范围目前仍以第 4 版日本《胃癌治疗指南》为准则,即上腹部腹腔干及其三大分支根部淋巴结和胃周淋巴结(不同部位略有区别)均被视为术中淋巴结清扫范围。此外,淋巴结清扫操作中应遵循以下原则:①由远及近,以腹腔干为中心,首先清扫远处淋巴结可阻断淋巴管中癌细胞向远处播散的概率;②整块清扫淋巴结及其周围软组织,避免切开淋巴结输入、输出管及淋巴液溢出,从而降低癌细胞播散或局部残留的可能;③沿周围主要血

管走行清扫淋巴结是避免切断开放淋巴引流液导致癌细胞溢出污染的重要步骤;④杜绝淋巴结摘除。

保持胃癌手术标本完整性

保持完整的胃癌手术标本是获取详细淋巴结信息的基本要求。完整的手术标本得益于胃癌根治性手术整块切除的原则。针对胃癌淋巴结转移的各个不同部位而言,任何随意的操作行为都有可能增加术后淋巴结获取过程中分区、分组鉴别困难。因此,对于姑息性切除的胃癌患者,难以获得他们全面而准确的淋巴结信息。保持完整胃癌手术标本的主要意义在于:①有利于明确淋巴结转移的具体部位,依照日本第 14 版《胃癌处理规约》,将胃周淋巴结划分为 1~16 组(胃食管结合部腺癌还涉及第 19 和第 20 组),而不同淋巴结转移部位是评估胃癌细胞转移侵袭能力等生物学特性的重要条件和胃癌分期的参照依据;②有利于术后病理准确评估淋巴结被膜及结外软组织受侵、微转移及孤立癌细胞存在的情况。

胃癌手术标本的妥善处置

胃癌手术标本的妥善放置和限时内淋巴结解离是获取全面、准确淋巴结信息的重要保证。离体标本会随着时间的推移出现相应的组织学变化,包括蛋白质降解、细胞固缩和组织崩解等。妥善保护手术切除标本,并在限时内完成淋巴结解离,获取后及时用甲醛溶液固定并送病理检测,是掌握胃癌患者淋巴结全面信息的重要步骤。胃癌手术标本最佳解离获取淋巴结应在手术切除标本后即刻进行,否则需要保持相对湿度和温度才能维持标本状态。一般建议胃癌离体标本在术后 1~2 小时内进行淋巴结解离获取,且脂肪越少,标本应越早进行淋巴结解离获取。

获取淋巴结送检前准备

获取的淋巴结应在被妥善分装、固定后,随即将其送病理检测。在解离胃癌手术标本获取淋巴结之前,应对所有可能获取的淋巴结依照其具体位置,配置淋巴结标本储存固定器皿,同时分别注明每个器皿所储存的淋巴结组别、数目及少量淋巴结外软组织。而远离淋巴结外膜的软组织应和大网膜等一并送病理检测。应杜绝大块组织直接送病理检测,这是由于一旦组织被固定以后,再将淋巴结(尤其是最大径<0.5cm)从周围软组织中完整解离非常困难,直

接降低了术后标本淋巴结检出率。

■ 淋巴结规范送检的具体操作流程(以远端胃癌根治术后标本为例)

全面检查胃癌手术标本

细致审视整个胃癌标本,包括原发病灶、切缘、胃周淋巴结及软组织(图 12-1)。首先根据原发灶部位,评估淋巴结清扫范围是否达标(早期 D1+,进展期 D2)。对于清扫范围不足的胃癌手术标本,应特别标注所缺清扫淋巴结区域,以用于随后患者辅助治疗方案的选择。胃周淋巴结应注意有无破损,应了解淋巴结是否为术中仅切除部分导致形态不全,或因术后对标本夹持移动等导致淋巴结完整性被损坏,以上两者的鉴别直接关系到明确腹腔淋巴结清扫是否有残留,其对于患者术后辅助治疗的选择也至关重要。淋巴结外层被覆软组织是淋巴结完整清扫的最好证明,而无软组织被覆的淋巴结则需要仔细查看其外膜情况,明确淋巴结形态的完整性。完整的淋巴结外观(无论有无癌细胞转移)可见具有光泽的外膜存在,即使是融合的淋巴结群,也常可见最外层淋巴结被膜所在。

胃周淋巴结各组位置的确定

从胃癌手术标本上解离淋巴结之前,应详细辨别胃癌标本上所有淋巴结的组别位置,并有计划地制订各组淋巴结解离顺序。尽管不同患者胃周各组淋巴结

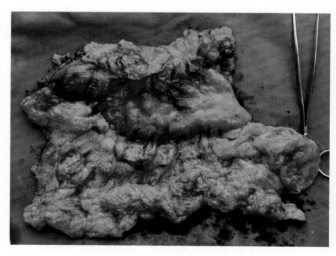

图 12-1　审视整个胃癌手术标本。

数目有所不同,但其解剖位置则相对固定,均沿胃周血管和腹腔干三大分支根部排列。操作者应熟悉各组淋巴结所在血管及其分支周围区域,这是保证胃癌淋巴结精确送检和反映胃癌细胞转移扩散能力的重要前提。胃癌淋巴结转移分组位置应该是胃癌外科规范化培训所必须掌握的基本内容。

胃癌标本淋巴结解离获取步骤

胃癌标本淋巴结解离获取应采取由远及近和由浅入深的步骤实施。本文以远端胃癌根治术后标本为例,首先平放标本使其幽门侧、贲门切缘侧、小弯侧和大弯侧均与体内位置一致。平铺小弯侧软组织、小网膜、胃左/右血管残留端和腹膜后软组织,完全平铺大弯侧软组织、胃网膜左/右血管残留端和大网膜(图12-2)。

随即采用组织剪依次将小弯侧各组淋巴结(No.1、No.3a、No.3b 和 No.5 组)及其周围软组织、腹腔干及其分支根部周围各组淋巴结(No.12a、No.8a、No.9、No.11p 和 No.7 组)及其周围软组织,以及大弯侧各组淋巴结(No.6、No.4d 和 No.4sb 组)及其周围软组织剪取后,再逐步剥离各组软组织并分离血管、淋巴管、神经纤维后

查找淋巴结(图 12-3 至图 12-14)。

胃癌标本中淋巴结鉴别特点

成功鉴别包裹于软组织中的淋巴结是获取胃癌淋巴结中最为重要的步骤。事实上,从胃癌手术标本分离下各组淋巴结所在区域软组织中逐一获取淋巴结是一项需要细致和耐心的操作,其常需要在具体操作过程中对淋巴结的外形、质地及分布特点等进行逐

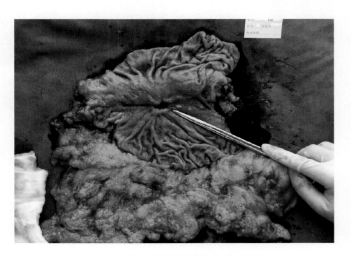

图 12-2　完全平展剖析整个手术标本。

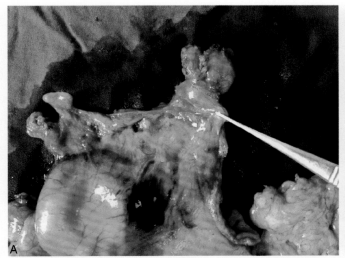

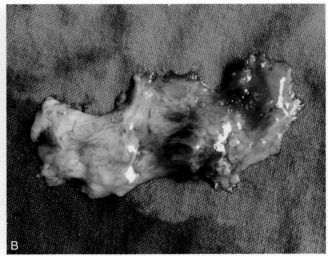

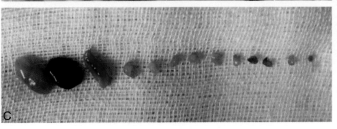

图 12-3　剪取 No.1 组淋巴结及其周围部分软组织。

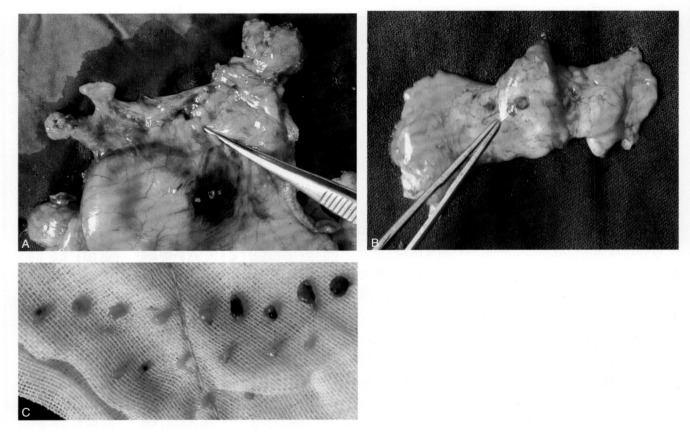

图 12-4　剪取 No.3a 组淋巴结及其周围部分软组织。

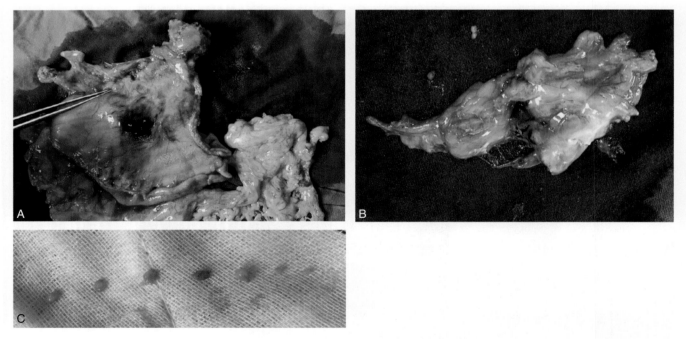

图 12-5　剪取 No.3b 组淋巴结及其周围部分软组织。

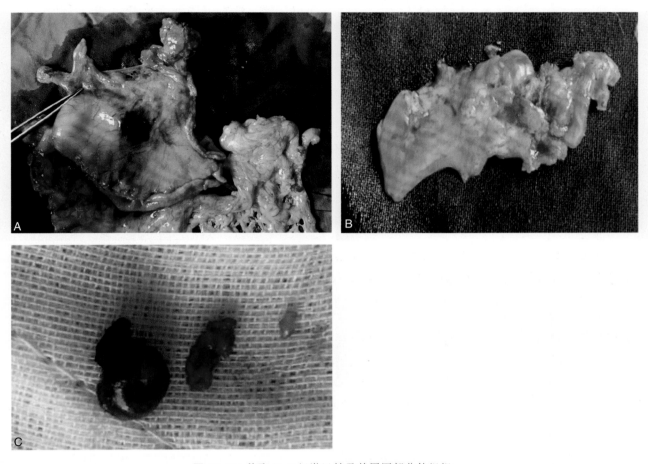

图 12-6　剪取 No.5 组淋巴结及其周围部分软组织。

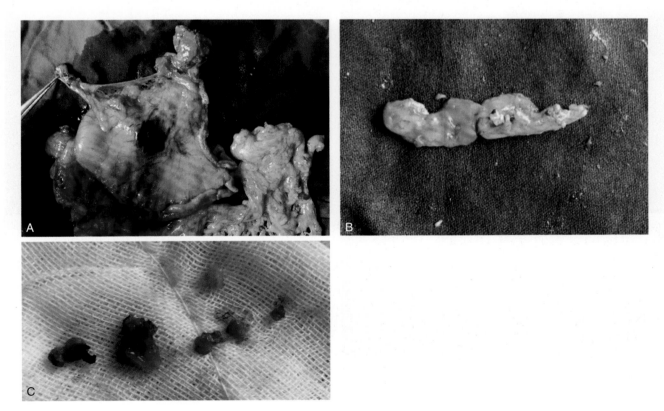

图 12-7　剪取 No.12a 组淋巴结及其周围部分软组织。

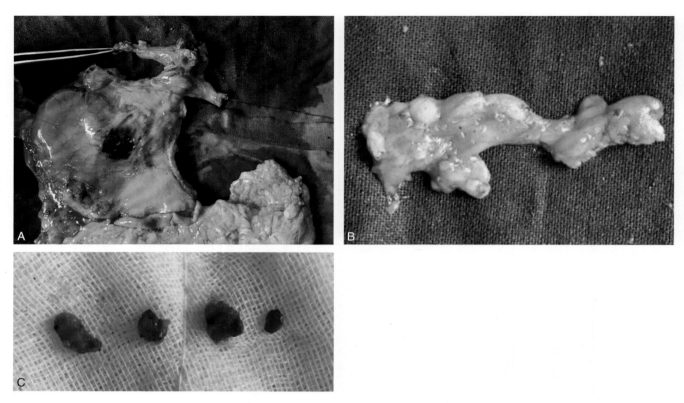

图 12-8 剪取 No.8a 组淋巴结及其周围部分软组织。

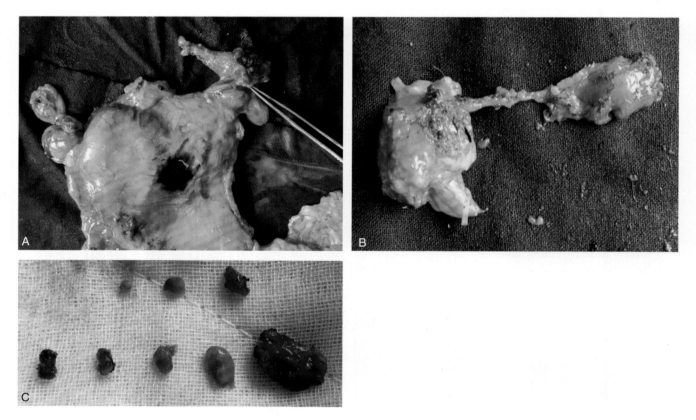

图 12-9 剪取 No.9 组淋巴结及其周围部分软组织。

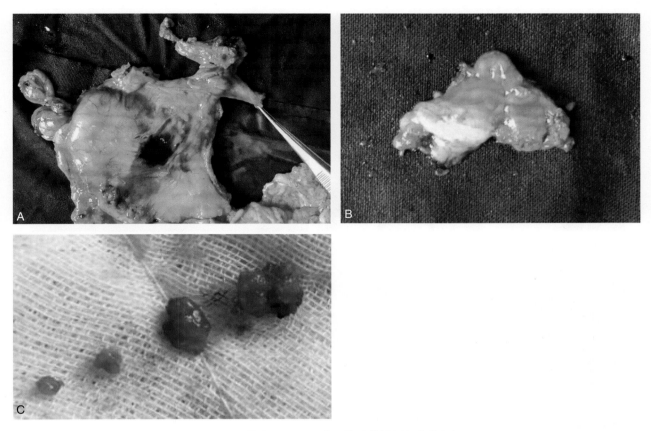

图 12-10　剪取 No.11p 组淋巴结及其周围部分软组织。

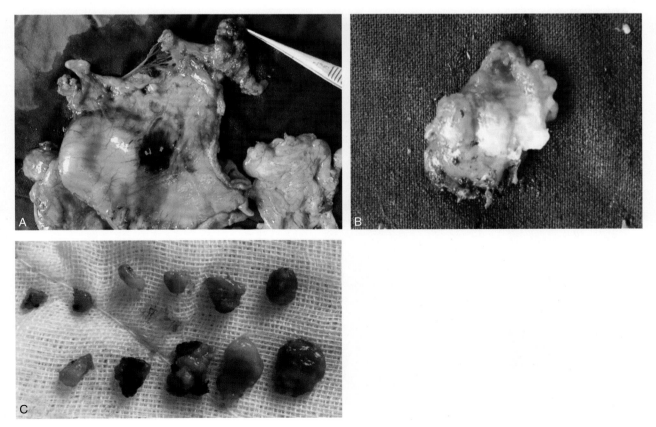

图 12-11　剪取 No.7 组淋巴结及其周围部分软组织。

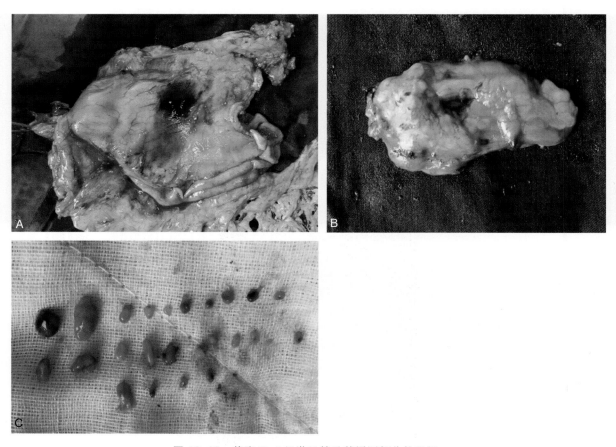

图 12-12　剪取 No.6 组淋巴结及其周围部分软组织。

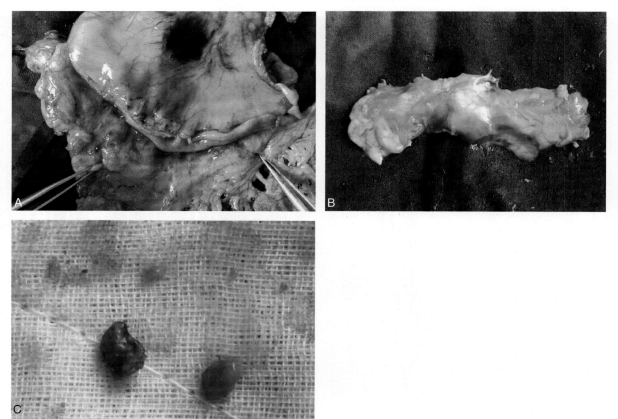

图 12-13　剪取 No.4d 组淋巴结及其周围部分软组织。

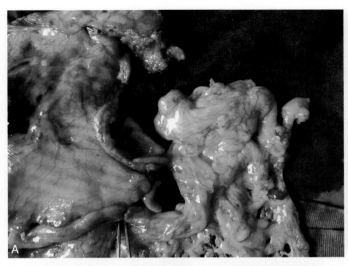

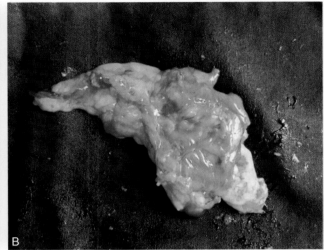

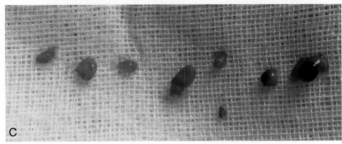

图 12-14　剪取 No.4sb 组淋巴结及其周围部分软组织。

一鉴别后完成。胃癌标本中淋巴结的主要鉴别特点如下：①大/小弯侧非转移淋巴结的外形多数可为蚕豆形、肾形或球形，颜色可为乳白色或淡黄色，其最大径常为 0.2~1.0cm，质地偏韧，具有一定弹性，外膜光泽良好，多沿血管走行排列却易与周围组织分离（图 12-15A）；②大/小弯侧转移淋巴结的外形多数可为类圆形或椭圆形，可融合成块或集合成簇，边缘不规则，可呈现部分"棱角"状，颜色可为褐色或淡黄色，其最大径常超过 1.0cm，质硬，弹性差，外膜光泽暗淡，多与相邻血管粘连且不易与周围组织分离（图 12-15B）；③腹腔干及其分支根部周围非转移淋巴结的外形可为扁平状长梭形或蚕豆形，边缘规则，颜色多见褐色、乳色或淡黄色，其最大径常为 0.5~1.0cm，质软，弹性较好，外膜光泽适中，多易与相邻血管或周围组织分离（图 12-15C）；④腹腔干及其分支根部周围转移淋巴结的外形多可见类球形或类圆形，常融合成块，边缘不规则，颜色常为白色或淡灰色，其最大径常超过 1.0cm，质硬，弹性差，外膜光泽差，多与相邻血管粘连且不易分离（图 12-15D）。

淋巴结外软组织处理

淋巴结外软组织阳性是影响胃癌患者预后的重要因素之一，而关于胃癌淋巴结外软组织受累的原因目前仍存有一定争议。常见淋巴结外软组织被侵犯的类型分为：Ⅰ 型，胃周淋巴结特定组别区域组织中可见软组织受癌细胞侵犯而未见完整淋巴结结构成分（图 12-16），该类软组织阳性可能是因为转移淋巴结完全被增殖癌细胞破坏；Ⅱ 型，胃周淋巴结特定组别区域组织中虽有较完整淋巴结存在，同时在淋巴结之外不相连部位也可见软组织受癌细胞侵犯（图 12-17），该类软组织阳性可能是因为转移淋巴结完全被增殖癌细胞破坏，或癌细胞直接转移至淋巴结外软组织中；Ⅲ 型，胃周淋巴结特定组别区域组织中可见存有癌细胞转移的淋巴结，但同时可见该淋巴结中癌细胞增殖，并直接突破被膜侵入周围软组织（图 12-18），该类软组织阳性应考虑是由转移淋巴结部分被其内部增殖癌细胞破坏所致。不管淋巴结外软组织阳性属于以上哪种类型，均提示胃癌细胞生物学行为［增殖、侵袭和

(或)转移]较差。因此,准确分离送检胃癌标本中淋巴结外软组织才能够完整反映患者淋巴结转移信息和肿瘤相关生物学行为。对于获取胃癌标本中可能转移的淋巴结时,应尽量避免彻底剔除该淋巴结周围软组织,应保留少许淋巴结外软组织,并将其与淋巴结一

并送病理检测,这样可以保持淋巴结结构完整性(特别是对于被膜受侵犯的淋巴结),并可明确软组织具体分型。而对于获取胃癌标本中考虑为非转移的淋巴结,则可以考虑剔除该淋巴结周围软组织,将淋巴结和结外软组织分别送病理检测。

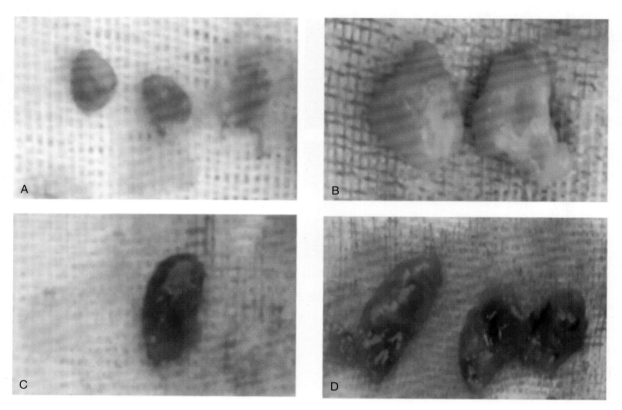

图 12-15　胃周淋巴结常见形态。(A)大/小弯侧非转移淋巴结常见外形。(B)大/小弯侧转移淋巴结常见外形。(C)腹腔干及其分支根部周围非转移淋巴结常见外形。(D)腹腔干及其分支根部周围转移淋巴结常见外形。

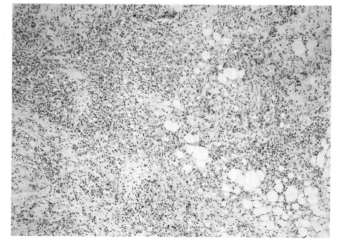

图 12-16　Ⅰ型胃周淋巴结结外软组织阳性(×100)。

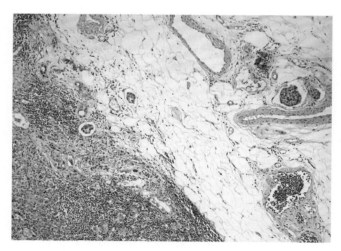

图 12-17　Ⅱ型胃周淋巴结结外软组织阳性(×100)。

大网膜淋巴结的识别

总的来说,大网膜淋巴结不包括大弯侧沿胃网膜血管弓及血管根部排列的淋巴结组(No.6、No.4d 和 No.4sb 组)。大网膜淋巴结检出率偏低,常与乳糜斑、软组织结节、播散灶及脂肪结节混淆。识别大网膜淋巴结需要熟悉大网膜血管及其分支走行,以及淋巴管汇集方向,以上述血管走行为主要探查线路,并重点注意大网膜血管及其主要分支根部附近是否存有淋巴结(图 12-19)。体形较胖的患者网膜脂肪沉积往往较为丰富,应改沿网膜血管走行和网膜边缘(血液和淋巴液回流起始部),逐层剪开腹膜和脂肪组织,解离其中纤维组织后,再使用组织剪向同一方向逐一剔除

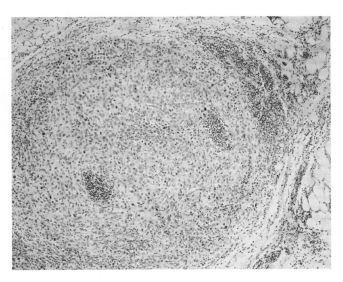

图 12-18　Ⅲ型胃周淋巴结结外软组织阳性(×100)。

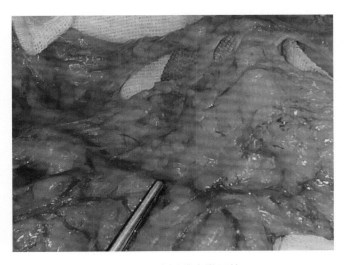

图 12-19　大网膜中淋巴结。

脂肪,仔细辨别淋巴结的存在。

■ 淋巴结规范送检过程中特殊情况处理建议

淋巴结送检数目范围

淋巴结是由胚胎时期淋巴窦或淋巴管连同其周围间质细胞发育而成,不同的个体淋巴结数目不同。人体淋巴结总数为 300~600 枚,而在上腹部,胃周淋巴结数目变化也较大。胃癌患者的发病诱因不同,全身免疫功能及淋巴细胞增殖力存在差异,即使处于同一部位,且疾病分期相同的患者,在胃周同一组别的淋巴结数目也有所不同。此外,部分患者可因淋巴结萎缩或脂肪化而导致淋巴结数目骤降。软组织阳性患者手术标本中部分组别淋巴结被其内部增殖癌细胞完全破坏,也可能是影响淋巴结最终送检数目变化的相关因素。因此,在整个胃癌手术标本的淋巴结获取操作中,进行规范而细致的操作,提高送检淋巴结总数,是唯一能够减少由淋巴结数目变异导致送检数目不足的手段。

淋巴结融合

在进展期胃癌患者的手术标本获取淋巴结操作中,部分患者可出现胃周淋巴结融合现象,常见于该组别淋巴结转移数目多且淋巴结增生显著时。融合的淋巴结常彼此粘连致密且难以分离,如何确定融合的淋巴结块组织中淋巴结的数目?若融合的淋巴结之间无任何疏松组织间隙供潜行分离,则应将整个融合的淋巴结块完整送至病理科,同时标记外观可见淋巴结数目。切忌强行分离毁损淋巴结(尤其是直径较小的淋巴结),或使送检淋巴结结构不完整,以至于在病理镜下检测无法对该淋巴结是否有癌细胞转移做出准确的判定。对于含有少量潜在分离间隙的融合淋巴结,则可试行锐器分离,并记录每个分离下的淋巴结外膜完整情况供术后病理医师参考(图 12-20)。

胃原发灶直接侵犯淋巴结

胃原发灶直接侵犯淋巴结常见于小弯侧胃体部直径偏大的原发肿瘤。被原发灶直接侵犯的淋巴结无法被单独解离送检,而应随同原发灶一并送病理检测。其原因如下:①被原发灶侵犯的淋巴结未必都是

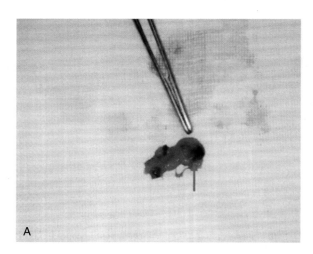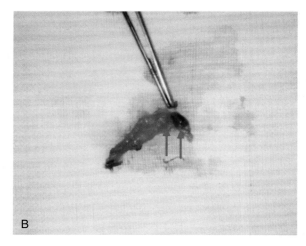

图 12-20　淋巴结融合试行分离。

转移的淋巴结，强行解离送检可能造成淋巴结结构损害而阻碍术后病理医师正确评估；②强行解离被直接侵犯的淋巴结也可造成原发灶的完整性被损坏，术后病理医师对原发灶浸润深度的评估困难加大；③强行解离被原发灶侵犯的淋巴结可造成病理科医师对于淋巴结粘连组织来源判定困难（软组织阳性或原发灶组织）。因此，鉴于以上原因，不应对原发灶直接侵犯的淋巴结解离送检。

淋巴结外形隐匿

在部分胃癌患者手术标本中会出现不同部位淋巴结难以被发现的情况，即使是有经验的医师，在手术标本解离中也能遇到这样的情况，其主要原因如下：①部分老年患者由于淋巴结萎缩、纤维化及脂肪化转变，导致胃周淋巴结总数减少；②肥胖患者常由于脂肪堆积较多而使得淋巴结隐藏，难以被发现，也可见淋巴结脂肪化的发生；③少数患者可能由于特定部位淋巴结发育欠缺或增殖不足，淋巴结直径过小而难以被发现。针对以上情况，可将该区域淋巴结组别存在的脂肪纤维组织逐步、细致地剥离，用纱布蘸干剥离脂肪时产生的油脂，然后在光线充足的条件下仔细查看，不要轻易漏过可疑结节。如果仍然无阳性发现，则应将该区域淋巴结所在组织单送病理石蜡包埋镜下鉴别有无淋巴结存在。此外，借助于淋巴结显示剂或脂肪溶解剂，通常也能够在一定程度上提高淋巴结检出率。

■ 总结

淋巴结转移是反映胃癌进展程度、评估胃癌预后及指导术后治疗的关键指标之一。而在规范的胃癌淋巴结清扫术后，准确的淋巴结转移状况评估则依赖于规范的淋巴结获取送检和随后详尽的病理检测分析。近年来，国内临床医生的胃癌外科理念和技术已有了显著进步，但相比于日本和韩国的胃癌治疗而言，国内患者治疗的整体效果仍有不小差距。其中，国内胃癌患者术后分期的准确性不高在很大程度上导致送检淋巴结数目偏少。相比于日本和韩国，规范的胃癌淋巴结获取送检操作在国内一直未能够引起广大外科医师的重视，甚至不少大型医疗中心的医师仍然认为胃癌标本淋巴结的获取应该是病理科医师的职责。时至今日，全球超过 43% 的胃癌患者在中国，必须要规范胃癌标本淋巴结获取送检这一重要环节，才能真正有利于改善全国乃至全球胃癌患者的预后。而这一看似简单的淋巴结获取送检环节却包含了不少细致性工作，是评价胃癌外科医师真正合格的不可缺少的内容。掌握详细的胃周淋巴结解剖知识是获取胃癌术后标本中淋巴结信息的重要前提，掌握淋巴结形态和分布特点则是提高淋巴结检出率的主要途径，而细致、耐心地操作则是解离胃周淋巴结的必要准则。

参考文献

[1]Deng J, Liang H, Sun D, Pan Y. The prognostic analysis of lymph node-positive gastric cancer patients following curative resection [J]. J Surg Res, 2010, 161:47–53.

[2]Sobin LH, Gospodarowicz MK, Wittekind CH. International Union Against Cancer(UICC):TNM Classification of Malignant Tumours, 7th ed. New York:Wiley-Liss, 2010.

[3]Brierley J, Gospodarowicz MK, Wittekind CH. International Union Against Cancer(UICC):TNM Classification of Malignant Tumours, 8th ed. New York:Wiley−Liss, 2017.

[4]Deng J, Zhang R, Pan Y, Wang B, Wu L, Hao X, Liang H. N stages of the seventh edition of TNM Classification are the most intensive variables for predictions of the overall survival of gastric cancer patients who underwent limited lymphadenectomy [J]. Tumour Biol, 2014, 35:3269–3281.

[5]Sano T, Coit DG, Kim HH, Roviello F, Kassab P, Wittekind C, Yamamoto Y, Ohashi Y. Proposal of a new stage grouping of gastric cancer for TNM classification:International Gastric Cancer Association staging project[J]. Gastric Cancer, 2017, 20:217–225.

[6]日本胃癌学会.胃癌取報規約(改訂第 12 版),東京:金原出版株式会社, 1993:42–51.

[7]日本胃癌学会.胃癌治療,東京:金原出版株式会社, 2018:12–13.

[8]Smith DD, Schwarz RR, Schwarz RE. Impact of total lymph node count on staging and survival after gastrectomy for gastric cancer:data from a large US-population database[J]. J Clin Oncol, 2005, 23:7114–7124.

[9]Deng J, Liang H, Sun D, et al. Prognosis of gastric cancer patients with negative node metastasis following curative resection. Outcomes of the survival and recurrence [J]. Can J Gastroenterol, 2008, 22:835–839.

[10]Jiao XG, Deng JY, Zhang RP, et al. Prognostic value of number of examined lymph nodes in patients with node-negative gastric cancer [J]. World J Gastroenterol, 2014, 20:3640–3648.

[11]Deng J, Liu J, Wang W, Sun Z, Wang Z, Zhou Z, Xu H, Liang H. Validation of clinical significance of examined lymph node count for accurate prognostic evaluation of gastric cancer for the eighth edition of the American Joint Committee on Cancer(AJCC) TNM staging system[J]. Chin J Cancer Res, 2018, 30:477–491.

[12]日本胃癌学会.胃癌取報規約(改訂第 15 版),東京:金原出版株式会社, 2017:21–23.

[13]邓靖宇,梁寒.胃癌根治术后规范淋巴结送检的要点及临床意义[J].中华胃肠外科杂志, 2018;21(10):99–106.

第 **13** 章

胃癌的开放手术

薛 强 张汝鹏 梁 寒 刘 宁 王学军 邓靖宇

第 1 节 远端胃癌根治术 D2 淋巴结清扫

■ 适应证

胃窦部肿瘤侵犯深度达到或超过黏膜下层,通过淋巴结清扫能够达到 R0 切除,且除外远处转移的病例。患者身体状况良好,无绝对手术禁忌。

■ 术前准备

完成各项术前检查、身体状况评估、心肺功能评估、肿瘤评估等,包括胃镜、超声胃镜、腹部强化 CT、消化道造影等检查。

■ 手术操作步骤

手术操作步骤通常分为开腹、大网膜切除、幽门下区淋巴结清扫(No.6、No.14v)、脾区淋巴结清扫(No.4sa、No.4sb)、小网膜囊切除、幽门上区淋巴结清扫(No.5、No.12a)、胰腺上缘区域淋巴结清扫(No.7、No.8a、No.9和 No.11p)和胃小弯侧淋巴结清扫(No.1、No.3)。

开腹

通常选取上腹部正中切口,自剑突至脐上,置入切口保护圈,探查腹腔情况,遵循由远及近、由下至上的原则,观察是否有腹水、盆腔及腹膜种植转移、肝转移、肠系膜转移及肿瘤局部情况,如肿瘤浸出浆膜,行

生理盐水 200mL 腹腔冲洗液送瘤细胞检查。悬吊腹腔自动拉钩。做 Kocher 切口,显露下腔静脉,探查 No.13、No.16 淋巴结转移情况。

大网膜切除

从大网膜右侧开始自十二指肠侧缘起,胰头前方,自右向左逐渐切除大网膜,助手将横结肠向下牵拉并将横结肠展平,第二助手将胃向上方牵拉,术者沿结肠边缘切除大网膜、横结肠系膜前叶及部分胰腺背膜,打开网膜囊显露胃后壁,至胃网膜右静脉根部。

幽门下区淋巴结清扫(No.6、No.14v)

助手继续将横结肠向下牵拉,第二助手将胃窦部胃壁向上牵拉,术者逐渐分离横结肠系膜间隙,至胃网膜右静脉根部(图 13-1)。多数胃网膜右静脉汇入胃结肠静脉干(Henle 干),部分情况下,此静脉汇入胰腺内,或沿胰腺表面走行后汇入胃结肠静脉,有少数汇入结肠中静脉或肠系膜上静脉。于胃网膜右静脉根部用 1-0 丝线结扎。继续向胃壁方向切除清扫,至胃网膜右动脉根部,此动脉通常发出于胃十二指肠动脉,少数可见胰头内发出,用 4-0 丝线结扎或血管夹夹闭,后继续清扫至十二指肠壁。No.6 淋巴结清扫完成(图 13-2)。No.14v 组淋巴结清扫不属于标准 D2 根治术范围,但有学者认为对于远端胃癌,此处区域淋巴结存在转移,因此建议远端胃癌根治术应行此处淋巴结清扫。据笔者中心经验,远端胃癌患者其转移率约

为12%,因此笔者在手术过程中对于浸出浆膜的远端胃癌常规清扫此区域淋巴结,自胰腺下缘清扫脂肪组织及淋巴结,显露肠系膜上静脉主干。清扫血管周围淋巴结,用超声刀清扫较为安全,如无超声刀,可予小功率电凝(30W)细致、缓慢、逐层清扫,也可沿胃结肠静脉干逐渐至肠系膜上静脉区域淋巴结。

脾区淋巴结清扫(No.4sa、No.4sb)

沿横结肠继续向左切除大网膜,至胃网膜左血管根部(图13-3)。胃网膜左血管大多数于胰腺尾部走行,清扫周围脂肪组织及淋巴结(No.4sb)。胃网膜左静脉汇入脾静脉,注意脾下极支也汇聚于此,应注意保留脾下极支,防止脾下极支缺血、变黑。自网膜无血管区向胃壁方向切除部分网膜。也可离断1~2支胃短血管,沿胃壁大弯侧切除网膜,切断结扎胃壁血管,裸化部分大弯侧胃壁(图13-4)。

小网膜囊切除

助手将胃及十二指肠向下方牵引,并将肝左叶向上挑起,显露肝胃韧带,沿肝缘打开网膜囊,此处约60%

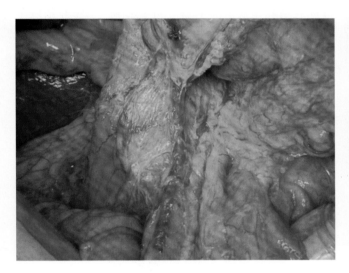

图13-1 胃网膜右静脉。

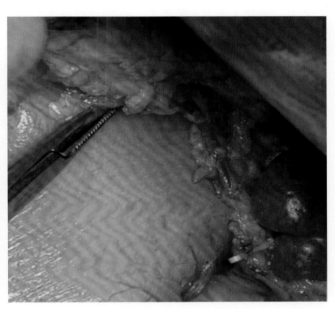

图13-3 胃网膜左血管。

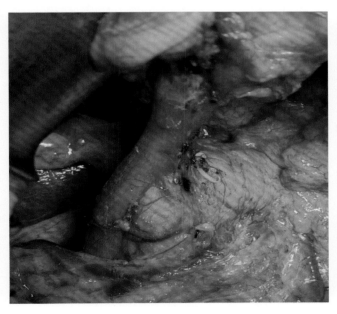

图13-2 清扫No.6区淋巴结。

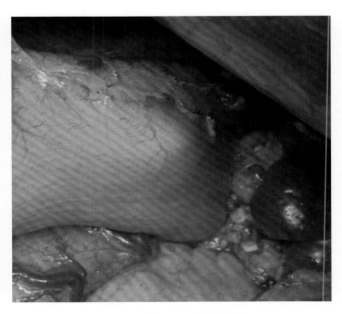

图13-4 清扫No.4区淋巴结。

的患者会有副肝左血管走行,切断结扎副肝左血管,向上分离至贲门左侧,向下至肝十二指肠韧带左侧缘。

幽门上区淋巴结清扫(No.5、No.12a)

助手将胃及十二指肠向下方牵引,术者多数可以看到胃右血管(图13-5)。沿肝十二指肠韧带表面逐层打开筋膜,沿肝固有动脉左侧缘清扫No.12a淋巴结,向上至肝左动脉分叉处,向下至胃右动脉分叉处。继续沿胃右血管周围立体清扫No.5淋巴结,用丝线结扎或用血管夹夹闭胃右血管(图13-6),缝扎切断1~2支十二指肠上血管,裸化十二指肠起始部上壁,于幽门管下方离断十二指肠,注意断端保护隔离,减少

腹腔污染。

胰腺上缘区域淋巴结清扫(No.7、No.8a、No.9、No.11p)

第二助手将胃向上方提起,助手将胰腺向肛侧牵引,显露胰腺上缘,术者将胰腺上缘组织轻柔提起,沿胰腺上缘进行清扫,显露肝总动脉上缘向左侧行进至肝固有左侧缘清扫No.8a区淋巴结。继续沿肝总动脉左侧缘向上清扫,至左右肝动脉分叉处,向后清扫至门静脉左侧缘,完成该区域淋巴结清扫。沿肝总动脉向右侧清扫,注意该处可见胃左(冠状)静脉于肝总动脉后方汇入门静脉(图13-7),切断结扎胃左静脉,继续向右清扫至腹腔干右缘于肝总动脉,于腹腔动脉干汇合处清扫该处淋巴结及脂肪组织,并于此处缝扎淋巴结根部,可减少术后淋巴液渗出,至此完成No.8a区淋巴结清扫。继续沿腹腔干表面向左继续清扫No.9区淋巴结,沿胰腺上缘继续清扫,显露脾动脉起始部,清扫No.11p区淋巴结,沿脾动脉继续清扫,部分情况下,胃左静脉可在脾动脉前方走行。注意勿损伤胃左静脉,沿脾动脉向脾侧清扫至脾动脉全长约1/2处,向胃壁方向行进,此处可有胃后血管走行,注意应保留胃后血管。再次返回至腹腔动脉干右侧缘,寻找并打开肾前筋膜,沿腹腔干表面清扫该区淋巴结及组织,显露胃左动脉起始部(图13-8),切断结扎胃左动脉,完成No.7区淋巴结清扫(图13-9)。

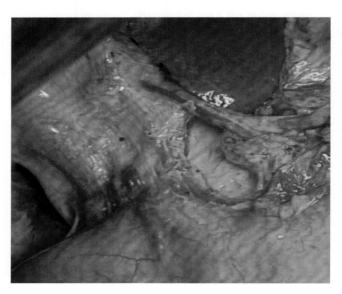

图13-5 胃右血管。

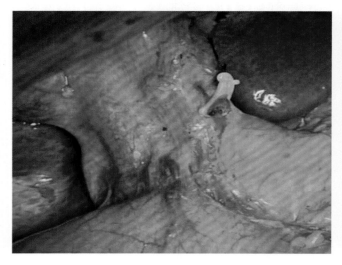

图13-6 清扫No.5、No.12区淋巴结。

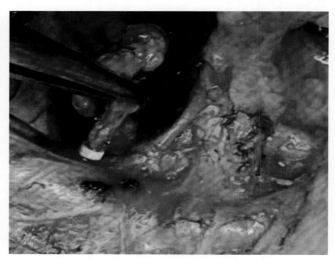

图13-7 胃左(冠状)静脉。

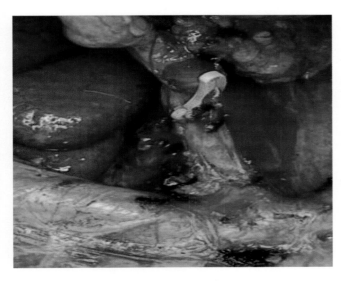

图 13-8　胃左动脉。

胃小弯侧淋巴结清扫（No.1、No.3）

于胃小弯侧后壁沿膈肌表面继续清扫，向上至贲门下区。采用超声刀沿胃小弯侧后壁切断并结扎前两支胃壁血管，清扫胃小弯侧后叶淋巴结。将胃复正位，助手将胃壁展平，术者用超声刀沿胃小弯前壁进行前叶淋巴结清扫及血管离断，用超声刀沿胃壁清扫 No.1、No.3 区淋巴结（图 13-10）。沿预切线离断胃，移出标本，清扫完毕。

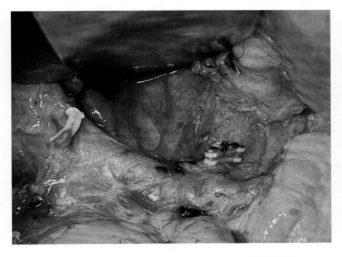

图 13-9　清扫 No.7、No.8a、No.9、No.11p 区淋巴结。

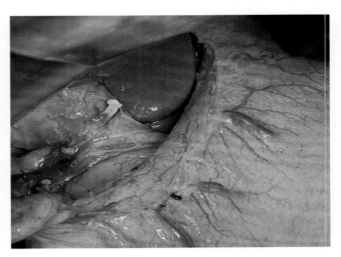

图 13-10　清扫 No.1、No.3 区淋巴结。

第 2 节　全胃切除术

1897 年，Schaltter 首次成功施行全胃切除术治疗胃癌，但其后的 40 年里，全胃切除术的死亡率高达 40%，临床应用极少。在 Morton 的倡导下，全胃切除在 20 世纪 40 年代末曾风靡一时，但终因高死亡率及高并发症率而改为远端或近端胃部分切除术。进入 20 世纪 60 年代后，尤其是近三四十年来，由于外科技术的进步、吻合器在胃肠外科的广泛应用及围术期管理的加强，全胃切除术的死亡率已有明显下降，已降至 3%~5%。加之术后营养障碍等远期并发症通过多种形式的消化道重建手术也得到不同程度的纠正，全胃切除作为治疗胃癌的根治性手术已逐渐被认可。

■ 适应证

全胃癌、多发性胃癌、浸润型胃体癌、胃窦癌侵及胃体、残胃癌和残胃复发癌；大部分胃上部癌均应行全胃切除术，而早期型及局限型进展期胃癌（直径 2~3cm）、无淋巴结转移或仅有胃上中部淋巴结转移者，可行近端胃切除术。无严重心、肺、肝、肾、脑等重要脏器疾病，无明显低蛋白血症、贫血，以及无水电解质或酸碱平衡紊乱的患者。

■ 手术操作步骤

切口

　　一般采用上腹正中切口，自剑突上 2~3cm 开始，正中切开，必要时切除剑突，向下绕脐左侧达脐下 2~3cm。此切口配合使用悬吊拉钩一般可得到满意显露。对个别体型胖、肋弓宽者亦可采用双肋缘下切口。

探查

　　开腹后首先放置切口保护圈（图 13-11 和图 13-12），然后仔细探查，确定手术适应证。探查顺序由远离癌肿处开始，最后探查肿瘤。首先探查 Douglas 窝有无转移种植结节，如患者为女性，还要检查双侧附件有无转移，腹主动脉周围有无肿大淋巴结。其次探查结肠系膜根部、脾门、胰尾区有无癌浸润和淋巴结转移，探查肝有无转移。最后仔细检查胃肿瘤，明确癌肿部位、大小、活动度及与周围组织的关系，并确定癌肿与贲门的距离及食管受累情况。对浆膜受累及胃周淋巴结肿大病例，应同时行腹腔脱落细胞学检查。

游离十二指肠

　　行 Kocher 切口，切开十二指肠外侧腹膜，充分游离十二指肠（图 13-13），显露下腔静脉及腹主动脉，探查 No.16 淋巴结是否肿大，必要时行冰冻切片病理检查（图 13-14），以确定是否行扩大根治术，此步骤游离

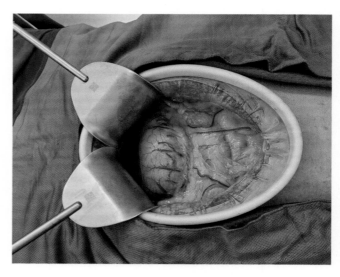

图 13-12　悬吊拉钩暴露术野。

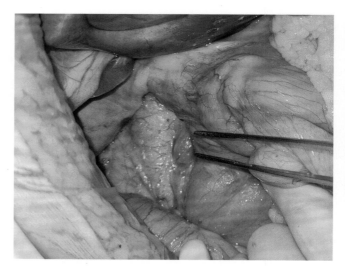

图 13-13　Kocher 切口。

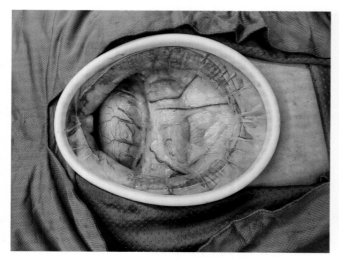

图 13-11　放置切口保护圈。

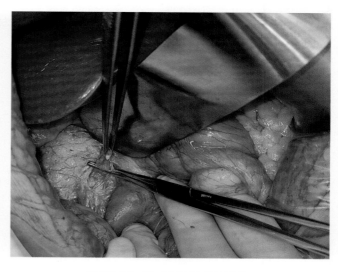

图 13-14　No.16 区探查与活检。

十二指肠亦为消化道重建做准备。

切除大网膜及横结肠系膜前叶

因横结肠系膜中央部两层结合紧密，较难剥离，笔者建议先从右侧开始，切开大网膜结肠附着处，沿结肠系膜前后叶间剥离。只要剥离层次正确，就可以显露出胃网膜右静脉及胃结干，并于根部结扎切断胃网膜右静脉，继续沿胰腺勾突表面向上剥离清除淋巴脂肪组织，暴露网膜右动脉根部予以结扎切断，彻底清除 No.6 淋巴结（图 13-15）。剥离过程中手法宜轻柔，以防止撕裂胃结干，从而造成不必要的出血。沿胃结干向内可显露肠系膜上血管，探查 No.14 淋巴结，如可疑，可小心切除其根部周围淋巴脂肪组织（No.14）。继续沿横结肠上缘向左至脾下极，彻底清除大网膜及横结肠系膜前叶。

剥离切除胰腺被膜

沿横结肠系膜前叶层次剥离切除胰腺被膜，向胰头侧的剥离进行到胃十二指肠动脉表面，胰尾侧至胃后动脉周围，上至胰腺上缘（图 13-16）。

沿肝下缘切断小网膜

注意其中偶见副肝左血管走行，可结扎切断，但如果副肝左血管粗大，不要轻易切断该血管，应探查肝固有动脉是否存在，必要时予以保留。切开肝十二指肠韧带表面腹膜，自上而下显露胃右动脉根部（图

13-17），结扎切断胃右血管，清扫 No.5 淋巴结。暴露肝固有动脉及门静脉左缘，清扫 No.12a 淋巴结。对于胃体下部较大癌肿，No.12 淋巴结可疑转移者，可行肝门骨骼化清扫（图 13-18），其中，No.12b 和 No.12p 可与其后清扫的 No.8 淋巴结随标本整块切除。

切断十二指肠

断端距肿瘤下缘至少 3cm，应用直线切割缝合器进行操作方便、快捷，且可避免污染，有条件者可选用。

清扫胰腺上缘淋巴结

第三助手将胃向左上方牵拉，第二助手用拉钩将肝尾状叶向左牵拉，第一助手左手向下牵拉胰腺，此

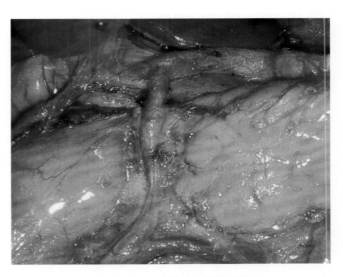

图 13-16 显露胃十二指肠动脉。

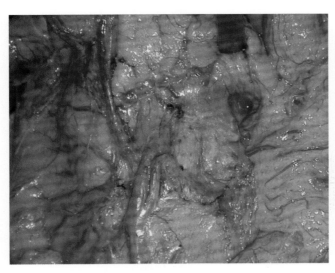

图 13-15 清扫完 No.6 区淋巴结。

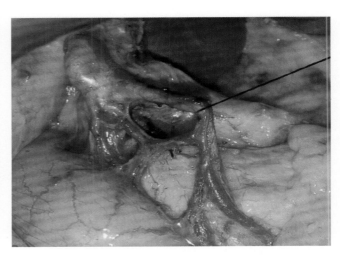

图 13-17 解剖显露胃右动脉。

时，No.7、No.8a、No.9、No.11p 淋巴结可得到良好的显露，便于进行相应清扫。低功率电凝切割可减少创面出血，又不易损伤动脉，能够保持术野清断。只要注意沿解剖层次（淋巴结与动脉之间）操作，电刀不会增加手术风险。清扫 No.8a 淋巴结时应随时注意胃冠状静脉走行，并于根部结扎、切断，否则易损伤出血。No.8a 淋巴结被清除后显露出肝总动脉，游离并用吊带牵拉，进一步清扫其周围淋巴结，此处应用超声刀可保持术野清洁，减少术后淋巴瘘的发生。向上暴露胃左动脉根部，予以结扎、切断，清扫 No.7 淋巴结。沿胰腺上缘向左，显露脾动脉，清扫其周围 No.11p 淋巴结，根部结扎、切断胃后血管，应注意脾动脉走行多有变异，不要误伤。图 13-19 为清扫完胰腺上缘淋巴结术野。

No.10、No.11d 淋巴结清扫

对于肿瘤位于胃上部大弯侧进展期癌，因其脾门

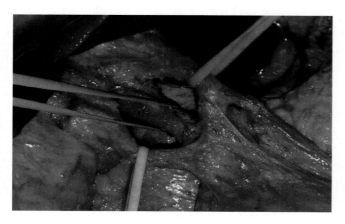

图 13-18　肝十二指肠韧带淋巴结清扫。

部淋巴结转移率>10%，建议常规清扫 No.10、No.11d 淋巴结，其余部位不建议常规清扫。根据肿瘤大小和淋巴结转移情况可行脾胰保留、保留胰腺脾联合切除及脾胰体尾联合切除等术式。胃癌根治术联合脾切除的目的是清除脾门转移的淋巴结（图 13-20）。而联合胰体尾切除的主要目的是切除受肿瘤侵及的胰腺组织和清扫脾动脉旁转移的淋巴结（此两种术式在联合脏器切除章节有详述）。临床上，胃癌直接浸润胰腺、脾者很少见，且联合切除术后并发症明显增多。因此近年来，以预防为目的的联合脏器切除术逐步为脾、胰保留的 No.10、No.11d 淋巴结清扫术所代替。原位脾胰保留的 No.10、No.11d 淋巴结清扫因脾与胰体尾位置深，暴露困难，清扫很难彻底，发生出血时也较难处理。脾胰体尾翻转操作后，将脾、胰托出体表后再行清扫更方便可行。清扫前首先切开脾肾韧带，于脾、胰后筋膜间疏松组织中进行锐性分离，将脾及胰体尾向内翻转（图 13-21）。此步操作可将脾及胰体尾从腹腔深处托至体表，大大方便了操作。清扫时要点：应用小功率电凝，注意寻找血管与周围淋巴、脂肪组织的间隙，操作宜细致，切忌心浮气躁。

游离食管下段

剪开食管右侧腹膜及前面腹膜，用示指深入食管后方，打开食管左侧腹膜，触及并暴露前后迷走神经干后予以切断，使食管下段得以充分游离，食管可下拉 5~6cm 或更多，自上而下清扫食管旁及贲门右（No.1）、贲门左（No.2）淋巴结。

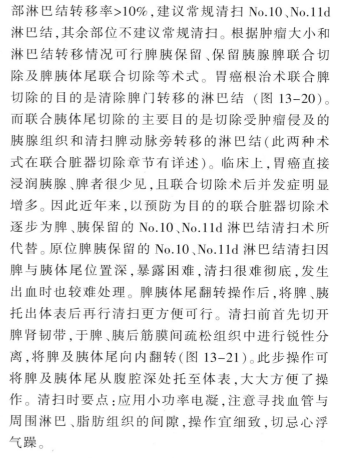

图 13-20　原位脾门淋巴结清扫。

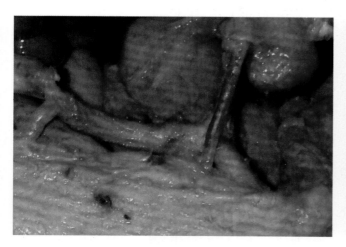

图 13-19　清扫完胰腺上缘淋巴结。

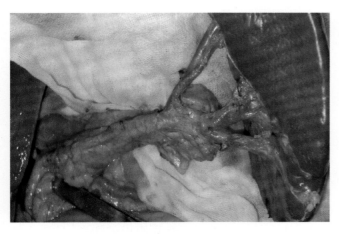

图 13-21　半离体脾门淋巴结清扫。

切断食管,重建消化道

贲门部癌以局限型为主,距癌上缘 3cm 切断食管即可;若为浸润型癌肿,应距上缘 5cm 以上切断食管。食管空肠吻合采用吻合器技术可简化手术步骤,降低吻合口瘘的概率。应依术者经验及熟练程度选择多种不同的消化道重建术。

放置引流管

于右上腹经肝十二指肠韧带后,在淋巴清扫区域放置一根胶管引流。在左上腹脾窝放置一根胶管引流。术后 5~7 天拔除。

第 3 节　近端胃切除术

食管胃结合部腺癌是指肿瘤中心位于食管胃交界线上下 5cm 范围内的腺癌。近年来,该病发病率呈上升态势而受到重视。对胃上部癌和部分食管胃结合部癌常行全胃切除术,但全胃切除术后会引起一系列营养障碍方面的问题。早期胃癌和早期胃食管结合部癌等预后较好的病例仍可选择近端胃切除术。

■ 定义

在满足肿瘤根治的前提下,切除包括贲门在内的部分胃,必须保留幽门。

■ 经腹近端胃切除的适应证

《食管胃结合部腺癌外科治疗中国专家共识(2018 年版)》推荐 Siewert Ⅱ、Ⅲ型的长径≤4cm 的 AEG 中可以选择性应用经腹近端胃大部切除术。

《近端胃切除消化道重建中国专家共识(2020 版)》认为近端胃切除的标准适应证是:早期胃上部癌,切除后保留远端 1/2 以上的残胃。

■ 手术操作步骤

关于浸润食管需开胸及纵隔淋巴结清扫等问题另行讨论,本部分仅就开腹手术进行讨论。

手术切口

一般选择上腹正中切口,拉钩充分暴露术野。探查后可行幽门上下淋巴结术中冰冻病理检查判断有无转移。

胃大弯及大网膜的处理

为便于探查及处理脾胃韧带,可在脾后垫大盐水纱垫,避免术中牵拉损伤脾包膜,于近脾处切开脾胃韧带浆膜,消除紧张,注意胃网膜左动静脉和胃短动静脉走行。除早期胃癌,切除左侧大网膜。向上提起胃和大网膜,向下牵拉横结肠,在横结肠左侧约 1/3 处开始切除大网膜,向左切除脾结肠韧带前面延续的大网膜,注意脾结肠韧带、脾膈韧带与大网膜的融合,在此处与脾胃韧带浆膜切开处汇合,分离暴露在胰尾处的胃网膜左动静脉根部,于根部分别结扎切断。如保留大网膜,应在根部分出大网膜支后在末梢结扎切断。向食管侧处理脾胃韧带和胃短动静脉,剥离血管壁周围组织清扫 No.4sa 组淋巴结。胃短动静脉多从脾动静脉发出,个别从脾实质发出,以防止过度牵拉引起的脾损伤。进一步沿胃大弯切开腹膜,将胃后壁与后腹膜分离,可见从左膈脚发出的左膈下动静脉贲门支从后部进入胃壁,在发出胃贲门支末梢处结扎切断。

移向右侧大网膜,切除右侧 1/2 的大网膜,保留胃网膜右动静脉血管弓,切除弓外远侧大网膜,确定大弯侧切除线后,结扎其远端血管,并将此处作为胃网膜右动静脉的切除点,继续向根部清除动静脉根部的淋巴结及脂肪组织。6 组淋巴结可疑转移时应改行全胃切除术。

小网膜的处理

向下牵引胃展开小网膜,注意有无副肝左动脉。在保留迷走神经肝支时,在小网膜血管较粗处向肝十二指肠韧带方向切开小网膜。沿胃右动静脉左侧向胃小弯切开浆膜,5 组淋巴结可疑转移应行全胃切除术。为保留迷走神经幽门支,不必清扫胃右动静脉周围的脂肪组织。保留 2~3 支向胃发出的动静脉,在上方紧贴胃壁切断末梢血管。

胰腺周围淋巴结的清扫

提起胃在胰腺前方展开胃胰韧带,用纱布向下牵拉胰腺,切开胰腺上缘腹膜,确认胰腺上缘的肝总动脉,分离肝总动脉和后方的脾静脉,清扫 No.8a 组淋巴结。肝总动脉向肝固有动脉移行处胃 No.8a 与 No.12a 组淋巴结分界线,结扎切断,注意止血。清扫 No.9 组右侧淋巴结至腹腔丛,沿右膈肌脚前缘切开后腹膜,可确认保留的迷走神经腹腔支。切开胰腺上缘后腹膜至脾门处,于胃左静脉汇入脾静脉处结扎切断,脾动脉多迂曲走行,注意勿伤,自脾动脉与胰腺分离处开始清扫 No.11 组淋巴结,如有胃后动脉,应从根部切断结扎。沿脾动脉上缘向后方剥离可达肾筋膜前层,在间隙内分离可减少出血,在近脾动脉根部切断向胃壁走行的自主神经。在保留腹腔动脉周围神经丛的同时分离至胃左动脉根部,早期胃癌可保留迷走神经腹腔支,多位于胃左动脉左侧的胃胰皱襞中。迷走神经腹腔支环绕胃左动脉分布直至末梢。于根部切断胃左动脉时多同时切断了此神经,因此应在腹腔支环绕的远端切断结扎胃左动脉。小网膜囊处存在粗大的副肝左动脉时应予以保留,切断胃左动脉的胃支。

小弯侧的处理

沿食管腹段方向切开小网膜,1 组淋巴结无转移时可保留迷走神经肝支。副肝左动脉粗大时如无 No.1、No.3、No.7 组淋巴结转移时可予以保留,仅切断结扎胃支。

食管的切断

剥离食管周围组织。于食管裂孔前膈肌下缘切开浆膜,钝性分离食管周围组织。可疑 No.1 组淋巴结转移时,迷走神经前干可于食管腹段处切断,早期病例如能确认肝支,可于发出肝支后切断。食管右侧结缔组织较多需结扎切断。充分游离食管后上荷包钳切断食管。

胃的切断

胃的切除在 1/2 以内,以幽门小弯侧 7cm、大弯侧 12cm 的连线为近端胃切除线,应用切割闭合器切断胃。

消化道重建

(1)食管下段与残胃断端的端-端吻合

最经典的近端胃切除消化道重建方式,应用最为广泛,包括食管胃后壁吻合术、食管胃前壁吻合术,以及衍生的各种抗反流术式。该重建方式易产生术后反流性食管炎,将残胃裁剪成管状可减轻症状。可在患者全身状况差或局部非治愈手术时采用。

(2)食管残胃间空肠间置吻合

距 Treitz 韧带 15cm 处切断空肠,结扎血管弓,注意保护肠管血运。距此 30cm 处空肠远端离断,保留支配小肠血管,于结肠后上提此段空肠,近端与食管吻合,其远端与残胃吻合。其后距 Treize 韧带 15cm 处空肠断端与远侧空肠断端行端-端吻合。

(3)食管残胃间双通道吻合

距 Treitz 韧带 15cm 处切断空肠,游离弓状血管,切断系膜,于结肠前行食管空肠端-侧吻合。距此吻合口 15cm 部位空肠与残胃大弯侧端-侧吻合,距此吻合口 20cm 远端空肠与距 Treize 韧带 15cm 处的空肠端-侧吻合,关闭系膜间隙。

第 4 节　胃癌扩大淋巴结清扫术

对于进展期胃癌，D2 胃癌根治术作为标准手术方式，已获得广泛的认同并普及。胃癌扩大根治术是否能够使部分胃癌患者的生存率进一步提高，以及扩大胃癌根治术的适应证和并发症，仍需要进一步探讨。胃癌的外科治疗在经历了黎明期、原创期、根治期和合理治疗期后，现已进入了个体化治疗时期。因此，应针对不同疾病分期、状态的患者，审慎诊断，合理选择手术方案，对标准根治手术进行严格的质量控制，同时减少手术并发症。淋巴结清扫作为胃癌外科手术的关键部分，直接影响胃癌患者预后。合理的淋巴结清扫应兼顾疗效和安全性，既力争根治，又注意维持或改善患者生活质量。

对于胃癌根治术清扫范围，目前存在较大争议，主要围绕 No.8p、No.10、No.12、No.14v、No.16a2/16b1 的清扫与否以及清扫适应证。同时，各大胃癌诊治指南对上述问题已有相关阐述，但都只是推荐，并未形成共识。第 5 版日本《胃癌治疗指南》对于淋巴结清扫

范围依胃切除术式规定如下。超越规定的范围清扫或仅一部分未满足规定时，应按 D1(+No.8a)、D2(−No.12a)方式记载，数据库登录时，按满足全部条件的 D 水平归类。①全胃切除术（图 13-22A）。D0：未满足 D1 的清扫。D1：No.1~7。D1+：D1+No.8a、No.9、No.11p。D2：D1+No.8a、No.9、No.11p、No.11d、No.12a。食管浸润癌：D1+，追加 No.110（胸下部食管旁淋巴结）；D2，追加 No.19、No.20、No.110、No.111。②远端胃切除术（图 13-22B）。D0：未满足 D1 的清扫。D1：No.1、No.3、No.4sb、No.4d、No.5、No.6、No.7。D1+：D1+No.8a、No.9。D2：D1+No.8a、No.9、No.11p、No.12a。③保留幽门胃切除术（图 13-22C）。D0：未满足 D1 的清扫。D1：No.1、No.3、No.4sb、No.4d、No.6、No.7。D1+：D1+No.8a、No.9。④近端胃切除术（图 13-22D）。D0：未满足 D1 的清扫。D1：No.1、No.2、No.3a、No.4sa、No.4sb、No.7。D1+：追加 No.8a、No.9、No.11p。食管浸润癌：D1+，追加 No.110。食管浸润癌的 No.110，切除断端能充分确保范围内的食管附着的淋

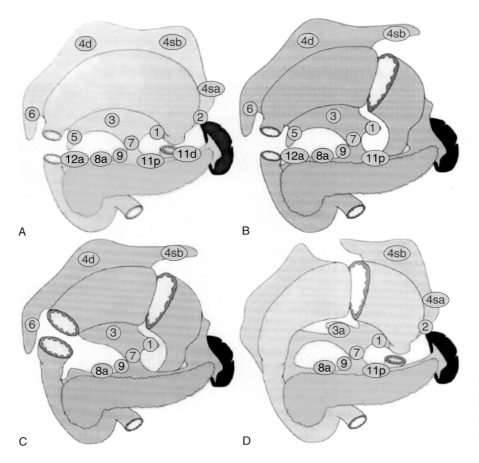

图 13-22　第 5 版日本《胃癌治疗指南》淋巴结清扫。(A)全胃切除的清扫。(B)远端胃切除的清扫。(C)保留幽门胃切除的清扫。(D)近端胃切除的清扫。

巴结为清扫对象。食管胃结合部腺癌的食管、近端胃切除时遵照《食管癌处理规约》执行。

■ 胃癌扩大淋巴结清扫的适应证

原则上,cN(+)或 T2 以上肿瘤应进行 D2 清扫,cT1N0 肿瘤进行 D1 或 D1+清扫。由于术前、术中的肿瘤浸润深度,诊断有难度,且几乎无法确认淋巴结是否发生转移,因此在存在怀疑时原则上进行 D2 清扫。

(1)D1 清扫:EMR、ESD 适应证之外的 T1a 和 1.5cm 以下的分化型 T1b、cN0 肿瘤。

(2)D1+清扫:上述以外的 T1、cN0 肿瘤。

(3)D2 清扫:能根治性切除的 cT2 以上肿瘤和 cN(+)的 cT1 肿瘤。进展期胃上部癌全胃切除时,如病变不涉及大弯,应保留脾脏,大弯浸润进展期胃癌进行脾切除的意义尚不明确。

(4)D2+清扫:D2 以上范围的扩大淋巴结清扫归类于非标准手术。虽然缺乏证据支持,但如能安全实施,可按以下术式进行。①浸润胃大弯的胃上部癌联合(或不联合)脾切除,D2+No.10(脾门淋巴结)清扫(第 4 版指南中为 D2);②胃下部癌 No.6 淋巴结发生转移,D2+No.14v 淋巴结清扫;③胃癌发生十二指肠浸润,D2+No.13(胰头后淋巴结)清扫[对于胃癌,No.13 淋巴结转移属于区域外转移(M1),但发生十二指肠浸润时,根据 AJCC 第 8 版 TNM 分期和《胃癌处理规约(第 15 版)》中的分期,不将 No.13 作为 M1,而作为区域淋巴结处理];④高度淋巴结转移的胃癌,术前化疗后,以治愈为目的时行 D2+No.16(腹主动脉周围淋巴结)清扫。

目前,扩大淋巴结清扫的适应证为:

• 癌肿浸润胃浆膜或侵及周围脏器,但无肝脏、腹膜等远处转移者。

• 革袋胃。

• 第二站淋巴结阳性,尤其第三站淋巴结阳性者。

• 术者具有实施 D2、D3 根治术的熟练技能。

• 患者一般情况能承受 D2 以上手术,年龄宜限制在 70 岁以内,以保证手术安全。

■ No.8p 淋巴结清扫

不论原发肿瘤位于胃的哪个部位,常规行 No.8a 组淋巴结清扫。指南规定可不常规行 No.8p 淋巴结清

扫,但在临床工作中,其解剖位置与腹腔动脉干(No.9)、肝总动脉前方(No.8a)及门静脉旁(No.12p)淋巴结比邻,且 No.8p 淋巴结转移率较高。现阶段,以 D2 根治术为胃癌标准术式的模式下,No.8、No.9 组淋巴结同属于常规清扫范围。若 No.8a(+),No.8a 及 No.8p 同属整块组织,同时切除两者符合(en-block)原则。若 No.8p(−),而 No.8a(+)也需达到该区域的 A 级清扫(D>N)。因此对于无论远侧、近侧或全胃伴高危因素的进展期胃癌,常规行标准 D2(No.8a)加个体化扩大 No.8p 整块清除具有临床意义。

陈路川等对 No.8p 组淋巴结清扫研究得出:No.8p 组淋巴结阳性与阴性组对比 1 年、3 年、5 年生存率为:85.7% 对 96.2%、47.5% 对 82.5% 和 22.6% 对 70.3%。本单位研究发现 No.8p 组淋巴结转移率达 16.44%。对于进展期胃癌,No.8p 淋巴结转移是一项重要的预后影响因素。对于女性,肿瘤直径≥5cm,术前 N 分期较晚,分化程度差,怀疑 No.8a、No.3、No.6、No.7、No.11p、No.14v 组淋巴结转移的患者均可考虑行 No.8p 组淋巴结清扫。因此,我们认为有临床操作经验的外科医生可以考虑常规进行本组淋巴结清扫。

常规行 No.8a、No.8p、No.12a、No.9 组淋巴结整体切除(图 13−23 和图 13−24),操作过程可应用血管拉钩轻拉肝总动脉,充分暴露肝总动脉后方及门静脉,

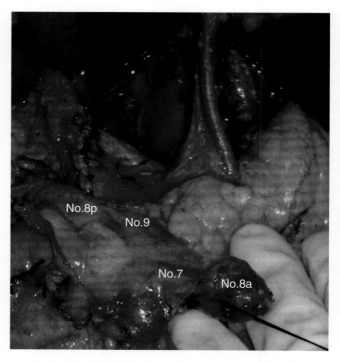

图 13−23   整块切除 No.9、No.8a、No.7、No.8p 淋巴结。

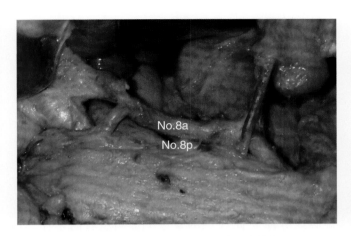

图 13-24　完成肝十二指肠韧带的脉络化。

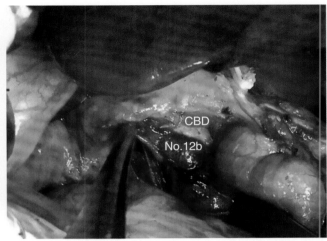

图 13-25　No.12b 肿大淋巴结。CBD,胆总管。

再进行清扫。同时建议该处清扫结束后应进行软组织结扎,以预防淋巴瘘的发生。

No.12p/12b 淋巴结清扫

第 13 版和第 14 版日本《胃癌处理规约》对下部及中部癌已将 No.12a 由第 3 站归为第 2 站,而上部癌归为第 3 站。对中下部进展期胃癌,肝十二指肠韧带脉络化可减少残留并增强十二指肠切除的安全性,故主张连同 No.12a、No.12b、No.12p 整块一并切除。同理,若 No.12a(+),而 No.12b(−)、No.12p(−),也需达到该区域的 A 级清扫(D>N)。有研究表明 No.12 组淋巴结转移的患者预后不佳,对可治愈切除的胃癌患者行 No.12 组淋巴结清扫是安全可行的,尤其是胃中下部癌、Borrmann Ⅳ 型及合并 No.12 组以外淋巴结转移者。日本《胃癌治疗指南》将 No.12a 归为 N2 站淋巴结,但 No.12b/12p 作为 N3 站淋巴结。对胃周淋巴结转移较多、分期偏晚的患者行 No.12b/12p 清扫能够取得生存获益,但针对清扫具体指标或适应证并未得出一致结论。

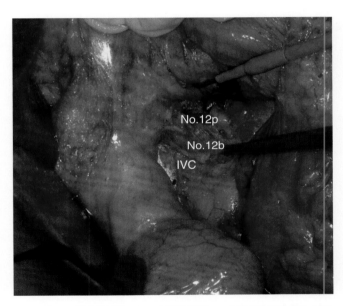

图 13-26　No.12b 与 No.12p 融合。IVC,下腔静脉。

胆总管旁(No.12b)淋巴结清扫

第二助手用拉钩暴露肝门区,第一助手将胃、十二指肠翻向左侧。首先清扫胆总管外侧(No.12b)淋巴结(图 13-25)。注意勿损伤胆囊动脉及胆囊管。No.13 淋巴结常与 No.12b 延续融合为一体,此时可采取“整块”切除,操作时一定要明确胆总管走行,保证胆总管不受损伤(图 13-26)。由于 No.12b 和 No.12p 淋巴结融合且位置深在,可先分离 No.12b 淋巴结后将其推向肝固有动脉左后方,与 No.12p 淋巴结一并清扫(图 13-27)。

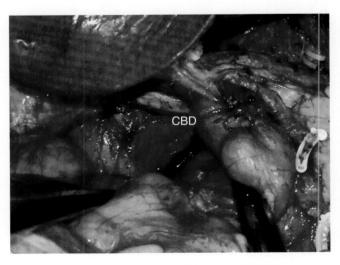

图 13-27　完成 No.12b 清扫。CBD,胆总管。

门静脉旁（No.12p）淋巴结清扫

No.12p 是沿肝门静脉分布的淋巴结，门静脉位于胆总管和肝固有动脉后方（图 13-28）。具体操作时可以三个方向进行，充分显露肝十二指肠韧带（图 13-29）。完成 No.12b 和 No.12a 淋巴结清扫后，用胶带牵引门静脉，暴露出后方，完整切除 No.12p 淋巴结。

■ 肠系膜上静脉旁 No.14v 淋巴结清扫

第 14 版日本《胃癌处理规约》及第 3 版和第 4 版日本《胃癌治疗指南》基于回顾性研究中 No.14v 阳性患

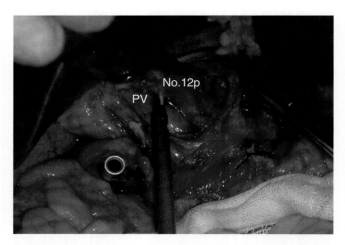

图 13-28　用超声刀清扫 No.12p 淋巴结。PV，门静脉。

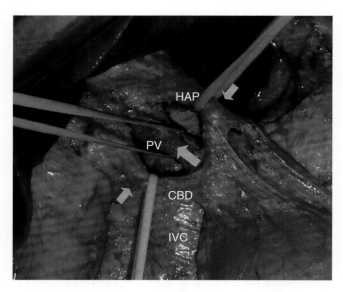

图 13-29　清扫 No.12p 淋巴结采取的三个方向（箭头所示）。PV，门静脉；HAP，肝固有动脉；CBD，胆总管；IVC，下腔静脉。

者预后差，D2 清扫范围不再包括对 No.14v 组淋巴结的廓清，但同时又指出 No.6 组淋巴结明显转移的患者，行 No.14v 清扫有可能获益。日本的一项研究分析了2513 例胃癌患者的资料，表明 305 例患者存在 No.14v 转移，总体转移率为 12.1%，其中早期胃下部癌患者 No.14v 转移率为 2.1%，而进展期胃下部癌转移率高达 19.7%。该研究认为，尽管 No.14v 阳性患者预后较差，但对部分患者行 No.14v 清扫有可能改善预后。Eom 等发现 D2 根治术联合 No.14v 组淋巴结清扫可显著提高临床分期为Ⅲ/Ⅳ期的胃中下部癌患者的生存，且 No.14v 淋巴结清扫组患者局部复发率显著低于未清扫组（6.5% 对 15.3%，P=0.018）。No.14v 组淋巴结清扫改善患者预后可能与肿瘤残留减少及局部复发率降低有关。本单位的一组资料显示，No.14v 组淋巴结总体转移率为 18.5%，Ⅰ期和Ⅱ期转移率分别为 0 和 1.6%，Ⅲb 和Ⅲc 期患者转移率高达 20.5% 和 32.2%，对Ⅲb 和Ⅲc 期患者行 D2+No.14v 清扫可改善患者生存。中国胃癌患者绝大多数为进展期，造成 No.14v 组淋巴结有较高的转移率。因此，No.14v 清扫可减少肿瘤残留，降低局部复发率，改善患者预后。此外，No.14v 组淋巴结是否转移与患者预后相关，明确 No.14v 组淋巴结状态有助于评估预后。

清扫适应证

目前，进展期胃中下部癌患者排除远处转移，术中探查多组淋巴结可疑转移，尤其是 No.6 组淋巴结已有转移或 No.14v 组淋巴结肿大、可疑转移者可行 No.14v 组淋巴结清扫，以减少肿瘤残留，达到根治目的。肠系膜上动脉（SMA）根部淋巴结（No.14a）明显超过了标准根治淋巴结清扫范围。SMA 位置深在，一般不主张对其进行常规清扫，文献中也缺乏有关这组淋巴结转移概率的数据。

清扫过程

打开胃结肠韧带及横结肠系膜前叶，沿结肠中动脉上行。助手将横结肠向患者肛侧牵拉展平，另一助手将胃大弯侧向患者头侧牵拉，这样既充分暴露了肠系膜根部，又使横结肠系膜处于张力状态。沿结肠静脉上行，完整切除 SMV 周围的脂肪、淋巴结及结缔组织（图 13-30）。采用超声刀操作时务必注意用超声刀头的非工作面（绝缘面）接触血管，沿结肠中血管深入至 SMV 根部,注意辨别并小心保护结肠中血管。对于较肥胖患者,直接暴露 SMV 比较困难,选择先清扫 No.6 淋巴结,暴露胃网膜右静脉并寻找胃结肠静脉干,并由此找到 SMV 的大概方位(图 13-31)。

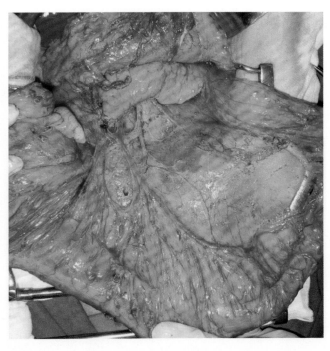

图 13-30　牵拉胃及横结肠系膜,保持张力,显露胰腺下缘。

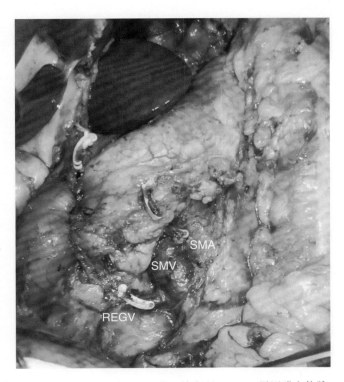

图 13-31　清扫完毕 No.14v 淋巴结术野。REGV,胃网膜右静脉;SMV,肠系膜上静脉;SMA,肠系膜上动脉。

■ 胰头后(No.13)淋巴结清扫

适应证

No.13 组淋巴结即胰头后淋巴结,位于胰头后方,沿胰十二指肠后动脉分布,与 No.12b 组淋巴结相邻。其解剖部位比较孤立,转移规律特殊。No.13 组和 No.12b 组淋巴位置特殊,若淋巴结肿大或转移,便会直接压迫胆总管,导致阻塞性黄疸,引起肝、肾衰竭,在一定程度上降低胃癌患者整体生存率。目前关于 No.13 组淋巴结转移及清扫的研究较少。有文献报道胃癌 No.13 组淋巴结转移率约为 10%,微转移率约为 25%。进展期胃下部癌发生十二指肠浸润时,No.13 组淋巴结转移率可达 23.9%。关于 No.13 组淋巴结清扫能否获益,目前尚缺乏前瞻性研究证实。第 14 版日本《胃癌处理规约》将 No.13 淋巴结定义为 M1,但在临床实践中可常规探查该区域,发现可疑淋巴结时,在技术条件允许的情况下应予以切除。日本《胃癌处理规约》也建议当胃窦癌侵犯十二指肠时同时清扫 No.13 淋巴结。近期,日本的一项研究显示,胃癌伴十二指肠浸润时,No.13 组淋巴结转移率为 26.7%,根治性切除后 5 年生存率为 25.4%,治疗指数为 6.8,与 No.9、No.7 组淋巴结治疗指数相当。该研究认为胃癌伴十二指肠浸润时,D2 联合 No.12b、No.13、No.14v、No.16a2 及 No.16b1 淋巴结清扫可能获益。这说明十二指肠浸润是 No.13 组淋巴结转移的高危因素,对伴有十二指肠浸润的进展期远端胃癌,行 No.13 组淋巴结清扫可获得较好生存。对于进展期胃下部癌伴十二指肠受累者,可预防性打开 Kocher 切口,探查 No.13、No.12b 组淋巴结有无肿大,发现该区淋巴结肿大或可疑转移者,应予以清扫。

清扫过程

清扫 No.13 淋巴结前,先采取 Kocher 切口,以充分游离十二指肠。首先解离胃结肠韧带右侧,游离十二指肠水平段与横结肠间的疏松结缔组织。在十二指肠外侧腹膜做扩大的 Kocher 切口(图 13-32)。由一助手将十二指肠环及胰头向左侧反转,完全暴露胰头背侧面。在胰腺表面一薄层筋膜(Treitz 筋膜)下方可见沿十二指肠环走行的胰十二指肠动脉弓,(No.13)淋巴结分布于动脉弓周围(图 13-33A)或胰头后表面(图 13-33B)。

以镊子轻柔捏起筋膜,用低功率电凝器距动脉弓 2mm 处剥离 Treitz 筋膜,清除淋巴结。遇小出血可以电凝止血,动脉出血应用细针线缝扎。清扫 No.13 淋巴结时应将胰头后被膜,连同淋巴、脂肪和结缔组织整块切除(图 13-34)。胰头后的细小血管分布密集,清扫应在解剖间隙内进行,避免损伤血管和胰腺组织。有时,胰头后方可能有凸出胰腺表面的腺叶(图 13-35),应注意仔细辨别,勿将其当成 No.13 淋巴结切除,导致损伤胰腺。

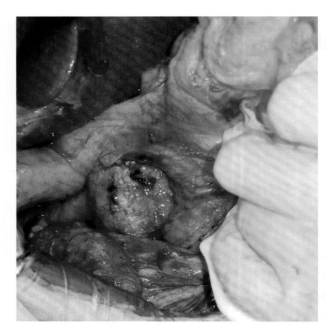

图 13-32 充分游离十二指肠,做 Kocher 切口。

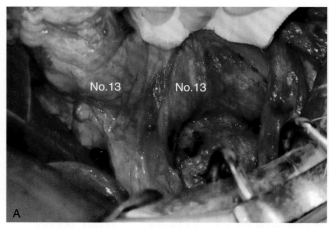

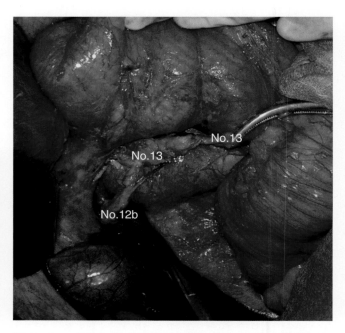

图 13-34 整块切除的胰头后被膜、淋巴、脂肪和结缔组织(No.13、No.12b)。

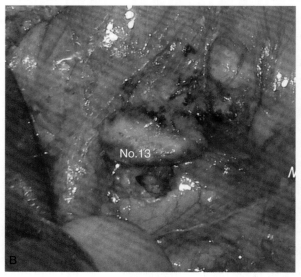

图 13-33 (A)No.13 淋巴结沿十二指肠系膜缘血管弓分布。(B)胰头后表面巨大淋巴结。

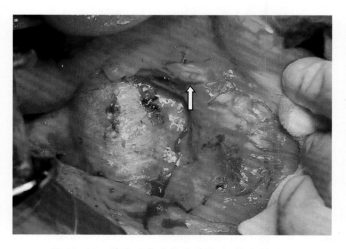

图 13-35 胰头后凸出的胰腺腺叶(箭头所示)。

■ 腹主动脉旁淋巴结(No.16a2、No.16b1)清扫

腹主动脉周围局部解剖

腹主动脉周围淋巴结(PAL)属于扩大根治范围,临床上经常涉及的部位包括 No.16a2,即腹腔动脉根部上缘至左肾静脉下缘高度的腹主动脉周围淋巴结,以及 No.16b1,即左肾静脉下缘至肠系膜下动脉的腹主动脉周围淋巴结(图 13-36)。腹腔动脉周围淋巴结及肠系膜上动脉周围淋巴结输出淋巴管汇成肠淋巴干,与左右腰淋巴干在左肾静脉上缘水平的腹主动脉右背侧、L1-L2 前面合流形成乳糜池,然后向上注入胸导管(图 13-37)。也有腹腔动脉干周围淋巴结和肠系膜上动脉周围淋巴结直接流入腹主动脉和下腔静脉周围淋巴结,右侧的腹主动脉下腔静脉间淋巴结和左侧的腹主动脉旁淋巴结其输出淋巴管与腰淋巴干合流,腰淋巴干有数条上行的淋巴管流注腹主动脉后淋巴结,然后经乳糜池流入胸导管。按照淋巴结与下腔静脉、腹主动脉的关系,又分成:①腹主动脉与下腔静脉间淋巴结;②下腔静脉前淋巴结;③下腔静脉外侧淋巴结;④下腔静脉后淋巴结;⑤腹主动脉前淋巴结;⑥腹主动脉外侧淋巴结;⑦腹主动脉后淋巴结等7组。

No.16a2 和 No.16b1 清扫的争论及适应证探讨

目前,胃癌扩大淋巴结清扫中具有争议的主要是 No.16a2 和 No.16b1 组淋巴结。日本随机对照试验 JCOG9501 对比了进展期胃癌行标准 D2 手术和 D2+腹主动脉旁淋巴结清扫(PAND)的区别。JCOG9501 是迄今水平最高的有关 D2 与 D2+PAND 的随机对照前瞻性多中心 RCT 研究。日本既往的大量回顾性研究支持 D2+PAND 术式,No.16 组转移 5 年生存率可达 20%。因此,日本医生一直对 T2b、T3 以及 T4 期胃癌患者实施范围更大的手术。JCOG9501 研究由日本临床肿瘤组织主持的有日本的 24 个医疗单位参加,包括 523 例患者,其中,D2 根治组 263 例,D2+PAND 根治组 260 例。2008 年,研究者报道了随访结果:手术后总并发症发生率 D2 根治组为 20.9%,D2+PAND 根治组为 28.1%,差异无统计学意义。每组各有 2 例死亡,住院死亡率均为 0.8%。D2 根治与 D2+PAND 根治术后 5 年生存率分别为 69.2% 和 70.3%,差异同样无统计学意义。该研究因此得出结论认为,D2+PAND 根治术与 D2 根治术在手术安全性上无差异,但其并不能提高进展期胃癌患者的生存率。该研究设计及结论中存在明显缺陷,包括:①按照试验设计要求,术前影像学检查或术中探查发现腹主动脉旁有淋巴结肿大的患者属排除标准,因此该研究中 D2+

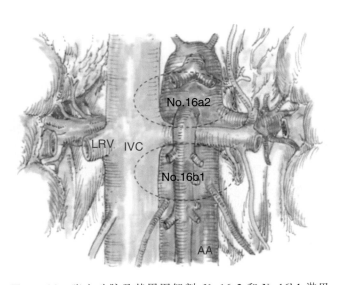

图 13-36　腹主动脉及其周围解剖,No.16a2 和 No.16b1 淋巴结。LRV,左肾静脉;IVC,下腔静脉。

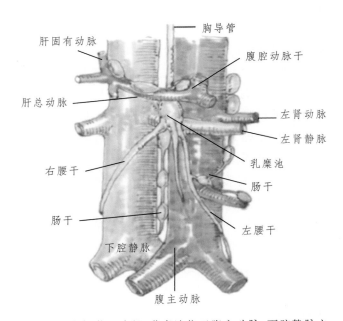

图 13-37　腹部淋巴路径:乳糜池位于腹主动脉,下腔静脉之间,肝固有动脉后方与左肾静脉之间的腹膜后间隙内,主要收集左右腰干、肠干。

PAND 应属于预防性清扫;②入组患者手术病理结果包括淋巴结阴性的 174 例患者;③采取 D2+PAND 组病例,病理证实腹主动脉旁淋巴结转移率为 8.5%;④分层分析结果明显自相矛盾,在 174 例淋巴结阴性病例中,D2+PAND 与 D2 患者的 5 年生存率分别为 96.8% 和 78.4%,明显不合逻辑;又如,在 348 例淋巴结转移病例中,D2 与 D2+PAND 患者 5 年生存率分别为 65.2% 和 54.9%,结果使人困惑。对于 D2+PAND 在淋巴结阴性患者中的生存获益需要进一步的临床研究来回答。

腹主动脉旁淋巴结清扫超出了标准胃癌根治淋巴结清扫范围。有人认为对于腹主动脉周围淋巴结转移阳性的病例,淋巴结转移个数在 3 个以内时,进行 No.16 淋巴结清扫有临床意义。但有学者证明转移淋巴结个数在 10 个以内者都有一定临床价值,前提是排除腹膜播散和远隔脏器转移。Yoshikawa 等研究发现,进展期胃癌患者 N1(+) 腹主动脉旁淋巴结转移率为 1%,N2(+) 者为 20%,N3(+) 者为 43%,而Ⅲa 期为 9%,Ⅲb 期为 19%,Ⅳ 期为 56%,并认为行 D2 手术加腹主动脉旁淋巴结清扫可更准确地判断淋巴结转移情况,同时利于提高预后。中国台湾吴秋文主持的 RCT 研究发现,D3 手术较 D1 手术可显著改善胃癌患者预后。詹文华教授研究表明,对 73 例进展期胃癌在 D2 或 D3 胃癌根治术的基础上进行腹主动脉旁淋巴结清扫(PAND),其平均生存期为(56±3)个月、中位生存期为(62±6)个月,而未行 PAND 组 85 例患者平均生存期仅为(42±4)个月、中位生存期仅为(29±3)个月(P<0.05)。Takashi 等研究发现,对于那些具有高度淋巴结转移可能的特殊部位病例,选择性进行腹主动脉旁淋巴结清扫不失为进展期胃癌的治疗策略之一。日本癌研究会有明医院对 178 例腹主动脉周围淋巴结转移阳性胃癌患者的 Cox 回归分析表明,对腹主动脉周围淋巴结转移阳性的胃癌患者进行腹主动脉周围淋巴结清扫,可提高胃癌术后 5 年生存率。腹主动脉周围淋巴结清扫术后并发症和手术死亡率分别 30% 和 2%。5 年生存率与淋巴结个数的关系:总淋巴结个数 ≤15 个为 28.9%;>16 个为 6.4%。腹主动脉周围淋巴结清扫可明显改善 N2 或 N3 患者预后。对于 N3 阳性的患者,D3 加腹主动脉周围淋巴结清扫和 D3 的 5 年生存率分别为 52.8% 和 38.4%。腹主动脉周围淋巴结转移可分为单纯腹主动脉周围淋巴结转移和腹主动脉周围淋巴结转移的同时出现一个或多个远隔脏器转移。单纯腹主动脉周围淋巴结转移对化疗敏感,有效率为 56.3%,同时合并其他脏器转移者有效率仅约为 30%。对于单纯腹主动脉周围淋巴结转移阳性的患者,应行腹主动脉周围淋巴结清扫。

日本的一项回顾性研究分析了 178 例 PAL 转移胃癌患者的资料,结果发现 PAL 阳性患者 T4 期比例为 68.5%,93.8% 的患者为 N3 期,这组患者 5 年总体生存率为 13.0%,而转移淋巴结数 ≤15 枚的非 Borrmann Ⅳ 型患者 5 年生存率可达 28.6%,Ⅱ 期和 Ⅲ 期患者 5 年生存率为 60.0% 和 21.1%,显著高于 Ⅳ 期(6.5%)。该研究肯定了 PAL 治疗性清扫的价值,认为特定患者可从 D2+PAND 根治性切除中获益。本单位的一项临床资料研究发现,N3 期胃癌患者 PAL 转移率达 34.1%,D2+PAND 较 D2 可提高 N3 期患者 5 年生存率(26.9% 对 16.6%,P<0.05)。国内普遍认为进展期胃癌 D2+PAND 对特定患者可能带来生存获益,这与 PAL 具有较高的转移率有关。对于未合并其他远处转移者行 PAND 可减少肿瘤残留,提高根治性切除率。近年来有研究证实,对局限性 PAL 转移胃癌患者术前行新辅助化疗,再行 D2+PAND 可获得较好预后。同时,术前新辅助化疗后行 D2+PAND 有可能为患者带来生存获益。目前对于 PAL 清扫普遍认为,预防性清扫并不能改善患者生存,应予以避免。对于不存在远处转移等非治愈性因素的 PAL 可疑转移的胃癌患者,应行新辅助化疗,可行 D2+PAND,以期获得 R0 切除并改善生存。

因此我们提倡,对于进展期胃癌患者依术前 TNM 分期制订胃癌治疗方案,由具备丰富 D2 手术经验,掌握腹主动脉周围解剖结构的医生作为 D2+PAND 的技术保障。同时具备了以上条件,则该术式安全可行,在满足适应证的基础上,部分患者可有获益。在进展期胃癌手术中常规探查 No.16 组淋巴结,如发现肿大,应予以切除,避免将转移淋巴结残留在局部。有经验的外科医生进行扩大淋巴结清除术并不会增加并发症和死亡率。

No.16a2 和 No.16b1 清扫过程

清扫 No.16 淋巴结的准备工作非常重要,在 Kocher 切口的基础上,向左侧翻转十二指肠和胰头,使胰头背面面向术者。钝性分离胰头后、十二指肠后和升结肠后的疏松结缔组织。左侧达腹主动脉左侧缘,头侧达左肾静脉,肛侧达肠系膜下动脉。至此,胰头和十二指肠可以充分游离,充分显露自左肾静脉至肠系膜下动脉的腹主动脉和下腔静脉区域。

在下腔静脉右侧缘 0.5cm 处纵向切开腹壁的疏松结缔组织,提起内侧缘,在下腔静脉外膜前向左剥离至下腔静脉左侧,向上剥离至左肾静脉上缘,用胶带分别提起下腔静脉和左肾静脉(图 13-38)。

在腹主动脉左侧 0.5cm 处纵向切开后腹膜疏松结缔组织,提起内侧缘,在腹主动脉外膜前向右剥离至腹主动脉右侧,向上剥离至左肾静脉上缘,向下剥离至肠系膜下动脉。此时,No.16a2 和 No.16b1 已在清扫范围内,唯有下腔静脉与腹主动脉间及其后方未清扫。腹主动脉相当于腹腔动脉干水平右侧自下而上纵向分布左右腰淋巴干、乳糜池及胸导管。因此,在清扫下腔静脉与腹主动脉间淋巴结、脂肪和结缔组织时选用超声刀可在清扫淋巴结软组织的同时,封闭乳糜池和淋巴管。电刀无法起到封闭淋巴管的作用,往往在电刀清除淋巴结后,有乳白色或无色透明淋巴液泉涌状渗出。正确的做法是钳夹组织后,用 1-0 丝线逐一结扎,此举可以避免术

后淋巴和乳糜瘘的发生。图 13-39A 显示位于下腔静脉和腹主动脉间肿大融合的淋巴结,用电刀游离后钳夹淋巴结,并用 1-0 丝线逐一结扎(图 13-39B,C)。图 13-40 为清扫完的 No.16a2 和 No.16b1 淋巴结术野。

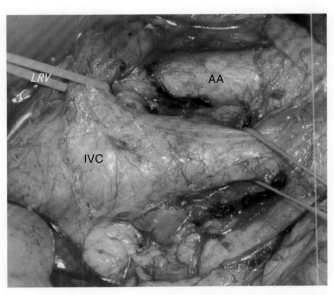

图 13-38　用蓝色胶带分别提起下腔静脉(IVC)和左肾静脉(LRV)。AA,腹主动脉。

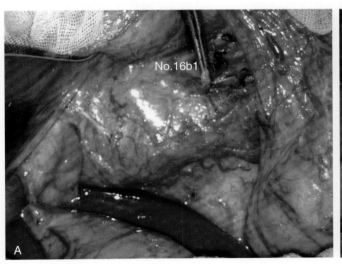

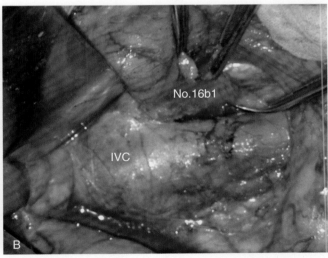

图 13-39　(A)No.16b1(下腔静脉–腹主动脉–左肾静脉间)肿大淋巴结。(B)电刀游离淋巴结后,根部钳夹。(待续)

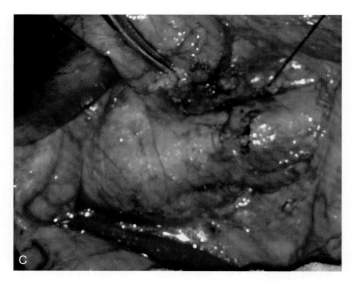

图 13-39（续）　（C）No.16b1 淋巴结根部 1-0 丝线结扎。

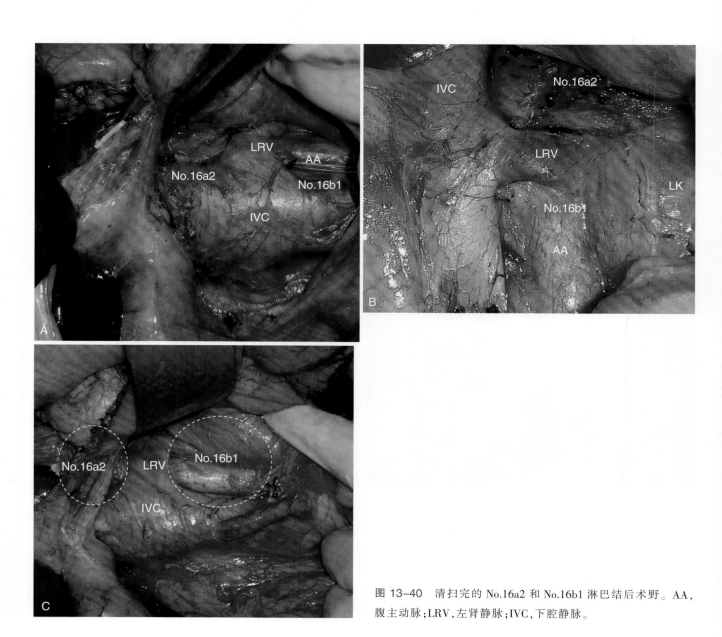

图 13-40　清扫完的 No.16a2 和 No.16b1 淋巴结后术野。AA，腹主动脉；LRV，左肾静脉；IVC，下腔静脉。

第 5 节　保留迷走神经的根治性胃切除术

■ 手术适应证

　　保留迷走神经的根治性胃切除术仅适用于术前分期为 cT1N0M0 的胃癌患者。根据肿瘤部位和大小，可分为保留迷走神经近端胃切除、保留迷走神经远端胃切除和保留迷走神经全胃切除。

■ 术前处置要点

　　● 超声内镜明确肿瘤病理性质和浸润深度。
　　● 强化 CT 明确肿瘤部位并除外淋巴结及远处转移。
　　● 心肺功能检查。
　　● 生化、出凝血、血常规等基本检测。

■ 保留迷走神经的根治性远端胃次全切除术

腹腔探查

　　进入腹腔后，依照胃癌根治术探查顺序进行全面探查，随即重点检查原发灶浸润情况。对于可疑浆膜受累病例，则应在腹腔冲洗液中查找肿瘤细胞，并放弃迷走神经保留。

大网膜处理

　　对于接受保留迷走神经的根治性胃切除术的患者，原则上大网膜应予以保留。助手向肛侧适度牵拉横结肠，术者从胃结肠韧带中距离网膜血管弓 3cm 或以上界线切断胃结肠韧带即可。

迷走神经肝支保留

　　在打开肝胃韧带（小网膜）前，应先辨别清楚迷走神经肝支的分布。肝支在腹腔内起源于胃食管结合部迷走神经前干，肝支经迷走神经前干发出后立即向右侧走行 1~2cm，随即分为 2~3 支分支分别沿小网膜囊

上缘部分走行向右，直至分布于肝门和肝十二指肠韧带（图 13-41）。远端胃癌根治性切除由于距幽门环以远十二指肠球部的离断、胃右血管结扎离断及其根部淋巴结清扫的缘故，往往无法保留迷走神经肝支最下的分支。鉴于保留迷走神经的胃癌根治性切除仅限于 cT1N0M0 胃癌患者，因此无须实施 No.12a 组淋巴结清扫，以免损伤肝支分布于肝门部的神经纤维分支。

　　网膜右血管处理及其根部淋巴结清扫、胃右血管处理及其根部淋巴结清扫、网膜左血管处理及其根部淋巴结清扫、肝总动脉前淋巴结清扫、冠状静脉处理，以及脾动脉起始部淋巴结清扫参见相关章节。

腹腔干周围淋巴结清扫

　　腹腔干周围淋巴结（即 No.9 组淋巴结）清扫应注意探查由迷走神经后干发出的腹腔支及其分布在腹腔干起始部的神经分支。在清扫 No.9 组淋巴结时，应时刻注意神经、淋巴结及软组织的色泽差异和质地差异，操作宜细致而缓慢，避免大块组织切割，且尽量减少出血污染视野。此处是迷走神经腹腔支进入后腹膜分散支配消化器官的重要部位，一旦受损，则可使消化道功能受到抑制。由于神经分支到达腹腔干根部后

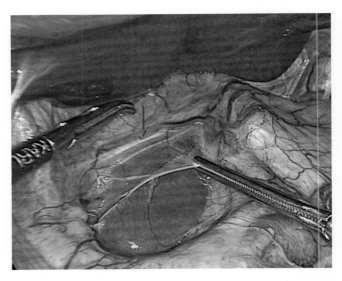

图 13-41　迷走神经肝支于小网膜囊处分为 2~3 分支向右分布。

分散包裹血管壁走行,血管外膜的完整性至关重要。

胃左动脉根部淋巴结清扫

胃左动脉根部淋巴结(即 No.7 组淋巴结)清扫是保留迷走神经腹腔支中最重要的操作步骤。通常来说,迷走神经腹腔支和胃左动脉起始部的位置关系大致分为三种:①迷走神经腹腔支紧贴胃动脉根部一段距离(多为 1~2cm)后到达腹腔干表面;②迷走神经腹腔支伴行胃左动脉根部一段距离后到达腹腔干表面;③迷走神经腹腔支直接分散包裹胃左动脉根部后下达腹腔干。因此,鉴于迷走神经腹腔支和胃左动脉根部的解剖位置关系,不能采取常规胃癌根治术中于胃左动脉起始部结扎离断血管的做法,否则会损伤或完全离断迷走神经腹腔支,进而导致该手术失败。

因此,正确处理胃左动脉根部淋巴结清扫应是细致地沿胃左动脉前面和左侧清扫和游离至少 2~3cm 部分血管壁,且注意胃左动脉右后方是迷走神经腹腔支出现的位置,其游离和淋巴结清扫需辨别腹腔支的出现。大多数情况下,迷走神经腹腔支在距离胃左动脉起始处 1~2cm 开始紧贴或分散包裹胃左动脉血管壁(图 13-42),此处为辨识迷走神经腹腔支的关键位置。由于腹腔支是迷走神经腹腔内的最大分支,其色泽辨识相对容易。大多数情况下,迷走神经腹腔支为条索状银白色或乳白色,且于胃左动脉起始部以远约 2cm 处与胃左动脉分离而走向腹膜后膈脚间软组织中直至食管裂孔(图 13-43)。因此,胃左动脉的结扎和离

断也需要在与迷走神经腹腔支走行分离后的平面上实施,以确保神经保留完整。

胃小弯侧淋巴结清扫

参见相关章节。

消化道重建

参见相关章节。

腹引管放置

经温氏孔放置多孔引流管一支于腹腔干稍右侧,且经右侧腹壁戳孔引出,术后第 1 天和第 3 天留置引流液监测腹引液淀粉酶浓度,若均正常则将其拔除。

■ 保留迷走神经的根治性近端胃部分切除术

迷走神经肝支保留及胃右血管处理

在打开肝胃韧带(小网膜)前应先辨别清楚迷走神经肝支的分布。肝支在腹腔内起源于胃食管结合部迷走神经前干,肝支经迷走神经前干发出后立即向右侧走行 1~2cm,随即分为 2~3 支分支分别沿小网膜囊上缘部分走行向右,直至分布于肝门和肝十二指肠韧带。保留所有迷走神经肝支分支,并同时保留胃右动脉距其起始部 5cm 处以内主干及分支(图 13-44),用

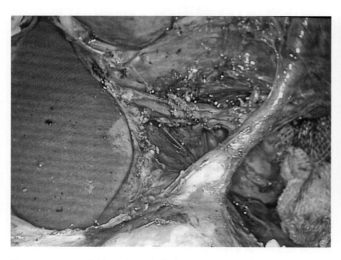

图 13-42　迷走神经腹腔支常在距离胃左动脉起始处 1~2cm 开始紧贴或分散包裹胃左动脉血管壁。

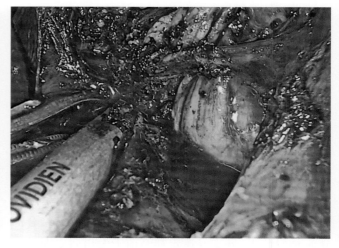

图 13-43　迷走神经腹腔支于胃左动脉起始部以远约 2cm 处与胃左动脉分离而走向腹膜后膈脚间软组织中直至食管裂孔。

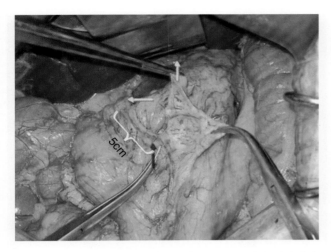

图 13-44　保留胃右动脉距其起始部 5cm 处以内主干及分支。

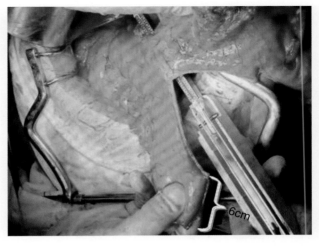

图 13-45　用直线切割闭合器由大弯侧向胃小弯侧胃壁切断闭合 6cm 前后胃壁。

以维持残胃血供和保留迷走神经肝支最下分支。

网膜右血管的处理及其根部淋巴结清扫

参见相关章节。

远侧残胃处理

沿保留胃网膜血管弓游离远端残胃直至胃大弯侧无血管区,采用直线切割闭合器由大弯侧向胃小弯侧胃壁切断闭合 6cm 前后胃壁,用 4-0 可吸收线间断浆肌层缝合残端。随即沿断胃远侧残端上端继续采用直线切割闭合器沿小弯侧裁剪胃前后壁直至胃右血管保留处稍前胃壁小弯边界处(图 13-45 和图 13-46),用 4-0 可吸收线间断浆肌层缝合残端。

其他部位淋巴结清扫参见相关章节。

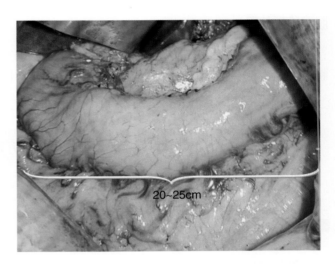

图 13-46　沿断胃远侧残端上端继续采用直线切割闭合器沿小弯侧裁剪胃前后壁直至胃右血管保留处,制作胃管。

消化道重建

消化道重建多采用管状吻合器将远端残胃前壁距残端 3~4cm,距大、小侧缘各 3cm 处作为吻合中心点(图 13-47)。打开胃体部大弯侧胃前壁约 3cm,置入管状吻合器,于拟定吻合中心点伸出吻合器杆部针头与食管残端包埋后的吻合器头部连接后吻合,退出吻合器,以 3-0 可吸收线间断全层缝合吻合口。随后再以直线切割闭合器闭合胃体部开口,用 4-0 可吸收缝线间断浆肌层缝合(图 13-48)。残胃顶端两侧向内包裹食管末端,用 3-0 可吸收线分别间断缝合 2~3 针成型再造贲门(图 13-49)。

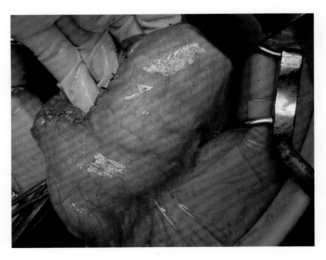

图 13-47　消化道重建多采用管状吻合器将远端残胃前壁距残端 3~4cm,距大、小侧缘各 3cm 处作为吻合中心点。

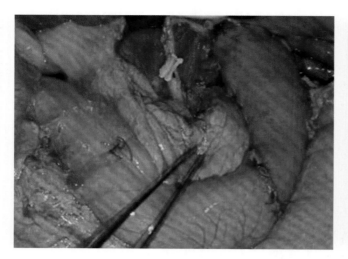

图 13-48　用直线切割闭合器闭合胃体部开口。

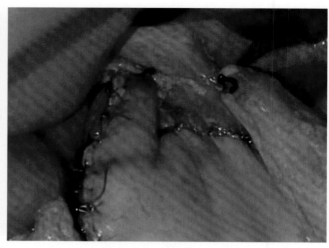

图 13-49　残胃顶端两侧向内包裹食管末端，贲门成形。

腹引管放置

第 1 支腹引管经温氏孔放置多孔引流管 1 支于腹腔干稍右侧，且经右侧腹壁戳孔引出。第 2 支腹引管留置于食管-残胃吻合左侧，且经左侧腹壁戳孔引出。术后第 1 天和第 3 天分别留置引流液监测腹引液淀粉酶浓度，若均正常则将其拔除。

第 6 节　保留幽门的根治性胃切除术

■ 手术适应证

保留幽门的根治性胃切除术适用于术前分期为 cT1N0M0，且病灶距离幽门环不低于 4cm 的胃体或胃体窦交界癌患者。

■ 术前处置要点

- 超声内镜明确肿瘤病理性质、浸润深度及病灶位置。
- 上消化道造影协助识别病灶距离幽门环的距离。
- 强化 CT 明确肿瘤部位和除外淋巴结及远处转移。
- 心肺功能检查。
- 生化、出凝血、血常规等基本检测。

■ 手术操作步骤

腹腔探查

进入腹腔后，依照胃癌根治术探查顺序进行全面探查，随即重点检查原发灶浸润情况。对于可疑浆膜受累病例，则应在腹腔冲洗液中查找肿瘤细胞，并放弃保留幽门。

大网膜处理

对于接受保留幽门的根治性胃切除术的患者，原则上，大网膜应予以保留。助手向肛侧适度牵拉横结肠，术者从胃结肠韧带中距离网膜血管弓 3cm 或以上界线切断胃结肠韧带即可。

迷走神经肝支保留

对于保留幽门的胃癌根治性切除术而言，迷走神经肝支应被完全保留。在打开肝胃韧带(小网膜)前，应先辨别清楚迷走神经肝支分布。肝支在腹腔内起源于胃食管结合部迷走神经前干，肝支经迷走神经前干发出后，立即向右侧走行 1~2cm，随即分为 2~3 支分支，分别沿小网膜囊上缘部分走行，向右直至分布于肝门和肝十二指肠韧带。鉴于保留幽门的胃癌根治性切除仅限于 cT1N0M0 胃癌患者，因此无须实施 No. 12a 组淋巴结清扫，而 No.5 组淋巴结清扫由于幽门保留也不做强求。

胃右血管处理

沿胃右血管起始部切除部分小网膜囊，直至保留幽门 3cm 处胃右血管主干及其分支(图 13-50)。如术中发现可疑转移的肿大淋巴结，则需考虑放弃保留幽门的胃癌根治性切除而行远端胃次全切除+D2 淋巴结清扫术。

网膜右血管处理及其根部淋巴结清扫

充分游离显露出所有幽门下动静脉及其汇入网膜右动静脉处，随即于幽门下血管汇入处以远结扎切断网膜右血管，并清扫周围淋巴结(图 13-51)。

网膜左血管处理及其根部淋巴结清扫

参见本章第 1 节。

肝总动脉前淋巴结清扫

参见本章第 1 节。

冠状静脉处理

参见本章第 1 节。

脾动脉起始部淋巴结清扫

参见本章第 1 节。

腹腔干周围及胃左动脉根部淋巴结清扫

沿胃左动脉前面和左侧清扫和游离 2~3cm 部分血管壁，且注意胃左动脉右后方是迷走神经腹腔支出现的位置，其游离和淋巴结清扫需辨别腹腔支的出现。大多数情况下，迷走神经腹腔支在距离胃左动脉起始处 1~2cm 开始紧贴或分散包裹胃左动脉血管壁(图 13-52)，此处为辨识迷走神经腹腔支的关键位置。由于腹腔支是迷走神经腹腔内最大分支，其色泽辨识相对容易。大多数情况下，迷走神经腹腔支为条索状，呈银白色或乳白色，且于胃左动脉起始部以远约 2cm

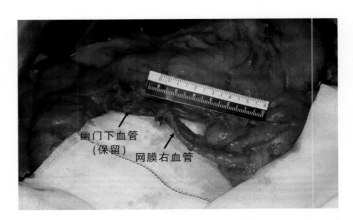

图 13-51　幽门下血管和网膜右血管(箭头所示)。

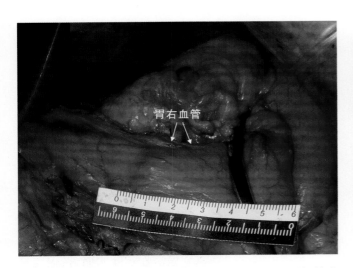

图 13-50　胃右血管及其分支保留至幽门环以左 3cm 处(箭头所示)。

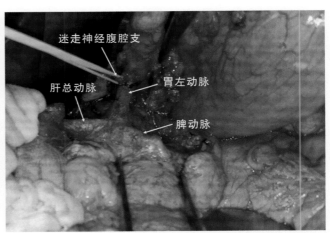

图 13-52　腹腔干周围及胃左动脉根部淋巴结清扫,迷走神经腹腔支保留(箭头所示)。

处与胃左动脉分离，走行于腹膜后膈脚间软组织中，直至食管裂孔。胃左动脉的结扎和离断也需要在与迷走神经腹腔支走行分离后的平面上实施，以确保神经保留完整。

胃小弯侧淋巴结清扫

No.5 组淋巴结清扫并不做强求，其余小弯侧淋巴结清扫参见本章第 1 节。

消化道重建

该术式仅限于 cT1N0M0 胃体或胃体窦交界处患者，远端胃离断线要求距离原发病灶下缘 1~2cm（保证切端阴性）（图 13-53），同时远端胃离断线应以距离幽门环 1.5~3cm 为宜（图 13-54）。离断远端胃后，应敞开胃腔，细致观察胃病灶位置与下切缘的关系，必要时下切缘可送术中冰冻病理检查，以明确性质。同样，由于本术式仅适用于 cT1N0M0 患者，近端胃切缘应距离肿瘤上缘 2cm 及以上。

消化道吻合可采用胃胃端-端吻合或胃胃侧-侧吻合。①胃胃端-端吻合，切开近端胃大弯侧部分胃腔，近端胃小弯侧部分胃腔以直线切割闭合器闭合切断，以丝线间断全层缝合加固胃小弯侧闭合部分，近端胃大弯侧部分胃切缘前后壁分别和远端胃切缘前后壁以直线切割闭合器行三角吻合，随即用丝线间断全层缝合加固胃壁（图 13-55）；②胃胃侧-侧吻合，用直线切割闭合器闭合远端胃残腔，以丝线间断全层缝合加固胃壁。再以直线切割闭合器闭合切断近端胃残腔，丝线间断胃壁全层缝合加固。分别于胃远、近端大弯侧残角切开胃壁少许后，置入直线切割闭合器行胃远、近端残腔后壁侧-侧吻合，丝线间断胃壁全层缝合加固。最后以直线切割闭合器闭合共同开口，丝线间断胃壁全层缝合加固（图 13-56）。

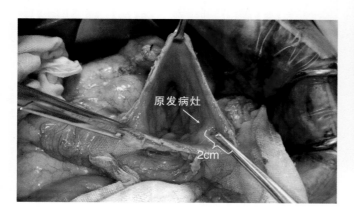

图 13-53 胃病灶（cT1N0M0）下缘距离胃壁下切缘 1~2cm，必要时可行术中冰冻病理检查，以明确下切缘性质（箭头所示）。

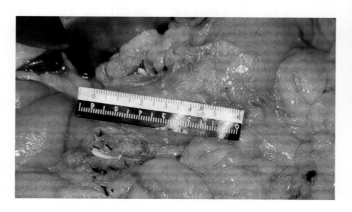

图 13-54 远端胃离断线应以距离幽门环 1.5~3cm 为宜。

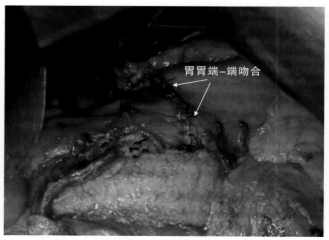

图 13-55 胃胃端-端吻合。

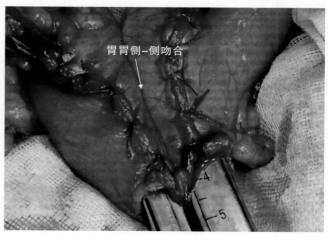

图 13-56 胃胃侧-侧吻合。

腹引流管放置

经温氏孔放置多孔引流管 1 支于腹腔干稍右侧，且经右侧腹壁戳孔引出。术后第 1 天和第 3 天留置引流液监测腹引液淀粉酶浓度，若均正常则将其拔除。

参考文献

[1]Li SS,Costantino,et al. Morbidity and Mortality of Total Gastrectomy:a Comprehensive Analysis of 90 –Day Outcomes [J]. Gastrointest Surg. 2019 Jul;23(7):1340-1348.

[2]Bittner R,Butters M,et al. Total gastrectomy. Updated operative mortality and long-term survival with particular reference to patients older than 70 years of age [J]. Ann Surg. 1996 Jul;224(1):37-42.

[3]Chen T,Yan D,Zheng Z,et al. Evolution in the surgical management of gastric cancer:is extended lymph node dissection back in vogue in the USA[J]. World J Surg Oncol,2017,15(1):135.

[4]Song KY,Park YG,Jeon HM,et al. A nomogram for predicting individual survival of patients with gastric cancer who underwent radical surgery with extended lymph node dissection [J]. Gastric Cancer,2014,17(2):287-293.

[5]Zhang CD,Shen MY,Zhang JK,et al. Prognostic significance of distal subtotal gastrectomy with standard D2 and extended D2 lymphadenectomy for locally advanced gastric cancer [J]. Sci Rep,2015,5:17273.

[6]Ito S,Sano T,Mizusawa J,et al. A phase Ⅱ study of preoperative chemotherapy with docetaxel,cisplatin,and S-1 followed by gastrectomy with D2 plus para-aortic lymph node dissection for gastric cancer with extensive lymph node metastasis:JCOG1002[J]. Gastric Cancer,2017,20(2):322-331.

[7]陈路川,魏晟宏,叶再生,等.进展期胃癌 No.8p 淋巴结转移的危险因素及预后分析 [J]. 中华胃肠外科杂志,2017,20(2):218-223.

[8]武卫鹏,邓靖宇,梁寒,等.远端胃癌淋巴结转移规律及临床意义[J].中国肿瘤临床,2015,42(18):906-911.

[9]徐惠绵,徐岩.胃癌转移规律研究新进展[J].中国实用外科杂志,2011,31(8):666-669.

[10]梁月祥,梁寒,丁学伟,等.N3 期胃癌 D2 联合腹主动脉旁淋巴结清扫对患者生存预后的影响 [J]. 中华外科杂志,2013,51(12):1071-1076.

[11]Masuda TA,Sakaguchi Y,Toh Y,et al. Clinical characteristics of gastric cancer with metastasis to the lymph node along the superior mesenteric vein(14v)[J]. Dig Surg,2008,25(5):351-358.

[12]Eom BW,Joo J,Kim YW,et al. Improved survival after adding dissection of the superior mesenteric vein lymph node (14v)to standard D2 gastrectomy for advanced distal gastric cancer [J]. Surgery,2014,155(3):408-416.

[13]Eom BW,Joo J,Park B,et al. Reply to questions in response to "improved survival after adding dissection of the superior mesenteric vein lymph node (14v)to standard D2 gastrectomy for advanced distal gastric cancer"[J]. Surgery,2014,156(3):737-738.

[14]Shen DF,Chen DW,Quan ZW,et al. Dissection of No. 13 lymph node in radical gastrectomy for gastric carcinoma [J]. World J Gastroenterol,2008,14(6):936-938.

[15]Tokunaga M,Ohyama S,Hiki N,et al. Therapeutic value of lymph node dissection in advanced gastric cancer with macroscopic duodenum invasion:is the posterior pancreatic head lymph node dissection beneficial[J]. Ann Surg Oncol,2009,16(5):1241-1246.

[16]Kumagai K,Sano T,Hiki N,et al. Survival benefit of "D2-plus" gastrectomy in gastric cancer patients with duodenal invasion[J]. Gastric Cancer,2018,21(2):296-302.

[17]焦旭光,梁寒,邓靖宇,等.进展期胃下部癌 D2 根治术第 13 组淋巴结清扫的意义[J].中华外科杂志,2013,51(3):235-239.

[18]Liang Y,Wu L,Wang X,et al. Positive impact of adding No. 14v lymph node to D2 dissection on survival for distal gastric cancer patients after surgery with curative inten[J]. Chin J Cancer Res,2015,27(6):580-587.

[19]Wu L,Zhang C,Liang Y,et al. Risk factors for metastasis to No.14v lymph node and prognostic value of 14v status for gastric cancer patients after surgery [J]. Jpn J Clin Oncol,2018,48(4):335-342.

[20]Yamamoto T,Furuya T,Kita H. Ten-year survival of a patient with advanced gastric cancer with no. 16 lymph node metastases after total gastrectomy and paraaortic lymphadenectomy[J]. Gan To Kagaku Ryoho,2014,41(12):2417-2418.

[21]Ogawa T,Choda Y,Ninomiya M,et al. A case of advanced gastric cancer with para-aortic lymph node dissection after neoadjuvant chemotherapy [J]. Gan To Kagaku Ryoho,2016,43(12):2205-2207.

[22]Tsutsuyama M,Ito S,Ito Y,et al. A case of gastric cancer with residual tumor only in the para-aortic lymph nodes after systemic chemotherapy followed by conversion surgery [J]. Case Rep Oncol,2015,8(2):312-322.

第 14 章

开放手术后消化道重建

柯　彬　王晓娜　王学军　丁学伟　梁　寒　张汝鹏

第 1 节　远端胃切除术后 Billroth Ⅰ 式重建

　　Billroth Ⅰ 式重建是远端胃大部切除术后最早使用的重建方式。1881 年，维也纳外科医生 Theodor Billroth 对一名 43 岁的胃窦癌患者进行了历史上第一例胃癌手术，在将胃窦部的肿瘤病灶切除后，进行了残胃与十二指肠吻合手术。该手术方式后来被称为 Billroth Ⅰ 式吻合，是远端胃大部切除术后将近端残胃与十二指肠球部残端吻合。此吻合术式易于操作，保留了十二指肠通路和正常消化道生理功能，是远端胃切除术后重建的标准术式之一。

■ 适应证

　　Billroth Ⅰ 式重建适用于分期较早、病灶较小的远端胃癌，切除后残胃与十二指肠能直接吻合且无张力。该术式要求十二指肠残端无明显粘连和溃疡瘢痕，幽门、十二指肠或胰头周围无肿瘤浸润或淋巴转移。

■ 手术操作步骤

游离及离断十二指肠

　　仔细分离十二指肠球部周围血管及组织，游离十二指肠起始部(图 14-1A)。必要时可行 Kocher 切口，将十二指肠降段及胰头做适当游离，以减少吻合口张力。在幽门下方 2~3cm 处相当于胃十二指肠动脉上平面夹置荷包钳(图 14-1B)，穿入荷包线后形成荷包缝合(图 14-1C)，切断十二指肠后置入 25mm 管型吻合器的抵钉座，收紧荷包线，将抵钉座收于十二指肠残端荷包内(图 14-1D)。离断后可用 1-0 丝线将胃窦残端缝扎，防止胃内容物流出，污染术野。

切断胃体

　　使用中弯钳夹闭大弯侧 3~4cm 胃壁(图 14-1E)，切开胃壁后使用直线切割吻合器或闭合器切断胃体，移除远端胃及肿瘤(图 14-1F)。

残胃十二指肠吻合

　　松开大弯侧中弯钳，将管型吻合器经开口置入，从距离残端 3~5cm 胃后壁大弯侧旋出中心穿刺锥，与十二指肠部抵钉座对合，在确认无扭转及夹杂其他组织后旋紧手柄并击发，旋松旋钮后轻柔退出吻合器(图 14-1G)。检查吻合口是否完整及有无出血，应用直线切割吻合器关闭胃开口(图 14-1H)。另外也可先不离断胃体，自胃体前壁做一切口，置入吻合器自胃后壁大弯侧穿出，行胃-十二指肠吻合，吻合后再沿预切线离断胃。

吻合口及胃残端加固

　　吻合完成后吻合口和残端可用 3-0 缝线间断全层缝合加固。

■ 注意事项

● Billroth Ⅰ式重建时应注意吻合口张力,应充分切开十二指肠外侧腹膜,游离十二指肠降部及胰头。必要时应进一步游离胃大弯侧,切断1~2支胃短血管。切断胃后壁与胰腺被膜之间的粘连,以降低吻合口瘘风险。

● 进行 Billroth Ⅰ式重建时应注意吻合口口径适中,吻合口小容易导致吻合口狭窄、梗阻。当吻合口径较大时易合并术后胆汁反流症状。我们中心一般选用25mm 管型吻合器,对于某些十二指肠残端直径较大的患者也可使用 28mm 吻合器。

● 胃癌手术时应充分保证切除范围足够,在计划行 Billroth Ⅰ式重建时,如果残胃、十二指肠吻合时张力过大,建议及时更改手术方式。

● Billroth Ⅰ式重建后吻合口紧邻胰头及肝十二指肠韧带,如果术后肿瘤复发,再次手术难度较大。因此建议仅对病灶较小、病期较早的胃下部癌患者进行 Billroth Ⅰ式重建。

● 完成胃肠吻合后可经残胃开口处观察吻合口有无出血,可使用 3-0 丝线间断缝合加固止血。缝合时应注意内翻组织不宜过多,缝合结束后应检查吻合口,吻合口应至少可以通过一拇指,防止狭窄。

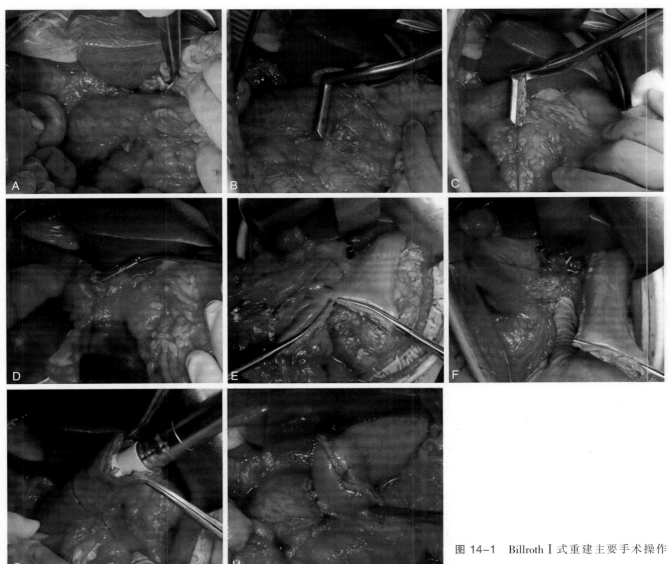

图 14-1　Billroth Ⅰ式重建主要手术操作步骤图。

第 2 节　远端胃切除术后 Billroth Ⅱ 式重建

　　1885 年，Billroth 在为一例胃窦癌幽门狭窄的患者手术时，由于患者身体状况较差，本计划仅行胃空肠吻合术，待患者情况改善后再行手术切除胃窦肿瘤。由于短路手术进行得较为顺利，Billroth 在完成胃肠吻合后一并进行了病灶切除，该手术方式即 Billroth Ⅱ 式重建。Billroth Ⅱ 式重建方法是在远端胃大部切除后，封闭十二指肠残端，将近端残胃与空肠上段进行吻合。Billroth Ⅱ 式重建几乎适用于各种情况的远端胃癌，是远端胃切除术后最常用的重建方法之一。

■ 适应证

　　Billroth Ⅱ 式重建适用于远端胃癌累及幽门环、十二指肠或胰头时。由于空肠活动度大，该术式不受胃切除范围的限制，可以最大化地切除胃组织而不会发生吻合口张力过大的问题。因此，当肿瘤切除术后残胃较小时，应使用 Billroth Ⅱ 式重建。另外有观点认为患者为进展期胃癌时主张使用 Billroth Ⅱ 式重建，当残胃复发时采取该术式再次手术更为容易。由于传统 Billroth Ⅱ 式重建术后胆汁胰液流经胃空肠吻合口，术后胆汁胰液反流所致的并发症和后遗症较多，目前本中心在行 Billroth Ⅱ 式重建时常加做输入祥和输出祥空肠间的空肠空肠侧-侧吻合，以减少术后反流性胃炎的发生。

■ 手术操作步骤

游离及离断十二指肠

　　充分游离十二指肠球部（图 14-2A），使用直线切割吻合器或闭合器闭合十二指肠（图 14-2B）并切断（图 14-2C）。使用 3-0 缝线缝合加固十二指肠残端，以减少十二指肠残端瘘的发生。

切断胃体

　　沿预切线使用直线切割吻合器或闭合器切断闭合胃体（图 14-2D），移除远端胃及肿瘤（图 14-2E）。于残胃大弯侧置入荷包钳（图 14-2F），然后置入 25mm 管型吻合器的抵钉座，收紧荷包线，将抵钉座收于残胃荷包内（图 14-2G）。

空肠空肠侧-侧吻合

　　提起近端空肠，取距离 Treitz 韧带 20cm、50cm 处空肠对系膜缘各打一直径约 0.5cm 的小孔，分别插入直线切割吻合器钉仓部和钉砧部，做一 Braun 吻合（吻合长度约 50cm）（图 14-2H）。

残胃十二指肠吻合

　　自 Braun 吻合开口置入管型吻合器，从距离 Braun 吻合口 10cm 处空肠对系膜缘旋出中心穿刺锥，与残胃抵钉座对合，行残胃空肠端-侧吻合（图 14-2I），根据小肠肠系膜紧张度行结肠前或结肠后吻合均可。

关闭 Braun 吻合开口

　　使用 3-0 缝线将 Braun 吻合开口缝合三针牵引固定后，使用直线切割吻合器关闭共同开孔（图 14-2J）。亦可使用 3-0 缝线行手工缝合。

吻合口及胃残端加固

　　吻合完成后，胃肠、肠肠吻合口和残端可用 3-0 缝线间断缝合加固并止血（图 14-2K）。

■ 注意事项

　　● 胃肠吻合口亦可使用直线切割吻合器进行操作，使用胃大弯远侧与空肠对系膜缘侧行侧-侧吻合，使用 60mm 直线切割吻合器。

　　● 胃肠吻合在横结肠前位还是后位目前尚无确切的循证医学证据，建议根据术者习惯进行。

　　● 空肠输入祥长度可稍长一些，这样可减少术后输入祥悬吊成角问题，建议输入祥留存 20~30cm。

　　● 目前认为 Billroth Ⅱ 式重建时加做 Braun 吻合可减少反流性胃炎的发生，并可减小十二指肠张力，从而减少十二指肠残端瘘的发生。建议 Braun 吻合两壁近端和远端空肠距离吻合口分别为 10~15cm 和 20~25cm，以改善抗反流效果。

　　● Billroth Ⅱ 式重建后 Braun 吻合的输入端空肠可使用六排缝钉不带切割刀片的直线切割闭合器闭合或用双 7 号丝线适度结扎，术式调整为非离断式 Roux-en-Y 重建(图 14-2L)。有观点认为非离断式术式的抗反流效果更佳,但仍缺少相应的循证医学证据。

● Billroth Ⅱ式重建后,由于食物不经过十二指肠及上段空肠,可通过"肠-胰岛轴"增加胰岛素敏感性,并可促进胰岛素分泌,改善 2 型糖尿病患者的糖代谢。针对胃癌合并糖尿病的患者,建议使用 Billroth Ⅱ式重建。

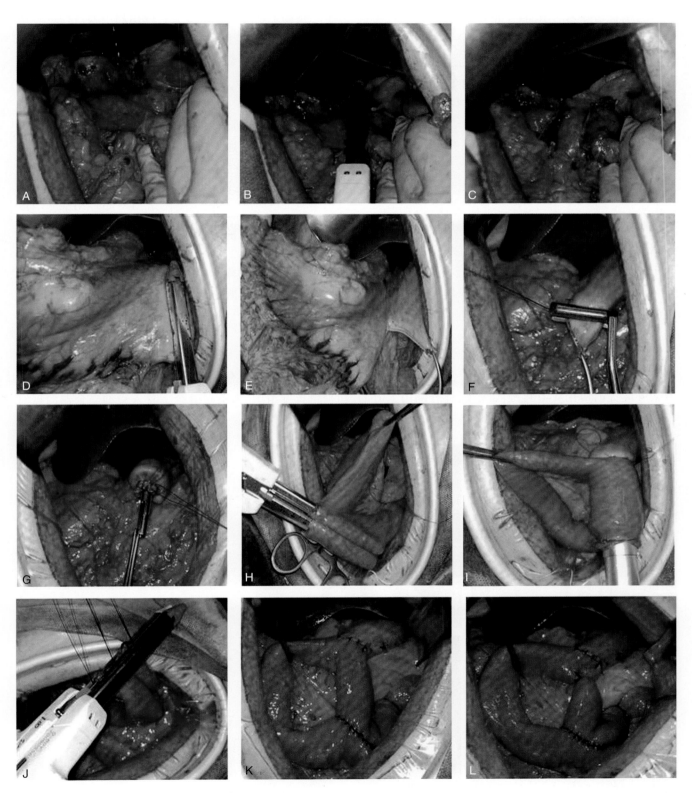

图 14-2 Billroth Ⅱ式重建主要手术操作步骤图。

第3节　远端胃切除术后Roux-en-Y重建

远端胃切除术后 Roux-en-Y 重建,是远端胃癌根治术后最常用的消化道重建方式之一。

■ 十二指肠残端的切断与包埋

远端胃癌根治术,完成幽门上下区的淋巴结清扫后,即可先切断十二指肠残端,然后再进行胰腺上缘淋巴结清扫。

操作方法

将十二指肠游离至胃十二指肠动脉下方约 1cm,保留 0.5~1cm 的十二指肠残端,用直线切割闭合器闭合十二指肠残端。

对浆肌层进行加固缝合,通常采用上下两个半荷包的缝合方式。缝合完毕,如中间间隙较大,可酌情进行 1~2 针间断缝合。

注意事项

• 应提前应用 4-0 可吸收缝线,缝合幽门上方的

十二指肠上动脉 1~2 个分支,或用超声刀慢档进行切断,以免切断十二指肠后或加固缝合时该小血管出血。

• 残端加固缝合的两个半荷包缝合,应先进行上方的半荷包缝合,再进行下方的缝合,这样操作更加方便。

• 如十二指肠残端保留较长时,也可进行一个大荷包的缝合进行加固。

• 如保留十二指肠残端较短,可间断"8"字缝合进行加固(图 14-3)。

■ 胃残端切除和抵钉座的置入

行远端胃切除术时,清扫完毕,即可切除远端胃,并置入管型吻合器的抵钉座。

操作方法

沿胃的预计切除线用直线切割闭合器切除远端胃。用荷包钳夹住胃残端大弯侧,用电刀切出大弯侧少量胃壁组织,做荷包缝合。置入管型吻合器的抵钉

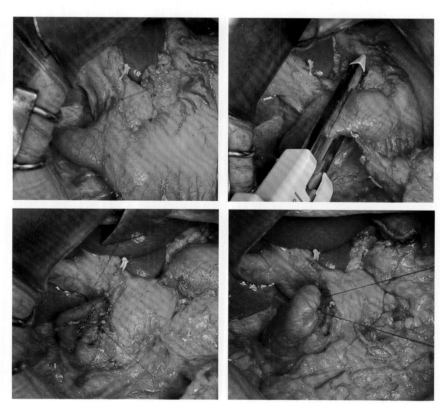

图 14-3　用线性切割闭合器切断并闭合十二指肠,荷包缝合残端。

座,系紧荷包。

注意事项

- 胃壁较宽时可分两次切除远端胃组织。
- 肿瘤位于胃小弯侧者,在切断时可适当偏向贲门下方小弯侧,以保证有足够的安全距离。
- 残胃不要过大,以减少残胃癌和胃瘫的发生。
- 应在残胃断端,大弯侧最低点放置抵钉座,拟进行吻合。
- 对于多数患者可使用 25mm 管型吻合器(图 14-4)。

■ 胃空肠端-侧吻合

切断空肠,置入空肠空肠侧-侧吻合抵钉座,完成胃空肠端-侧吻合。

远端胃切除,Roux-en-Y 吻合完成胃部准备后,即可切断空肠,首先进行胃空肠端-侧吻合。

操作方法

距十二指肠悬韧带 20~25cm 处切断少量空肠边缘末端血管弓分支,切断空肠,将空肠空肠侧-侧吻合抵钉座置入远端空肠,在距胃空肠吻合口 35cm 处穿出肠壁。用管型吻合器在结肠前完成胃空肠端-侧吻合,在距吻合口 2~3cm 处闭合空肠残端,浆肌层加固缝合。

注意事项

- 远端胃切除,Roux-en-Y 吻合时,无须切断空

肠系膜大的血管弓,只需切断边缘血管弓分支即可。

- 先将空肠空肠侧-侧吻合抵钉座置入远端空肠后,再进行胃空肠吻合。
- 抵钉座置入空肠后,可向空肠内注入适量生理盐水润滑,帮助抵钉座在空肠内移动。
- 用 25mm 管型吻合器完成胃空肠端-侧吻合,注意吻合时肠管不要折叠进吻合口,空肠系膜不要扭转。
- 空肠残端浆肌层加固缝合时,可行两个半荷包缝合、一个大荷包缝合或间断"8"字缝合(图 14-5)。

■ 空肠空肠侧-侧吻合

完成空肠空肠侧-侧吻合,闭合空肠残端,关闭系膜。

远端胃切除,Roux-en-Y 吻合最后进行空肠空肠侧-侧吻合,吻合口关闭系膜。就此完成整个 Roux-en-Y 吻合。

操作方法

切断空肠近端,进管型吻合器,完成空肠空肠侧-侧吻合。用直线切割闭合器闭合空肠残端。关联空肠空肠之间的系膜和空肠横结肠之间的系膜。

注意事项

- 采用 25mm 管型吻合器进行空肠空肠侧-侧吻合,操作更简便,吻合确切,不易发生狭窄。
- 在进行空肠空肠侧-侧吻合时应注意肠管方

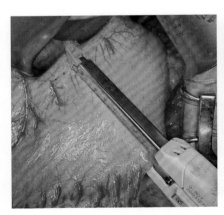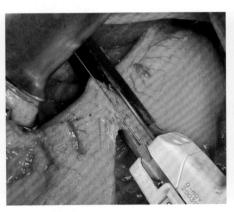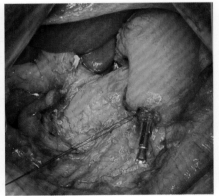

图 14-4　用线性切割闭合器按预计切除线切断残胃,在胃大弯侧最低点置入管型吻合器抵钉座。

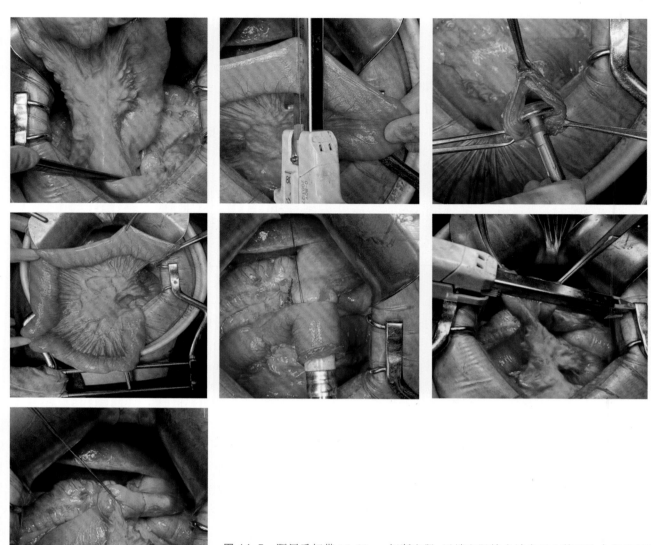

图14-5　距屈氏韧带15~20cm,切断空肠,远端空肠输出袢内置入管型吻合器抵钉座至25cm处穿出备用。用25mm管型吻合器行胃空肠端-侧吻合,闭合空肠残端,加固缝合吻合口及空肠残端。

向,近端空肠逆蠕动,远端空肠顺蠕动,以增加食物与消化液的混合时间。

- 在关闭空肠残端时,应采取与空肠系膜垂直的方向,这样更便于进行随后的浆肌层加固缝合。
- 空肠残端浆肌层加固缝合时,可行两个半荷包缝合、一个大荷包缝合或间断"8"字缝合。依据空肠残端的长度和距吻合口的距离来选择适当的缝合方式。
- 吻合时应注意空肠系膜的方向,避免扭转。
- 吻合完毕,必须关闭空肠空肠之间的系膜和空肠横结肠之间的系膜,以预防内疝的发生(图14-6)。

■ 术式评价

优点

- 胃空肠吻合在残胃最低点,有助于食物排空。
- 空肠空肠吻合,两侧空肠蠕动方向相反,有助于食物与消化液的充分混合。
- 2型糖尿病患者有利于术后血糖的改善。

缺点

- 需要切断肠管,操作相对复杂。
- 食物不经过十二指肠。

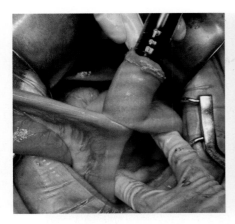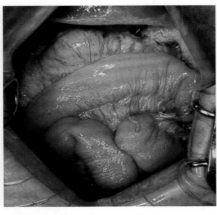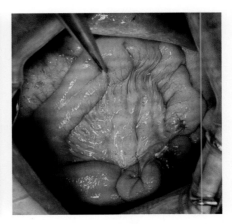

图 14-6 用 25mm 管型吻合器行近端空肠与输出段空肠侧-侧吻合,闭合近端空肠残端,加固缝合吻合口和空肠残端。关闭空肠系膜。

第 4 节 远端胃切除术后非离断式 Roux-en-Y 重建

Billroth Ⅱ 式消化道重建方式由 Billroth 于 1885 年开始使用。目前,中国及韩国部分外科医师仍常采用该术式,而日本学者一般不推崇该术式。Billroth Ⅱ式消化道重建方式的优点在于对于病期较晚、肿瘤偏大的患者,可进行广泛切除和淋巴结清扫,同时可切除较长的十二指肠球部。对于侵犯幽门的肿瘤可充分保证肿瘤根治性,且无须考虑吻合口张力问题。Billroth Ⅱ 式胃空肠吻合比 Roux-en-Y 胃空肠吻合方式操作更简单,且保留了空肠连续性,对空肠的逆蠕动波影响较小。然而,Billroth Ⅱ 式胃空肠吻合最令人诟病的是扰乱了消化液的正常生理流动方向,多数患者术后会出现不同程度的胆汁反流性胃炎,可能会增加残胃癌的发病概率。Billroth Ⅱ 式消化道重建相对更容易出现倾倒综合征和十二指肠残端瘘,因此,行该重建方式时一定要注意包埋加固缝合十二指肠残端。此外,Billroth Ⅱ 式胃空肠吻合术中应特别注意输入袢和输出袢所对开口方向,所留肠管长度,有无狭窄、扭转等情况,一旦术后出现狭窄、梗阻、内疝情况,均有可能会导致非计划二次手术。因此,多数学者开始提倡在 Billroth Ⅱ 式胃空肠吻合基础上增加一个输入袢及输出袢的侧-侧吻合,这不仅可有效改善胆汁反流入残胃的情况,同时可减少输入袢及输出袢梗阻所致并发症的发生,还可降低十二指肠内张力,减少十二指肠残端瘘的发生。

研究证实,远端胃大部切除术后 Roux-en-Y 消化

道重建可显著减少因切断迷走神经和失去幽门所导致的碱性反流,残胃内胆汁反流量较 Billroth 术式明显减少。术后反流不适症状、反流性食管炎等发生率亦明显降低。对远端胃癌根治术后长期随访发现,Roux-en-Y 重建还可降低胃内幽门螺杆菌感染率。但传统 Roux-en-Y 吻合术后约 30% 的患者会出现以进食后上腹部饱胀、疼痛、恶心、呕吐为主要症状的 Roux-en-Y 潴留综合征(RSS)。研究显示,由于手术破坏了小肠完整性,术后十二指肠内的起搏点电位无法到达小肠异位起搏点的兴奋使小肠内缺乏规律的移行运动复合波,是发生 RSS 的主要原因。为保持十二指肠与 Roux 袢的连续性,国外动物临床实验已成功报道以 U 型钉阻断输入袢的非离断式 Roux-en-Y 消化道重建,术后电生理研究发现该术式不影响起源于十二指肠的正常起搏点的冲动向远端传导,也不引起异位起搏点的兴奋,可有效预防 RSS 的发生。但实际临床应用中常有因 U 型钉脱落导致需要肠管再通的报道。本单位一般应用 7 号丝线结扎法闭合肠管,尚未见有再通病例。

非离断式 Roux-en-Y 吻合是在传统胃大部切除 Billroth Ⅱ 式胃空肠吻合术的基础上,于空肠输入袢与输出袢之间加做 Braun 吻合,同时对输入袢两处吻合口之间的空肠肠管用线性 6 排缝钉不带切割刀片的闭合器或 7 号丝线进行适度结扎(图 14-7)。非离断式 Roux-en-Y 操作较 Roux-en-Y 重建简单、省时,适

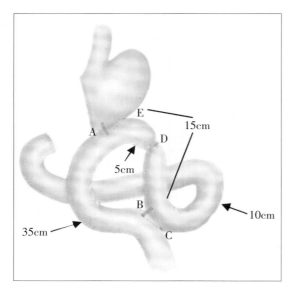

注:A~E,胃空肠吻合口;B~C,Braun 吻合口;D,结扎点。

图 14-7 非离断式 Roux-en-Y 重建示意图。

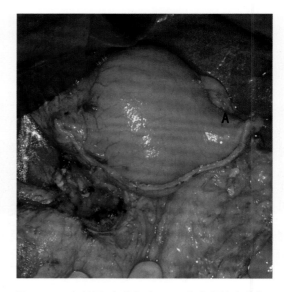

图 14-8 离断胃,去除标本"A"点为断端大弯侧。

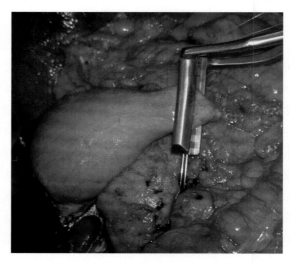

图 14-9 于残胃大弯"A"点侧置荷包钳。

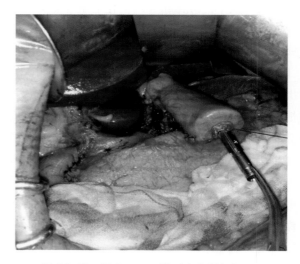

图 14-10 置入 25mm 管型吻合器抵钉座。

于肿瘤直径较大或胃体下部的癌,具有更广泛的适应证。

■ 非离断式 Roux-en-Y 重建适应证

- 胃远侧端胃癌。
- 远侧端巨大的良、恶性肿瘤,如胃溃疡、间质瘤、异位胰腺等。
- 切除肿瘤后预计残胃过小。
- 远端癌侵犯幽门环或十二指肠已有累及。
- 预计 Billroth I 式吻合造成吻合口张力过高,发生吻合口瘘风险过高时。

■ 手术操作步骤

离断胃

完成胃周淋巴结清扫,特别是胃大小弯侧淋巴结、软组织清扫后,用线性切割闭合器于适当位置自大弯侧横断胃(图 14-8)。如果肿瘤位于小弯侧,应标记好上切缘位置,根据具体情况上切缘距肿瘤 3~5cm。采用线性切割闭合器的优点是避免消化液污染腹腔。于残胃大弯侧"A"点处置入荷包钳(图 14-9),穿过荷包线,然后置入 25mm 管型吻合器抵钉座,收紧荷包线(图 14-10)。

手工缝合空肠空肠侧-侧吻合

空肠空肠侧-侧吻合是非离断式 Roux-en-Y 的重要步骤,吻合可采取手工缝合。一般可采用 2-0 丝线或 4-0 可吸收抗菌 VICRYL 缝线(选优后者)。自屈氏韧带 20~30cm 处(输入袢)再向远端约 45cm(输出袢)行空肠空肠侧-侧吻合,以 4-0 VICRYL 缝线自对系膜缘先行后壁的浆肌层缝合,针距 2~3mm 针(长约 3cm)(图 14-11)。随后用电刀沿缝线两侧 2~3mm 剖开肠腔(图 14-12)。然后行后壁全层间断缝合,针距约 2mm,注意针距疏密一致(图 14-13)。

线性切割闭合器完成空肠空肠侧-侧吻合

可采用腔镜用直线切割缝合器或开放用直线切割缝合器于待吻合处肠管对系膜缘用 2-0 丝线缝合打结牵引。用电刀分别于近端及远端空肠对系膜缘剖开肠壁约 10mm。置入线性切割闭合器,击发,完成空肠空肠侧-侧吻合(图 14-14)。

残胃空肠吻合

用 25mm 管型吻合置入空肠近侧端(输入袢),沿肠腔向远侧端深入约 5cm,于对系膜缘旋出钉座中心杆,与预置于残胃的抵钉座会合,完成残胃空肠吻合(图 14-15)。完成吻合后用 2-0 丝线或 4-0 VICRYL 线浆肌层间断缝合加固,针距 3~4mm。

完成空肠空肠侧-侧吻合的前壁

同样采用 2-0 丝线或 4-0 VICRYL 缝线,采取垂直褥式手法缝合空肠空肠侧-侧吻合前壁,针距约 5mm

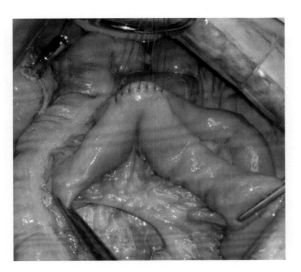

图 14-11　空肠空肠侧-侧吻合:后壁浆肌层间断缝合。

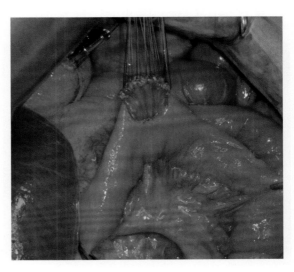

图 14-13　完成空肠空肠侧-侧吻合后壁全层吻合。

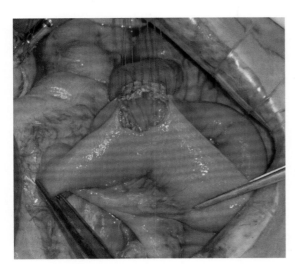

图 14-12　用电刀沿缝线两侧 2~3mm 剖开肠腔。

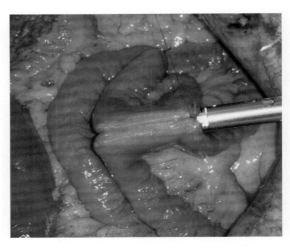

图 14-14　置入线性切割闭合器,完成空肠空肠侧-侧吻合。

（图 14-16），缝合时注意将黏膜完全内翻，特别注意上下极不留死角。缝合 7~8 针（图 14-17）。每针之间加固 1~2 针，以保证环周吻合不遗漏缝隙（图 14-18）。

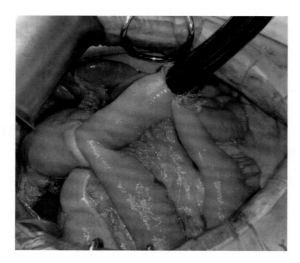

图 14-15　近端输入空肠袢与残胃侧-端吻合。

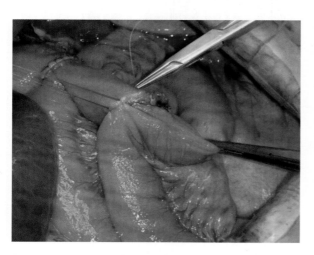

图 14-16　空肠空肠侧-侧吻合前壁间断垂直褥式缝合。

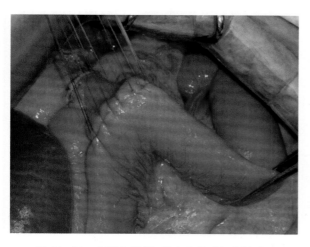

图 14-17　空肠空肠侧-侧吻合前壁间断缝合。

闭合空肠空肠侧-侧吻合与残胃空肠吻合之间的肠腔

该操作是非离断式 Roux-en-Y 的关键环节，否则将无法起到防反流作用。通过腔镜用线性 6 排缝钉不带切割刀片的闭合器于输入袢距残胃空肠吻合口 5cm 闭合空肠肠管（图 14-19 和图 14-20）。

也可采用 7 号丝线结扎闭合空肠肠管（图 14-21）。结扎以空肠壁浆肌层开始发白即可，结扎处恰无法伸入一血管钳为宜。

残胃空肠吻合

同样的，线性切割闭合器完成空肠空肠侧-侧吻合后壁后，行残胃空肠吻合（图 14-22）。用 1-0 丝线缝合空肠空肠侧-侧吻合口近心侧开口并牵引，用线性

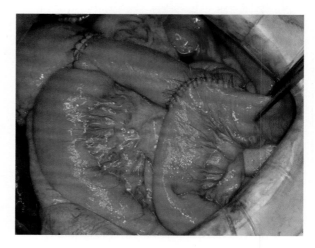

图 14-18　空肠空肠侧-侧吻合前壁浆肌层加固缝合。

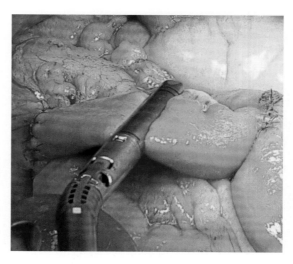

图 14-19　通过腔镜用线性 6 排缝钉不带切割刀片的闭合器。

切割闭合器闭合空肠前壁(图 14-23)。用 2-0 丝线
或 4-0 VICRYL 缝线间断全层加固，完成非离断式
Roux-en-Y 重建(图 14-24)。

■ 注意事项

- 屈氏韧带距空肠空肠侧-侧吻合口的距离一般
为 20~30cm，具体长度应根据残胃大小和空肠系膜张
力决定：残胃越小，该段空肠的长度应适当加长；空肠
系膜过短，可适当延长距离屈氏韧带的长度，以免残
胃空肠吻合后张力过大。

- 本单位习惯残胃空肠吻合以横结肠前位为主，
这样可以省去横结肠系膜戳孔、空肠袢套入戳孔和关

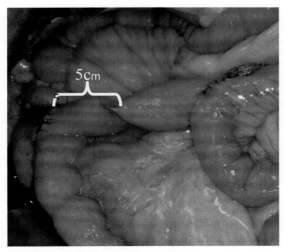

图 14-20　完成非离断式 Roux-en-Y 重建(不带切割刀片的闭
合器)。

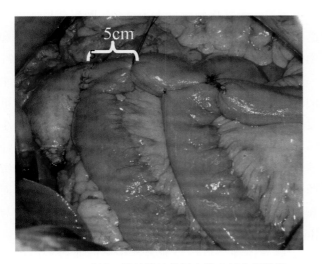

图 14-21　采用 7 号丝线结扎闭合输入袢空肠肠管。

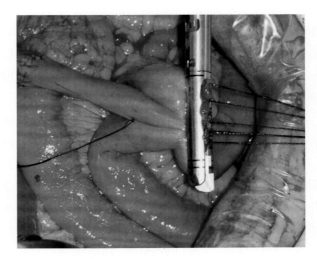

图 14-23　用线性闭合器闭合空肠前壁。

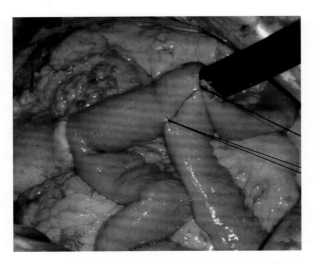

图 14-22　线性切割闭合器完成后壁吻合后行残胃空肠吻合。

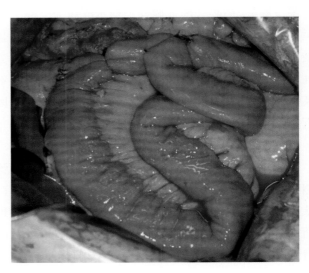

图 14-24　非离断式 Roux-en-Y 重建后效果展示。

闭横结肠系膜孔的操作。上述每一个步骤均存在潜在风险:尤其是 BMI 指数偏高的患者,可能发生横结肠系膜血管损伤和空肠袢套入横结肠系膜孔,可能会因戳孔较小造成肠管压迫、成角、梗阻。横结肠系膜戳孔过大且闭合不全则易发生内疝等。横结肠前、后位的选择主要根据术者习惯,并无循证医学证据。

• 非离断处使用 7 号丝线结扎或吻合器闭合问题

目前关于非离断式 Roux-en-Y 吻合重建技术仍缺乏 RCT 研究证实其远期疗效。关于非离断处距离吻合口的距离、输入袢长度及非离断的最佳方法均需要在循证医学的基础上得到优选并进一步探讨。结扎位置以距胃肠吻合口 5cm 为宜,否则易造成盲袢过长和食物淤积。根据天津医科大学肿瘤医院的经验,7 号丝线结扎安全可靠,但缺点是缺乏客观指标,"适度"结扎无法量化和标准化。非离断式可实施标准化器械操作并可缩短手术操作时间。7 号线适度束扎输入袢空肠袢,束扎力度适宜可有效避免因束扎太紧导致肠管坏死、过松而诱发十二指肠液逆流,并可于肠壁周围垫一血管钳,完毕后撤出。

Miedma 于 1992 年进行动物实验时即发现采用吻合器闭合空肠袢后有肠管裂开和需要再通的可能。同一研究小组在随后的临床研究中发现 5 例采取闭合器闭合肠管的病例均发生吻合钉脱落。天津医科大学肿瘤医院自 20 世纪 90 年代起即开始采取 7 号丝线结扎法进行全胃切除术后间置空肠、近端胃切除术后间置空肠等操作,至今已近 30 年,随访病例中鲜有再通的病例。分析原因,采用双排残端闭合器闭合肠管后,由于闭合上下端肠管蠕动,肠管内压增大,特别是空肠空肠侧-侧吻合的近侧端长期承受压力。吻合钉虽为钛金属,但成钉后呈"B"形,而非完全封闭,并且缺乏弹性。积累的肠腔内压逐渐使钉合处由"B"成为"C",导致缝钉脱落,肠管再通。而 7 号丝线强度虽不及钛钉,但打结后其弹性有限,强度牢固,不大可能因近端空肠的持续压力而断裂、松扣。

• 输出袢长度

与 Roux-en-Y 吻合类似,胃肠吻合口距离空肠空肠侧-侧输出袢至少保持在 35cm 以上,以 35~45cm 为宜,从而最大限度地减少反流,这样加之非离断处未发生再通,起到与 Roux-en-Y 吻合同样的防止反流的作用。同时,过长的 Roux 袢易发生扭曲粘连,影响其排空,进而导致滞留的发生。Roux 袢的长度要求能抗反流且排空通畅。目前大多数胃外科医师选择的长度为 35~40cm。

■ 术式评价

非离断式 Roux-en-Y 的优点

• 非离断式 Roux-en-Y 吻合与传统的 Billroth Ⅰ 式吻合相比,避免了需游离较长十二指肠残端所致的血供问题;避免了高位肿瘤切除胃过多带来的吻合口张力问题;吻合口复发后残胃癌的处理相对容易,因此更适合早期胃癌;十二指肠残端瘘的处理比残胃十二指肠吻合口瘘的处理相对简单,且因进食不受影响,可明显缩短住院时间,减少住院费用。

• 解决了胆汁反流;与传统的 Billroth Ⅱ 式吻合相比,非离断式 Roux-en-Y 吻合在保留对吻合口张力要求不高、十二指肠游离无须过多、肿瘤部位要求不高等优点的基础上,显著减少了胆汁反流、吻合口炎和吻合口溃疡的发生,并避免了输入袢梗阻等严重并发症。

• 不切断空肠是非离断式 Roux-en-Y 再吻合术的最大特点,这也是保证肠道生理和功能完整性的重要基础。该术式保留了小肠的电的连续性,避免了小肠异位电节律的发生。有实验证明:小肠的肌肉神经信号可通过闭合钉降低 RSS 的发生率。通常在十二指肠上部存在小肠收缩起搏点,发出收缩运动信号。而在采取 R-Y 重建时,切断了小肠使得十二指肠与 Roux 肠袢之间的肌神经系统连续性遭到破坏,在 Roux 肠袢出现的异位起搏点产生了向残胃方向的逆蠕动波。结果是无法将食物运送至远端,食物停滞在残胃内,产生 RSS。与传统 R-Y 相比,非离断式 Roux-en-Y 由于不离断肠管,保留了神经和正常起搏点,明显降低了 RSS 的发生率。相关研究曾尝试使用 U 型钉阻断输入袢进行非离断式 Roux-en-Y 再吻合方式的消化道重建,该方法对术后十二指肠的正常起搏冲动向空肠远端的传导无影响,并可有效避免异位起搏点的兴奋,进而防止 Roux-en-Y 再潴留综合征的出现,但术中单用结扎钉进行束扎可能会出现扎钉脱落现象,并诱发胆汁反流。

• 腹腔镜下非离断式 Roux-en-Y 吻合与传统 Roux-en-Y 吻合相比,无须切断空肠及系膜,且无须关闭系膜裂孔。腹腔镜下非离断式 Roux-en-Y 相比传统 Roux-en-Y 吻合手术时间缩短,术中出血明显减少,也降低了手术难度与手术风险,从而更有利于该吻合方式的推广与普及。

本单位 2020 年对空肠间置代胃术式的临床应用与研究证实,采用空肠适度结扎技术能确切阻断因肠管逆动引起的肠内容物反流,并且可保留肠壁神经生理性运动功能,防止肠袢运动紊乱和瘫痪,减少由此引发的 RSS 等并发症的发生。有报道认为,非离断 Roux-en-Y 消化道重建在预防 RSS 的同时,可降低反流性胃炎的发生率。本单位回顾性分析 2005 年 3 月至 2008 年 3 月行远端胃癌根治术的 419 例患者,根据他们不同的消化道重建方式分为:非离断式 Roux-en-Y 吻合组 127 例,B I 组(Billroth I 式)138 例,M-B II 组(改良 Billroth II 式,即在 Billroth II 基础上加做空肠空肠侧–侧吻合)108 例,RY 组(Roux-en-Y 吻合)46 例。非离断式 Roux-en-Y 组患者手术时间[(132.6±19.2)分钟]和术后住院时间(10.4±1.2)天较 RY 组[(142.5±1.7)分钟和(12.1±3.7)天]缩短($P<0.05$);术后反流性胃炎发生率

(3.2%,4/127)较 B I 组(24.6%,34/138,$P<0.05$)和 M-B II 组(25.9%,28/108,$P<0.05$)下降;吻合口溃疡发生率(0/127)较 M-B II 组(4.6%,5/108,$P<0.05$)下降;RSS 发生率(0/127)较 RY 组(17.4%,8/46,$P<0.05$)下降。研究证实非离断式 Roux-en-Y 在保留传统 Roux-en-Y 术式减少碱性反流优点的同时,克服了 RSS 的弊病。

非离断式 Roux-en-Y 吻合综合了 Billroth II 式重建及 Roux-en-Y 重建的优点,同时最大限度避免了二者的缺点,既减少了胆汁反流,又克服了发生 RSS 的弊病,是远端胃切除术后理想的消化道重建方式,目前越来越受到胃肠外科医师的推崇。

非离断式 Roux-en-Y 的缺点

● 无法通过内镜观察十二指肠,发生乳头部肿瘤和胆总管结石时,无法进行相应处理。

● 食物不通过十二指肠,有钙离子等吸收低下的可能性。

第 5 节　近端胃切除管状胃重建

■ 适应证

胃上部早期癌,Borrmann I 型和 II 型,肿瘤直径 4cm 以下,远端残胃至少应保留全胃的 1/2,胃大弯右半侧与幽门下淋巴结无转移。

■ 手术操作步骤

切除大网膜,游离胃大弯

从横结肠中部偏左处切开大网膜进入网膜囊,此处很少粘连,易于进入网膜囊。于贴近横结肠处向右侧切断大网膜,直至幽门下,保留网膜右血管,沿其下方向左切除大网膜,直至胃预定切断处。贴近横结肠向左侧切断大网膜,于根部结扎切断胃网膜左血管,清除 No.4sb 区淋巴结。继续向上切断结扎胃短血管,此处用腔镜锁扣钳夹血管后离断可加快手术速度,避免因深部打结牵拉血管造成出血危险。切断膈胃韧带,其间注意结扎、切断左膈下血管食管贲门支,游离

食管及贲门左侧(图 14-25 和图 14-26)。

清扫 No.7、No.8a、No.9、No.11 区淋巴结

第二助手向上提起胃,可拉钩协助显露,第一助手左手持纱布下压胰腺,充分暴露胰腺上缘。术者用小功率电刀或超声刀沿肝总动脉表面清扫 No.8a 淋巴

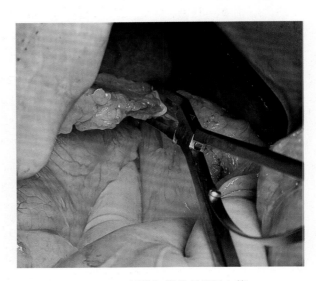

图 14-25　用锁扣钳处理胃短血管。

结，继续向上分离清扫腹腔动脉周围 No.9 区淋巴结，解剖显露胃左动脉根部，结扎、切断。其间注意冠状静脉走行，予以结扎、切断。于胰腺上缘最突出处仔细解剖，可发现脾动脉根部，沿脾动脉向胰尾侧清扫其周

围脂肪淋巴组织。清扫过程中注意胃后动脉，予以根部结扎、切断。

切开肝胃韧带及游离食管

清扫胃右血管周围淋巴脂肪组织，于根部或其远侧分支处结扎切断。沿肝下缘切断小网膜至贲门右侧，清扫贲门右淋巴结游离食管右侧。继续向上游离，扩大食管裂孔，探查食管下段、膈上及后纵隔有无肿大淋巴结，如有肿大，应行纵隔淋巴结清扫。

切断迷走神经及食管

将食管向下牵引，用超声刀分别切断迷走神经前后干，距肿瘤 3~5cm 切断食管，以备吻合。

制作管状胃

在保证远端距离肿瘤 3~5cm 的前提下，距离胃大弯边缘 4cm 处用直线切割闭合器纵行切割，形成长 10cm 以上的管状胃（图 14-27）。

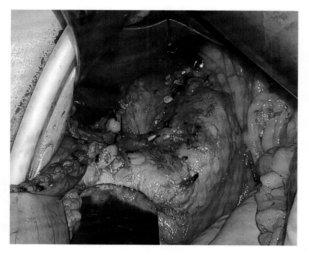

图 14-26 清扫完胰腺上缘后术野。

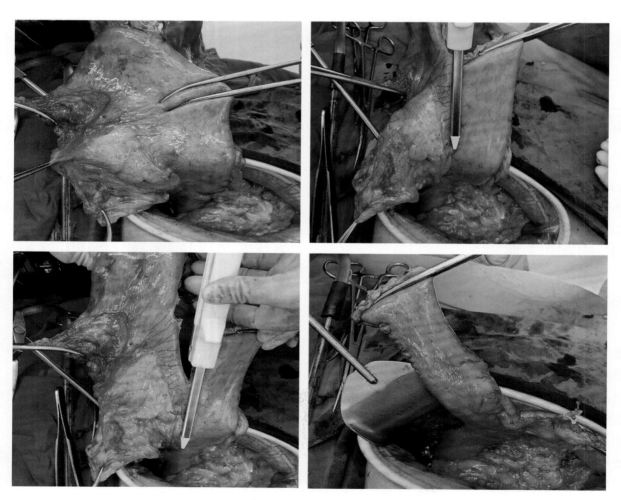

图 14-27 裁剪制作管状胃。

食管胃吻合

应用器械行食管残胃前壁吻合或食管残胃后壁吻合(图 14-28 和图 14-29)。

幽门成形术

用电刀纵向全层切开幽门 3cm,彻底切断幽门环,横向全层缝合切口,浆肌层加固,完成幽门成形术。引导胃管通过缝合部位进入十二指肠,术后引流减压(图 14-30)。

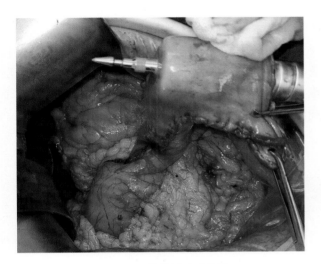

图 14-28　管状胃后壁戳孔。

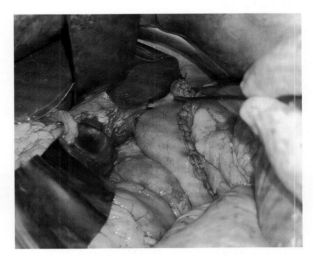

图 14-29　完成食管残胃侧-端吻合。

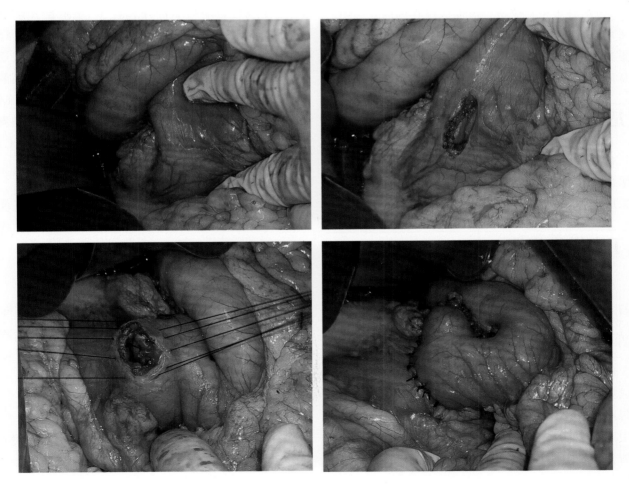

图 14-30　幽门成形术。

放置引流

于右肝下经肝十二指肠韧带下至贲门右及左膈下脾门分别放置引流管一根。

■ 术式评价

近端胃切除管状胃重建加幽门成形术具有以下优点：

- 基本保持了胃肠道连续性。
- 残胃容积较大，具有一定的食物储存功能，与全胃切除后的无胃状态相比，食物排空时间明显延长。

- 幽门成形术完全切断了幽门括约肌，有效解除了因迷走神经干切断后的幽门收缩状态，使食物呈梯度向十二指肠排空。
- 近端胃的切除使胃酸分泌减少，限制了残胃扩张，同时幽门成形术又促进残胃的排空，两者协同作用可有效预防胃食管反流及胃排空障碍的发生。
- 手术操作简单，易于掌握。

应用该术式应特别注意的是，选择合适的病例，管状胃长度要>10cm；术中重视幽门成形术，采取全层纵向切断幽门环，横缝时，应先予间断全层缝合，再予间断浆肌层缝合以加固。

第6节 近端胃切除术后 Kamikawa 重建

日本学者 Kamikawa 于 2001 年率先采用近端胃切除术重建方法。近年来，该术式在日本得到了广泛应用，包括日本东京癌研会有明医院在内的众多中心均采取该方法。这种重建方法也被认为是迄今最有效的重建方法之一。该方法由于巧妙地采取浆肌层瓣包埋从而形成括约肌结构，可防止反流。

■ 适应证

食管胃结合部早期癌。其中，Siewert Ⅰ、Ⅱ型早期癌采取胸腹联合腔镜或开放手术，Siewert Ⅲ型早期癌可采取经腹开放或腔镜手术。

■ 手术操作步骤

可采取开放或腹腔镜辅助小切口，以下是开放手术的手术步骤。

制作管状胃

保留迷走神经，具体方法参考第6章有关内容。完成胃周淋巴结清扫，用线性闭合器建立管状胃：保留胃右血管和胃网膜右血管。用线性闭合器，于胃小弯中下 1/3 处，与大弯平行闭合。移除标本，小弯及上切断，间断缝合加固。应尽量保留足够大的残胃容量（图 14-31A）。游离食管下端约 5cm。

剖开浆肌层

于残胃近端约 2cm 处，以"工"字形剖开浆肌层（图 14-31B），该步骤是手术能否成功的最关键操作。"工"字形宽 2cm，高 3cm。应选择适当功率的电刀，逐层切开浆膜和肌层，以保持黏膜层完整性。将左右两侧浆肌层瓣由黏膜剥离，在剥离过程中极易损伤黏膜下血管，如果有损伤，也应尽量采取可吸收线缝扎止血。完整剥离浆肌层瓣后，黏膜下层血管网清晰可见（图 14-31C）。

剖开黏膜层

于"工"字形下方剖开黏膜层：这个开口也是食管与残胃的吻合口，其宽约 2cm，与食管下端横径保持一致（图 14-31D）。

间断缝合

于食管下端 3cm 后壁与残胃"工"字上横画间断缝合 3~4 针，此操作的目的是在食管残胃吻合前减张并定位。完成间断缝合后，食管下端自然与残胃预计的开口吻合（图 14-31E）。

食管下端后壁与残胃吻合

首先于食管下端左右各缝一针牵引，然后用 4-0 可吸收缝线，于残胃黏膜-食管后壁全层连续缝合。完成缝合后检查是否保持食管下端口径与残胃预计吻合口的一致(图 14-31F)。

食管下端前壁与残胃吻合

首先将胃管经吻合口送入残胃(图 14-31G),此操作起到指示吻合口位置的作用。以预置的牵引线为标记,全层、连续缝合食管下端前壁和残胃,完成食管下端前后壁与残胃的吻合(图 14-31H)。

复原浆肌层瓣

该步骤也是重建过程中难度较大的操作,用力应轻柔,以免撕裂浆肌层瓣。通常采用 4-0 可吸收线由合拢的瓣膜上方开始,连续缝合,每次牵拉缝线时应缓慢、轻柔,前两针是关键。缝合完合拢的中线后,在缝合原"工"字的下横画,采取浆肌层瓣全层,残胃浆肌层连续缝合。最后缝合"工"字形上缘:浆肌层瓣全层–食管下端肌层连续缝合(图 14-31I)。完成缝合后"工"字的上横画会发生变形。

幽门成形术

于幽门环前壁,切开浆肌层并横断幽门括约肌,用 4-0 可吸收缝线间断浆肌层缝合 3~4 针(图 14-31J)。至此,完成了全部操作,残胃基本保持了原有形状。术后 3 周钡剂造影,可显示食管下端的括约肌样结构,钡剂可顺利通过吻合口和幽门口(图 14-31K,L)。

■ 术式评价

该术式最明显的优点是再造了食管下端括约肌结构,并形成了类似胃底的结构,从而可有效预防反流。完成重建后,相当于将食管下端 3cm 潜行于残胃前壁的浆肌层与黏膜下隧道中。由于浆肌层的力度大于黏膜层,从残胃腔内观察,食管下端将残胃前壁黏膜突向胃腔内。包裹在食管下端的浆肌层瓣和残胃黏膜层构成了类食管下端括约肌结构。

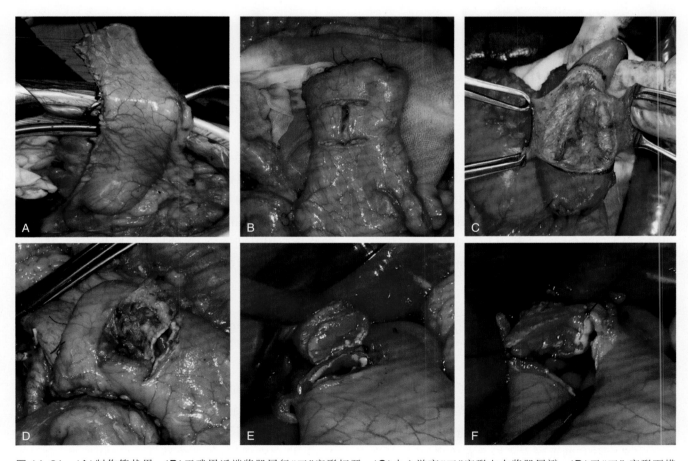

图 14-31 (A)制作管状胃。(B)于残胃近端浆肌层行"工"字形切开。(C)小心游离"工"字形左右浆肌层瓣。(D)于"工"字形下横画处剖开黏膜。(E)于食管下端 3cm 处后壁与"工"字形上横画间断缝合 3~4 针,使食管下端与残胃"工"字形下横画对齐。(F)食管下端后壁与胃黏膜全层连续缝合。(待续)

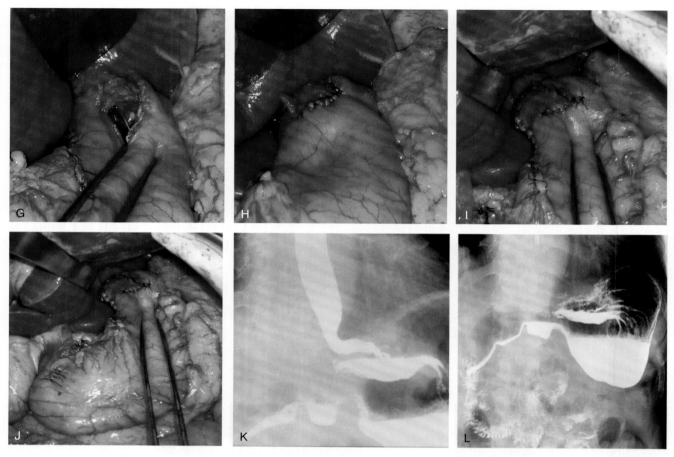

图 14-31(续)　(G)完成食管后壁与残胃黏膜缝合后,将胃管置入残胃。(H)食管下端前壁与残胃全层连续缝合。(I)将浆肌层瓣复位缝合。(J)幽门成形术。(K)钡剂造影,食管下端形成括约肌结构。(L)钡剂通过十二指肠。

该术式的主要缺点是操作复杂。如果采取经腹手术,应游离足够的食管下端,以免吻合后食管回缩。有报道术后有发生吻合口狭窄的风险。因此,在吻合过程中应尽量采用可吸收缝线,保持适当针距。在保证吻合确切的前提下应避免缝合过密,从而造成术后瘢痕狭窄。

最近,日本学者的一项多中心回顾性研究纳入了18 家中心的 546 例患者, 其中,464 例患者在术后 1 年内接受了内镜检查,以评估反流性食管炎的发生情况。结果显示内镜 B 级以上反流性食管炎发生率为6%,吻合口狭窄的发生率为 5.5%。总之,该重建术式的临床应用时间较短,文献报道的病例有限,其临床优势尚需要前瞻对照大宗病例的验证。

第 7 节　功能性间置空肠重建

自 100 多年前有记载的第一例全胃切除手术至今,见诸报道的各种消化道重建方式已超过 60 种,迄今仍无一种为学界普遍认可的最理想的重建方式。

定义"理想"的重建方式标准有很多,总结起来不外乎以下几点:①恢复接近正常的生理功能,如通过重建,保留原胃的储袋功能和食糜消化的正常通路;②损伤最小,尽量不横断/少横断肠管,吻合和残端闭合数量减少,出血和污染的发生概率降低,手术、术后恢复及住院时间等缩短;③并发症少,包括营养不良、反流、排空障碍等;④简单易行,可操作性强,学习曲线短,易于在各级单位推广。

郝希山院士自 20 世纪 80 年代起为探求全胃切

除后更符合生理的、理想的消化道重建方式进行了大量动物实验。为同时保留食物十二指肠通过,以及小肠形态和功能的完整性,提出了间置空肠代胃+"适度结扎"的概念,即结扎力度既可以阻挡食糜通过结扎肠段,又不致影响结扎点近端和远端肠管神经传导和血液供应的完整性,重现正常生理状态下食物在消化道中的运行路径。经大量基础研究及临床观察结果证实,适度结扎达到了预期目的,这一概念也因此逐渐为更多同道认可。发展至目前形成了广为应用的"非离断式"理论和技术,只不过是由于当时无相适应的手术器械将这一理念标准化。

■ 手术适应证

- 胃体进展期胃癌。
- 食管胃结合部进展期胃癌(Siewert Ⅱ、Ⅲ型)。
- 胃中、上部早期胃癌。
- Borrmann Ⅴ型胃癌。
- 分布散在的多灶性早期胃癌。
- 残胃癌。
- 残胃复发癌。

■ 手术步骤

十二指肠残端的处理

于十二指肠预定切除线处置荷包钳和荷包线,离

断十二指肠。于十二指肠残端边缘等距离置入 3 把 Allis 钳做牵引。置入管型吻合器抵钉座,收紧荷包线并打结,检查荷包缝合是否满意,可酌情单针缝合加固(图 14-32 和图 14-33)。

食管下端的处理

充分游离食管下端,于距肿瘤上缘约 3cm 食管置入荷包针和荷包线,离断食管下端,完整移除标本留做淋巴结分拣和病灶测量拍照。于食管残端开口缘等距离置入 3 把 A 针牵引。置入管型吻合器抵钉座,收紧荷包线并打结。检查荷包缝合是否完整,食管下端管壁是否完整(图 14-34)。

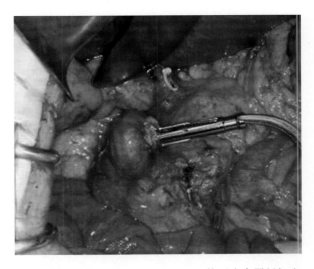

图 14-33 横断十二指肠,置入 25mm 管型吻合器抵钉座。

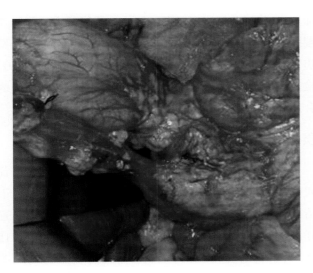

图 14-32 清扫完 No.6 和 No.5 组淋巴结。

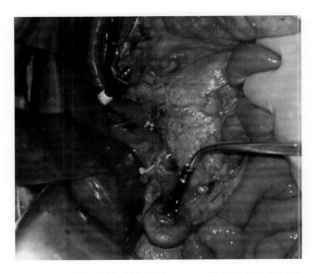

图 14-34 横断食管下端,置入 25mm 管型吻合器抵钉座。

空肠空肠 Braun 吻合

用标尺测量,分别于距屈氏韧带起始处肛侧 20cm 和 85cm 处对系膜缘侧空肠壁间断缝合浆肌层,针距 5~6mm(图 14-35 和图 14-36)。于缝线处两侧 2mm 以电刀全层切开肠壁,长度约 5cm(图 14-37)。间断全层缝合 Braun 吻合口后壁(图 14-38)。于距 Treitz 韧带起始处 40cm 处对系膜缘空肠壁做电刀标记,留做预定食管空肠吻合口。

十二指肠空肠端-侧吻合

于距离食管空肠吻合口肛侧 35cm 处(输出支 Braun 吻合口上缘口侧 5cm 处)对系膜缘侧空肠壁,电刀标点作管型吻合器戳孔处。从 Braun 吻合共同开口

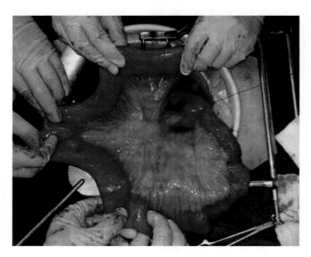

图 14-35　于空肠起始部 20cm 处戳孔待做 Braun 吻合。

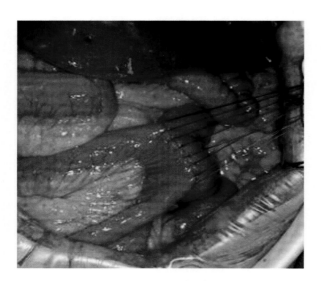

图 14-36　空肠空肠侧-侧吻合。

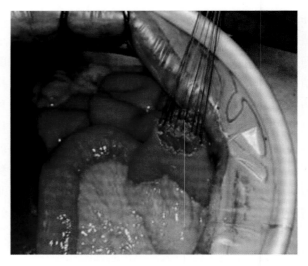

图 14-37　沿缝线两侧剖开空肠壁。

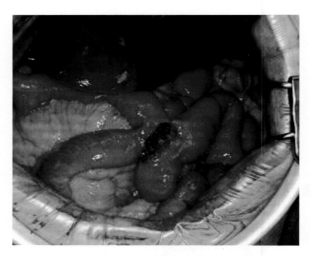

图 14-38　间断全层缝合。

输出支肠段置入吻合器,轻柔推进管型吻合器至预先标记点,旋转手柄戳穿肠壁。与之前置好的十二指肠残端抵钉座牢固接合,旋至相应刻度并保持 15 秒后,击发吻合器扳机,完成十二指肠-空肠端-侧吻合(图 14-39)。检查吻合口有无闭合不全、旋转或出血,间断全层缝合加固(图 14-40)。

食管空肠端-侧吻合

从 Braun 吻合共同开口输入支肠段,轻柔推进置入管型吻合器至预先标记点,旋转手柄戳穿肠壁。于结肠前上提输入支空肠,注意不要有张力,与之前置好的食管残端抵钉座扣合,旋至相应刻度并保持 15 秒后,击发吻合器扳机,完成食管空肠端-侧吻合(图 14-41)。检查吻合口有无闭合不全、张力和出血,必要

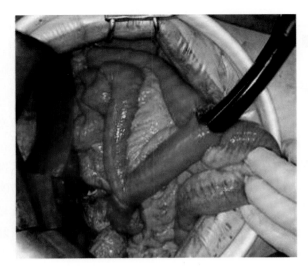

图 14-39　在空肠起始部 20cm 处戳孔待做 Braun 吻合。

时可于全部重建完成后,采用 3-0 丝线或 4-0 可吸收抗菌 VICRYL 缝线浆肌层或全层间断缝合加固,针距 5~8mm。

关闭 Braun 吻合口

上述吻合完成后,分别钳夹白色棉球,经 Braun 吻合口经输入支和输出支肠段,于肠腔内拭蘸上述两吻合口内壁,检查有无活动性出血,必要时间断缝合止血。之后,间断全层缝合关闭 Braun 吻合口前壁,完成所有消化道吻合步骤(图 14-42)后结扎。分别在距食管空肠吻合口口侧 5cm 的输入支空肠段和十二指肠空肠吻合口肛侧 2cm 的输出支空肠段,以 7 号丝线行适度结扎封闭空肠,完成功能性间置空肠代胃术(图 14-43)。图 14-44 为完成重建后的示意图。

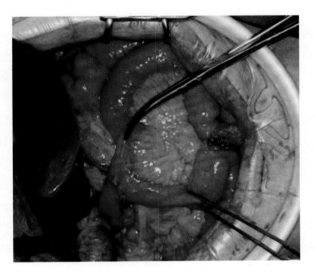

图 14-40　间断全层缝合加固。

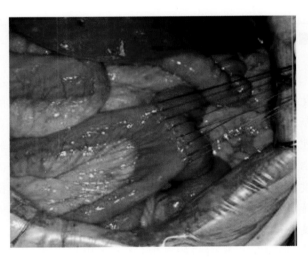

图 14-42　缝合关闭 Braun 吻合口。

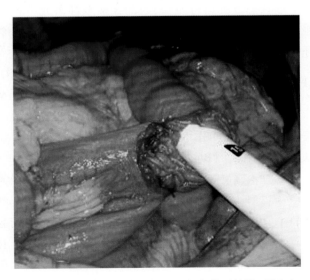

图 14-41　距吻合口近端 15cm 处与食管下端端-侧吻合。

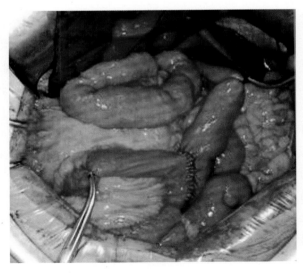

图 14-43　重建效果图。

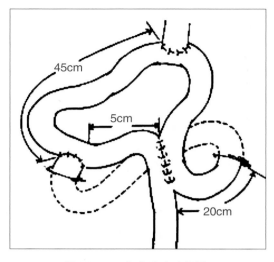

图 14-44 完成重建示意图。

■ 注意事项

为了保证功能性间置空肠重建的安全性和标准化,需要注意以下事项:①与所有消化道重建手术的基本原则相同,为保证手术质量和安全性,在吻合重建过程中,一定要根据个体实际情况选择钉高适合的吻合器/闭合器,这样可以最大限度地保证吻合牢固度,减少出血,同时,还要避免吻合口存在张力和扭转。针对 Peterson 裂孔是否关闭的问题,本术式不做硬性规定,以我们数百例功能性间置空肠重建手术经验,尚未见小肠内疝的发生;②术中以尺子测量空肠段长度时,应在空肠处于松弛状态时进行,必要时可以温热纱布湿敷,以缓解肠道痉挛,避免因空肠蠕动挛缩造成测量不准;③考虑到一次性机械吻合器械的广泛应用,此处摒弃了早期手术时的手工吻合步骤,这样既节省了手术时间,又可使吻合质量得以保证;④理论上,适度结扎的力度应以"能阻断食糜通过,但不阻断肠壁神经传导和血液供应"为宜,实际操作中可能需要术者反复仔细体会。近年来,随着非离断式理念的提出和普及,部分厂家开发出了非离断式专业闭合器,配以合适高度的钉仓,动物实验和临床研究结果均证实可达到上述目的,故认为手术中的适度结扎可以用上述器械完成。这一技术的远期效果尚有待时间证实,这里不做硬性推荐。

■ 术式评价

优点

通过适度结扎而非横断空肠的方式来引导食糜运行方向并构建储袋,是此术式的一大创新。由于在消化道重建中不切断空肠,减少了术中污染和手术操作给患者带来的医源性损伤,缩短了手术时间。对 704 例、共计 6 种不同的消化道重建方式的回顾性分析显示,行保留空肠完整性重建术式的患者,在术后恢复进食时间和反流性食管炎、倾倒综合征等并发症发生率方面,与采用截断空肠重建术式的患者相比均显示出优势。

在生理性消化过程中,食糜在十二指肠与胆汁和胰液混合,而食糜的通过又刺激产生诸如胰岛素等激素,帮助食物消化吸收。因此,保留十二指肠食物通过对发挥消化器官正常生理功能有帮助作用。前瞻性研究证实,保留十二指肠通过组进食后血糖波动、胆囊收缩素和生长抑素水平更接近于正常对照组,提示保留十二指肠食物通过更接近正常生理性分过程。其中,胆囊收缩素具有延缓胃排空的作用,而生长抑素则可以治疗倾倒综合征。将上述 6 种消化道重建方式按照重建后食物是否通过十二指肠分成两组进行比对,发现保留十二指肠通过组在术后体重、血红蛋白和营养指数方面,较未保留组有一定优势。而功能性间置空肠重建术式既保留了食物通过十二指肠,又保留了代胃空肠的完整性,通过适度结扎,模拟了食糜在生理状态下的运行路径,因此在回顾性研究中较其他重建方式略有优势,适用于术后预期生存期>12 个月的胃癌患者。

缺点

有关适度结扎力度的研究在先期动物实验中做过探索,但在实际操作中,由于个体间肠道管径和肠壁厚度不尽相同,难以量化,需要在实践中体会摸索。

十二指肠残端的处理为保留食物通过十二指肠,重建中设计了十二指肠空肠吻合,要求保留足够长度的十二指肠残端以做荷包。因此,对于肿瘤累及幽门或十二指肠球部或有十二指肠球部溃疡病史的患者,有可能因无法保证足够长度的十二指肠残端做确切的十二指肠空肠吻合而放弃此术式,这是缺点之一。

■ 临床研究结果

如前文所述,在全胃切除术式百多年来的发展历史中,先后出现了数十种消化道重建方式,可谓林林总总,各有精妙,难免令人眼花缭乱。但如果深入研究就会发现,这些术式如果以是否建立储袋和是否保留食物通过十二指肠这两项为标准,就可以无一例外地被归入以下 4 组:①无储袋+无十二指肠通过;②有储袋+无十二指肠通过;③无储袋+十二指肠过;④有储袋+十二指肠通过。从这里可以看出,储袋和十二指肠通过一直是全胃术后选择重建方式的主要考虑因素。

关于是否有必要在重建中保留十二指肠通过,目前观点并不统一。一项荟萃了 19 项前瞻性研究的分析结果并未证实保留食物通过十二指肠给患者带来生存质量的改善。现有研究更倾向于保留十二指肠通过,因其既不增加手术风险,也不改善术后生存质量。鉴于前期回顾性研究提示在功能性间置空肠重建术式中保留十二指肠通过可能带来术后营养状况的改善,因此将这一发现留待随后的前瞻性研究进一步加以证实。关于是否有必要在重建中引入储袋通过增加消化容量的方法改善预后,各家观点也不一致。长期随访研究显示,储袋的存在有利于患者术后早期进食,但体重并不增加。8 年后,有和无储袋者进食量和进食频率并无差异。多数研究结果支持储袋能改善患者术后早期营养状况和生存质量,但在 12 个月后,这种优势将随着时间的延长逐渐消失。荟萃分析显示,储袋大小对术后恢复有影响,小的储袋比大的储袋能带来更多生存获益。选择 Roux-en-Y 术式作为前瞻性临床研究的对照组,有以下几个原因:①研究中的两种重建方式,功能性间置空肠重建和 Roux-en-Y,均不涉及储袋重建问题;②功能性间置空肠重建保留了食物通过十二指肠,而 Roux-en-Y 未保留;③Roux-en-Y 未保留空肠完整性,而功能性间置空肠重建保留了空肠形态和功能完整性;④尽管报道的重建方式很多,但时至今日,临床应用最多、最为广泛接受的仍是 Roux-en-Y,与其相比,其他术式均为小众。在感受这一术式经得住时间检验的临床疗效的同时,课题组试

图深入了解这一术式的远期临床效果和对生存质量的影响。因此,设计了功能性间置空肠重建对比 Roux-en-Y 的前瞻性随机对照非劣效性临床研究,以营养状况、术后并发症和生存质量评分为评价指标,对上述两种术式进行客观、全面的临床评估。该研究对 2012—2013 年入组的 109 例患者进行了阶段性临床评估,其中 Roux-en-Y 组 57 例,功能性间置空肠重建组 52 例。在术后 1 个月、3 个月、6 个月,功能性间置空肠重建组 RSS 发生率明显低于 Roux-en-Y 组,但在 3 个月时,功能性间置空肠重建组反流和胃灼热症状的出现率较 Roux-en-Y 组高,至 6 个月时,差异消失,呈现一过性。两组术后不同时间检查点的各项营养指标均未见显著差异。采用生存质量核心问卷 E-ORTCQLQ-C30,对术后不同时间检查点进行生存质量综合评估,两组各分项及总体状况评分均无显著性差异。胃癌补充问卷 EORTC-QLQ-STO22 提示,功能性间置空肠重建组术后 1 个月、3 个月时进食评分优于 Roux-en-Y 组。由于至数据统计时,有 6 个月和 9 个月随访数据的分别为 44 例和 16 例,病例数有限,可能对 6 个月以上的数据准确性有所影响。但从术后 6 个月内随访资料看,两组在并发症发生率、营养状况和生存质量评分上基本相当,功能性间置空肠重建术式不逊于 Roux-en-Y 术式。在完成研究所需的全部 20 例病例入组,且全部病例至少保证术后研究要求的 12 个月的观察随访后,再次就上述三方面临床指标对两组进行终期评估。结果显示,功能性间置空肠重建组术后 9 个月、12 个月时的体重减轻程度和术后 12 个月时的血红蛋白降低水平均优于 Roux-en-Y 组,提示在重建中保留食物通过十二指肠将带来术后远期营养状况方面的优势。在并发症方面,术后各时间点的 RSS 发生率功能性间置空肠重建组均低于 Roux-en-Y 组。生存质量核心问卷 EORTC-QLQ-C30 调查数据汇总显示,术后 1 个月、3 个月、6 个月、9 个月、12 个月,两组均无统计学差异,而补充问卷 EORTC-QLQ-STO2 则提示在术后各时间点上,功能性间置空肠重建组疼痛程度均优于 Roux-en-Y 组,且均有统计学差异。

通过上述前瞻性随机对照研究,对功能性间置空肠重建和 R-Y 两种重建方式的术后近期和远期临床效果有了全面和直观的认识,也充分证明了功能性间置空肠代胃术,作为一种安全易行,且符合生理功能

的消化道重建模式,在术后并发症、营养状况和患者生存质量方面,均不劣于经典的 Roux-en-Y 重建术,且在中远期营养状况指标上呈现出一定优势。考虑到入组病例全部为进展期胃癌患者,手术后还需要接受约 6 个月的辅助化疗,上述数据从侧面证实了选择适合的重建方式可保证患者即使接受了根治性全胃切除,术后仍可以过上正常的、有质量的生活,并能耐受长达 6 个月的多轮次术后化疗。功能性间置空肠重建方式经术后长期随访,临床表现稳定,临床效果可靠,推广价值高。

在以往的报道中,有许多看似更接近生理状况的重建方式在对比研究中并未呈现出预期优势。究其原因可能为以下两点:①缺乏恰当的、客观的评价指标,导致对研究结果的误读,生理学指标的改善是否等同于患者获益,这一点值得深思;②我们对胃肠道功能学论是生理状态下还是重建后的了解还远远不够。因此,仅追求"形似"可能并不能解决临床实际问题,相反有可能把简单的问题复杂化,导致患者不必要的付出,甚至引发额外的医疗风险。此外,与其他临床研究相同,重建后的疗效既受患者个体差异的影响,又受医生手术操作的影响,这一点在此类研究中尤为突出。有鉴于此,笔者认为在临床研究方面,应积极开展设计严谨、操作规范的多中心大样本量的前瞻性临床研究,将生活质量作为临床研究的主要评价指标,在术后不同时间点采集患者数据,作为第一手评估依据。此外,基础研究方面则应扩展研究领域,对胃肠道功能学进行多角度、深层次的机制研究。在临床实践中,对体质较差和预期生存期短的患者,应本着"宜简不宜繁"的原则,选择适合的重建方式,降低医源性并发症的发生率,使患者尽快康复。

关于全胃切除术后消化道重建对小肠动力影响的研究较少,术后并发症均与胃肠动力改变有关,如反流性食管炎、倾倒综合征、RSS 等。因此,我科以比格犬为研究对象,通过动物实验进行了初步探讨。

在我们的研究中,术后手术部位的肠收缩和慢波消失。术后 24 小时,吻合口处的慢波和机械活动恢复。C-kit 免疫组织化学研究显示手术后各组手术区域的肠肌层和深肌层的 ICC 网络被破坏,远离手术区域的 ICC 的损伤降低。ICC 均有减少,Roux-en-Y 组 ICC 数目减少较多。所以,在消化道重建中,不离断小肠,即保留小肠连续性,可减少肠神经损伤以及对 ICC

的影响,有助于小肠动力的恢复。在术后 48 小时,干涉显微镜观察见过氧化物酶标记的凋亡的细胞核呈棕色,功能性间置空肠重建组的肠上皮凋亡明显少于 Roux-en-Y 组。在整个胃肠中,幽门和十二指肠的 ICC 相互独立。保留了食糜的十二指肠通路的消化道重建方式,食糜的扩张刺激了十二指肠起搏点,触发十二指肠蠕动。该术式与离断小肠的重建方式相比,有利于小肠的协调活动。食糜流经十二指肠组在术后体重的维持、营养指数和血红蛋白水平方面均高于不流经十二指肠组。可以认为十二指肠和间置空肠代胃具有一定的储存食物容积是全胃切除术后消化道重建保持营养状态,提高生活质量的必要条件,保持代胃空肠的连续性对防止术后并发症具有重要作用。Mochiki 等认为,间置空肠的方式抑制术后排空,有效地防止了反流,并可减少术后倾倒综合征。在本研究中,功能性间置空肠重建组药用炭胃肠通过比率明显低于 Roux-en-Y 组,对照组的通过比率最低,3 组差异有统计学意义($P<0.05$)。我们认为,功能性间置空肠重建组的胃肠通过率低是由于采用间置空肠的方式,减慢了食物排空,能够更好地提供食物储存功能。

参考文献

[1]中华医学会外科学分会.胃切除术后消化道重建技术专家共识[J].中国实用外科杂志,2014,34(3):205-212.

[2]中华医学会外科学分会胃肠外科学组,中国抗癌协会胃癌专业委员会.胃癌手术消化道重建机械吻合专家共识[J].中国实用外科杂志,2015,35(6):584-592.

[3] Zhu Z,Shan X,Cheng Y,et al. Clinical course of diabetes after gastrectomy according to type of reconstruction in patients with concurrent gastric cancer and type 2 diabetes [J]. Obes Surg, 2015,25(4):673-679. DOI:10.1007/s11695-014-1426-4.

[4]Japanese gastric cancer association. Japanese gastric cancer treatment guidelines 2010 (ver. 3). Gastric Cancer 2011;1492):113-23.

[5]Jeong O,Park YK. Clinicopathological features and surgical treatment of gastric cancer in South Korea:the results of 2009 nationwide survey on surgically treated gastric cancer patients [J]. J Gastric Cancer 2011;11:69-77.

[6]Kumagai K,Shimizu K,Yokoyama N,et al. Questionnaire survey regarding the current status and controversial issues concerning reconstruction after gastrectomy in Japan[J]. Surg Today 2012;42:411-18.

[7]Miedema BW,Kelly KA. The Roux stasis syndrome. Treatment by pacing and prevention by yse of an "Uncut" Rux limb[J]. Arch Surg 1992;127:295-300.

[8]Rausei S,Mangano A,Galli F,et al. Quality of life after gastrectomy for cancer evaluated via the EORTC QLQ-C30 and QLQ-STO22 questionnaires:surgical considerations from the analysis of 103 patients[J]. Int J Surg,2013,11(Suppl 1):S104-109.

[9]Marambio A,Watkins G,Castro F,et al. Changes in iron transporter divalent metal transporter 1 in proximal jejunum after gastric bypass[J]. World J Gastroenterol,2014,20(21):6534-6540.

[10]Park JY,Kim YJ. Uncut Roux-en-Y reconstruction after laparoscopic distal gastrectomy can be a favorable method in terms of gastritis,bile reflux,and gastric residue[J]. J Gastric Cancer. 2014;14(4):229-237.

[11]Suh YS,Park JH,Kim TH,et al. Unaided stapling technique for pure single-incision distal gastrectomy in early gastric cancer:unaided delta-shaped anastomosis and uncut Roux-en-Y anastomosis[J]. J Gastric Cancer,2015,15(2):105-112.

[12]梁寒.胃癌远端胃切除术后消化道重建手术方式的选择及临床评价[J].中华消化外科杂志,2016,15(3):216-220.

[13]李昉璇,张汝鹏,赵敬柱,等.非离断式 Roux-en-Y 吻合在远端胃癌根治术后消化道重建中的应用[J].中华胃肠外科杂志,2011,14(6):411-41.

[14]Khan OA,Manners J,Rengarajan A,et al. Does pyloroplasty following esophagectomy improve early clinical outcomes[J]. Interact Cardiovasc Thorac Surg,2007,6(2):247-250.

[15]Yasushi Nakane,Taku Michiura,Kentaro Inoue,et al. Role of pyloroplasty after proximal gastrectomy for cancer[J]. Hepatogastroenterology. 2004 Nov-Dec;51(60):1867-71.

[16]仲艳阳,陈学云,徐维清,等.近端胃切除加幽门成形术对近端胃癌患者术后恢复的影响. 临床医学研究与实践,2020(29):32-33.

[17]Mine S,Nunobe S,Watanable M. A Novel technique of antirefleus esophagogasrectomy following left thoracoabdominal esophagesectomy for carcinoma of the esophagogastric junction[J]. World J Surg 2015;39(9):2359-61. Doi:10.1007/s00268-015-3079-4.

[18]Gastric Cancer. Doi:10.1007/s10120-016-0674-5.

[19]Kamikawa Y,Kobayashi T,Kamiyama S,et al. A new procedure of esophagogastrostomy to prevent reflux following proximal gastrectomy (in Japanese)[J]. Shoukakigeka 2001;24:1053-1060.

[20]Nisizaki M,Kuroda S,Matsumura T,et al. Valvuloplastic esophagogastrostomy using double flap technique after proximal gastrectomy (in Japanese)[J]. Rinsho Geka 2014;69:1464-1471.

[21]Kuroda S,Choda Y,Otsuka S,et al. Multicenter restrospective study to evaluate the efficacy and safety of the double-flap technique as antireflux esophagogastrectomy after proximal gastrectomy (rD-FLAP Study)[J]. Ann Gastroenterol Surg,2019,3(1):96-103.

[22]杨力,徐泽宽,徐皓,等.腹腔镜下近端胃切除食管胃吻合肌瓣成形术 (kamikawa 吻合) 初步体会 [J]. 中华胃肠外科杂志,2017,20(2):227-230.

[23]Lahey FH,Marshall SF. Should total gastrectomy be employed in early carcinoma of the stomach:experience with 139 total gastrectomies[J]. Ann Surg 1950;132(3):540-65.

[24]Mc NG,Sunderland DA,Mc IG,et al. A more thorough operation for gastric cancer:anatomical basis and description of technique[J]. Cancer 1951;4(5):957-67.

[25]Hao XS LQ,Yin J. The application of FJI and its comparison with different alimentary reconstructions after total gastrectomy for cancer[J]. The Chinese-German J Clin Oncol 2002;1:79-81.

[26]Pan Y,Li Q,Wang DC,et al. Beneficial effects of jejunal continuity and duodenal food passage after total gastrectomy:a retrospective study of 704 patients[J]. Eur J Surg Oncol 2008;34(1):17-22.

[27]Chin AC,Espat NJ. Total gastrectomy:options for the restoration of gastrointestinal continuity[J]. Lancet Oncol 2003;4(5):271-6.

[28]Thomas H,Heimbucher J,Fuchs KH,et al. The mode of Roux-en-Y reconstruction affects motility in the efferent limb[J]. Arch Surg 1996;131(1):63-6.

[29]Xuewei Ding,Han Liang,et al. Functional jejunal interposition,a reconstruction procedure,promotes functional outcomes after total gastrectomy[J]. BMC Surgery(2015)15:43. DOI 10.1186/s12893-015-0032-2.

[30]张李,潘源,梁寒,等. 全胃切除术后两种消化道重建术式的前瞻性临床研究阶段报告[J].中华胃肠外科杂志.2013,16(12):1159-1163.

第 15 章

胃癌的腹腔镜手术

蔡明志　王宝贵　丁学伟　吴亮亮

第 1 节　远端胃切除术+D2 淋巴结清扫术

■ 远端胃切除术淋巴结清扫范围

- D1：No.1、No.3、No.4sb、No.4d、No.5、No.6、No.7 组淋巴结
- D1+：D1+No.8a、No.9 组淋巴结
- D2：D1+No.8a、No.9、No.11p、No.12a 组淋巴结

■ 远端胃切除术淋巴结清扫顺序

No.6→No.12a→No.5→No.4sb→No.7→No.8→No.9→No.11p→No.3→No.1

对于早期远端胃切除术，淋巴结清扫顺序无固定规定，基本原则就是减少对术野暴露场景的转换次数，减少对胃壁的频繁翻转和牵拉，保证手术的流畅性。但对于进展期远端胃切除术，应先行幽门下区和幽门上区的淋巴结清扫，以明确十二指肠是否受累，保证十二指肠可顺利离断。

■ 术前准备

患者体位

患者取平卧位，双腿分开后分别固定，整体呈"人"字形。将手术床调整成头高足低位，即头侧抬高 10°~20°。

术者站位

主刀站于患者右侧，助手站于患者右侧，扶镜手站于患者两腿之间。必要时可根据术中操作需要或主刀操作习惯进行位置互换。

Trocar 位置

通常采用五孔法，即脐下 1cm 为观察孔（12mm Trocar），左侧腋前线肋缘下 1~2cm 处为主刀操作孔（12mm Trocar），操作孔与观察孔连线中点处为主刀辅助孔（5mm Trocar）；右侧腋前线肋缘下 1~2cm 处为助手操作孔（5mm Trocar），助手辅助孔与观察孔连线中点处为助手辅助孔（12mm Trocar）。

若患者体形偏瘦、肋弓偏窄或剑突至脐之间距离较短，此时患者的上腹空间相应变小，为避免术中腔镜器械相互干扰，可将主刀辅助孔和助手操作孔的 Trocar 穿刺位置适当向腿侧偏移 0.5~1cm，以最大限度保证腹腔内腔镜器械不会相互干扰，增加术者的操作舒适度。此外，因助手在术中需向腹腔内递送和取出纱布，且在紧急情况下甚至需要助手使用结扎锁扣对出血血管进行结扎止血，因此建议于助手操作孔使用 12mm Trocar，以备万一。

建立气腹

穿刺时应先置入观察孔 Trocar，先用尖刀于穿刺点切开皮肤 12~15mm，运用电刀切开皮下，若患者皮

下脂肪较厚,可用一根手指将穿刺隧道钝性游离至腹直肌前鞘,此方法可以降低穿刺器穿刺时的阻力,避免因暴力穿刺而导致的误损伤。使用巾钳尽可能提起穿刺点周围腹壁,左右旋转穿刺器并缓慢推进,直至感到突破感以后,将穿刺管芯拔出,使用腹腔镜确认已进入腹腔后,再建立气腹,避免导致皮下气肿。

气腹压力维持在 12~14mmHg 即可,对于高龄或肺功能不全患者,应适当调低气腹压力,避免 CO_2 在患者体内大量蓄积。待所有 Trocar 置入完毕后,为避免进入腹腔内的 CO_2 直吹腹腔镜镜头导致镜头起雾模糊,可将气腹管接入非观察孔的 Trocar,同时在相隔的(而非相邻的)Trocar 上接入负压吸引,进一步减少术野中的水雾。

■ 手术操作步骤

探查

置入腹腔镜后,探查腹盆腔内有无腹水或转移病灶,最后探查肿瘤的部位、大小、浸润深度及淋巴结转移情况,确定肿瘤 TNM 分期及手术方案。

切除右侧大网膜

助手用两把抓钳向上提拉大网膜并向两侧展开,主刀左手持无创抓钳向下牵拉结肠,右手应用超声刀自横结肠上缘中央偏左侧打开胃结肠韧带,沿结肠上缘继续向右打开右半胃结肠韧带,探查确认胃后壁及幽门有无受累后,继续游离大网膜至结肠肝曲。

编者注

打开胃结肠韧带前,助手先将全部大网膜上翻至胃前壁区域,尽量完全显露横结肠、肝曲、脾曲,注意翻动脾曲大网膜时动作应尽量轻柔,避免因网膜与脾之间已形成粘连而造成脾被膜撕裂。探查时若发现脾与周围脏器或组织存在粘连,应先予以解离,避免牵拉破裂出血。将横结肠上缘中央偏左侧作为打开胃结肠韧带的手术入路,此处大网膜与横结肠系膜之间相对游离,粘连少,便于确定层面。当打开胃结肠韧带时,注意超声刀与结肠壁之间距离,避免损伤结肠壁。

清扫 No.6 组淋巴结

助手左手钳夹住胃窦后壁向上提起胃,主刀左手

向下轻轻按压胰腺下缘及横结肠系膜根部,此时打开胃结肠系膜间隙,应用超声刀自网膜右静脉根部向上切除表面淋巴脂肪组织,并完全裸化网膜右静脉至胰头表面水平,于胰十二指肠上前静脉与胃网膜右静脉汇合处上方,应用血管夹夹闭根部并离断网膜右静脉。沿胰头表面继续向十二指肠下缘分离,同时打开十二指肠后壁与胰头间粘连,解离十二指肠胰头间沟,显露胃十二指肠动脉后,沿胃十二指肠动脉起始部继续向十二指肠下缘解离,显露网膜右动脉及幽门下动脉,应用血管夹分别于根部结扎,并离断网膜右动脉及幽门下动脉。沿十二指肠肠壁表面进一步完整游离十二指肠下缘,完成 No.6 组淋巴结清扫。此时可继续在十二指肠后方沿胃十二指肠动脉后壁向上显露肝总动脉与胃十二指肠动脉夹角,同时紧贴十二指肠上缘肠壁打开部分肝十二指肠韧带,即"开窗"。此时将小纱布填入,用于清扫 No.12a 组淋巴结时保护肝总动脉。

编者注

清扫 No.6 组淋巴结时,应注意要"承前启后","承前"即在幽门下区寻找胃网膜右静脉时,尤其是当患者体形偏胖或 No.6 组淋巴结较多时,应先打开胃结肠系膜间隙,沿着层面去慢慢分离,才能显露出网膜右静脉的起始部。一般胃右静脉的根部位于胰头下缘水平,如果离断的位置在胰头上缘水平,则说明没有显露到静脉根部,No.6 组没有清扫彻底。而"启后"指的是在完成幽门下淋巴结清扫后,应继续在十二指肠后壁操作,显露肝总动脉与胃十二指肠动脉夹角,甚至显露部分肝固有动脉和胃右动脉,这样做的好处是可以使 No.12a 组及 No.5 组淋巴结清扫更确切、更安全。

清扫 No.12a、No.5 组淋巴结

助手将胃放平,将大网膜组织置于左上腹,左手钳夹部分肝十二指肠韧带表面的组织,并向左上方牵引。术者沿"开窗"的小孔继续打开肝十二指肠韧带,紧贴肝固有动脉清扫其表面的淋巴脂肪组织,显露胃右血管根部,应用血管夹夹闭根部并离断胃右血管,完成 No.12a 组及 No.5 组淋巴结清扫。此时助手左手钳挡住肝左外叶,主刀左手将胃窦部向下压,结扎肝胃韧带,超声刀自肝十二指肠韧带左侧缘开始沿肝下缘离断肝胃韧带,至贲门右侧,游离食管下段右侧壁,沿右侧膈肌脚进入食管裂口,游离食管右后壁,为清

扫 No.1 组淋巴结做准备。

编者注

　　对于在胃后方还是胃前方离断胃右血管的问题,笔者认为,何时离断胃右血管并不重要,重要的是一定要在离断胃右血管前确认好肝固有动脉的走行,切勿将肝固有动脉或者肝左动脉误以为是胃右动脉进行结扎。同时对于离断十二指肠时机的问题,笔者认为,若患者体形偏瘦、肿瘤较小,可先清扫 No.12a 组及 No.5 组淋巴结,再离断十二指肠,而对于肿瘤较大且靠近幽门不易牵拉或者体形偏胖的患者,建议先离断十二指肠,再清扫幽门上淋巴结,以保证手术安全性。

　　当离断肝胃韧带时,应注意其内部可能有副肝左血管或副胃左血管,建议予以结扎离断。而对于肝功能不良或肝功能储备较差者,应尽量保存上述血管,笔者认为,当发现副肝左血管或副胃左血管较粗时,有可能合并肝总动脉缺如或者变异的情况,先不要盲目进行处理或离断,应在确认好肝总动脉和胃左动脉走行后,根据具体情况处理。

清扫 No.4sb 组淋巴结

　　助手将大网膜移至右上腹,左手钳夹脾胃韧带向上方提拉以保持张力,右手适时挡住胃体后壁,可更好地为主刀显露术野。主刀左手持无创抓钳向下牵拉结肠脾曲,应用超声刀打开脾结肠韧带后,沿胰尾表面分离至脾胃韧带下缘,于脾下极打开脾胃韧带的前后叶,显露胃网膜左血管,清扫胃网膜左血管根部表面的淋巴脂肪组织,应用血管夹于根部结扎并离断胃网膜左血管。此时助手左手向上牵拉已经游离的部分脾胃韧带,右手钳夹胃窦体交界大弯侧后壁轻轻向上牵拉以保持张力,暴露脾胃韧带后叶,此时主刀沿大弯侧无血管区自脾下极向胃壁方向离断大弯侧网膜至大弯侧胃壁。助手用两把抓钳提起胃大弯侧网膜并向两侧展开,主刀左手向下牵拉大弯侧胃壁,逐根离断网膜左血管弓分支至胃壁预切线位置,完成 No.4sb 组淋巴结清扫。

编者注

　　No.4sb 组淋巴结的清扫之所以在 No.7、No.8、No.9 组淋巴结清扫之前进行,原因有两个,一是清扫 No.4sb 组淋巴结后,胃大弯侧的张力得到进一步释放,方便后续行胰腺上缘清扫时,更好地显露术野,避免因反复牵拉网膜及胃壁导致的脾被膜或脾周血管破裂出

血;二是在脾下极区域的淋巴结清扫操作中,可能会出现脾被膜撕裂出血或者因误损伤脾动脉而导致脾缺血,先行 No.4sb 组淋巴结清扫,一旦出现上述问题,可以在后续清扫操作的过程中,为主刀留出观察的时间,避免不必要的手术时间延长。至于远端胃切除术是否需要离断部分胃短血管的问题,笔者认为,对于病期偏早或肿瘤位置邻近幽门的远端胃切除术,无须离断胃短血管。但对于肿瘤范围较大、肿瘤位置在胃体中部,需要切除 2/3 以上的远端胃癌患者,可酌情离断 1~2 支胃短血管,但在离断第 1 支胃短血管之前,切记检查一下胃短血管的数量,至少确保残胃保留 2 支以上的胃短血管,以避免残胃缺血。

清扫 No.7、No.8、No.9、No.11p 组淋巴结

　　助手先将全部网膜及胃窦翻至左上腹及胃前壁区域,左手钳夹胃胰皱襞的上端并向前上方牵拉,同时将多余的网膜脂肪组织卷到胃前壁,尽量以左手钳夹的胃壁挡住网膜组织,以提供良好的术野暴露。主刀左手钳夹小纱布轻轻向下按压胰腺。自胃胰皱襞左侧,即脾动脉起始部的胰腺上缘开始打开胰腺被膜,进入胰后间隙平面,沿脾动脉起始部逐渐向肝总动脉方向分离,冠状静脉一般位于胃胰皱襞的右侧浅表处,仔细分离并游离冠状静脉,于肝总动脉水平离断冠状静脉。分离显露肝总动脉根部后,助手右手钳夹上提肝总动脉前上方淋巴脂肪组织,术者沿肝总动脉血管鞘表面与淋巴结之间的间隙继续向右分离至肝总动脉与胃十二指肠动脉分叉处,完全游离肝总动脉前上方淋巴脂肪组织,完成 No.8a 组淋巴结清扫。

　　助手右手继续向上提拉脾动脉起始部表面的淋巴脂肪组织,主刀应用超声刀沿脾动脉走行方向紧贴脾动脉表面完整切除近端脾动脉表面淋巴脂肪组织,直至显露胃后动脉,完成 No.11p 组淋巴结清扫。

　　助手右手将已清扫完的 No.11p 组淋巴结向上提起,主刀于胃胰皱襞左侧脾动脉起始部开始,沿腹腔动脉左侧表面向左侧膈肌脚方向清扫其表面淋巴脂肪组织,随后以肝总动脉起始部为起点,沿腹腔动脉右侧表面向右侧膈肌脚方向进行分离,并打开右侧胃膈韧带,即可从胃左动脉两侧观察胃左动脉位置及走行,进一步裸化胃左动脉根部后,应用血管夹双重结扎并离断胃左动脉。继续沿膈肌脚表面完全打开胃膈韧带,完成 No.7 组和 No.9 组淋巴结清扫。

编者注

胰腺上缘的淋巴结清扫可以说是胃癌淋巴结清扫术的核心步骤，此区域内包含了肝总动脉、门静脉、脾血管、胃左血管及腹腔动脉，且该区域内多伴有肿大淋巴结，如果层面不正确，很容易出现出血，增加手术难度。因此，胰腺上缘淋巴结清扫的手术入路很重要，笔者习惯从胃胰皱襞左侧开始，紧贴胰腺上缘、胃胰皱襞与胰被膜的移行处打开胃胰皱襞，进入胰后间隙，若下刀位置过浅，容易损伤胰腺组织；若下刀位置过深，可能会直接破坏 No.11p 组淋巴结导致出血，而胃胰皱襞与胰被膜移行处无血管，且与淋巴结的边界清晰，因此不易出血。此外，因脾动脉起始部血管解剖变异较少，位置固定且较深，因此只要分离仔细，不容易出现误损伤。

No.8a 组淋巴结位于肝总动脉前上方，肝总后方为门静脉，因此清扫 No.8a 组淋巴结时不应超过肝总动脉后方，避免损伤门静脉。肝总动脉后方的 No.8p 组淋巴结往往与 No.8a 组淋巴结连接紧密，应用超声刀直接离断容易导致 No.8p 组淋巴结出血且难以彻底止血，笔者习惯应用血管夹夹闭 No.8a 淋巴结根部后再离断，夹闭时注意不要过深，避免损伤门静脉。当清扫位于肝总动脉与腹腔动脉右侧缘夹角区域的淋巴结时，确定肝总动脉的走行尤为重要，部分患者的肝总动脉与胰腺距离较远，容易被误认为是淋巴结而被损伤；此外，部分患者会出现肝总动脉缺如，导致门静脉被误认为是淋巴结而被损伤。如果肝总动脉起始部显露不确切，可由胃十二指肠动脉找到肝总动脉远端后自右向左进行清扫。清扫时应紧贴肝总动脉鞘进行分离，避免损伤淋巴结导致出血。

因为冠状静脉与胃左动脉位置相对分开，因此清扫 No.7 组淋巴结时应遵守先断静脉、后断动脉的原则。冠状静脉一般位于肝总动脉前方或后方，且前方略多于后方，少数情况下会位于脾动脉前方并汇入脾静脉。寻找冠状静脉时应从脾动脉起始部开始自右向左沿层面寻找，也可借助其在胃胰皱襞内的隐约走行大致判断冠状静脉位置。游离冠状静脉后应先行结扎离断，避免因牵拉导致的静脉损伤。若不慎损伤冠状静脉壁，可先用血管夹将静脉远心端夹闭，待出血量减少并明确破损点后，再确切地结扎止血。当裸化胃左动脉时，应沿腹主动脉平面先打开胃胰皱襞，于两侧开始逐层向中心处进行分离，注意当显露胃左动脉根部

时，要将其前后及左右侧壁完全裸化，才能保证 No.7 组淋巴结被彻底清扫。当 No.7 组淋巴结较多时，分离过程中会导致淋巴结出血，影响术野，同时盲目强行结扎动脉，容易埋下术后出血的隐患。因此，根据笔者经验，此时可以打开胃左动脉血管鞘，并沿层面仔细分离，可避免上述问题。

No.11p 组淋巴结的左侧界限是胃后动脉起始部，或脾动脉中 1/2 处，清扫此处时易出血，因此走行的层面要紧贴脾动脉表面，由于脾动脉通常走行迂曲，因此切勿盲目下刀，以免损伤脾动脉。根据笔者经验，此时主刀左手可先在层面上进行钝性分离，将淋巴结与脾动脉之间的间隙分离开，确认动脉走行后再应用超声刀进行进一步清扫。与此同时，助手应始终提起脾动脉上方淋巴脂肪组织以保持张力。清扫 No.11p 组淋巴结时不需要离断胃后血管，若需要切除的远端胃范围较大，则建议离断胃后血管。当离断胃后血管时，应先确认好远端脾动脉走行，避免误将远端脾动脉当作胃后动脉结扎。

清扫 No.1、No.3 组淋巴结

完成胰腺上缘淋巴结清扫后，保持术野不变，助手左手钳夹胃体部的小网膜组织，右手钳夹胃体上部的小网膜组织，双手向上并向两侧提拉绷紧小网膜后叶，主刀左手钳夹胃体小弯侧胃壁并向下牵拉，保持肝胃韧带张力。应用超声刀沿胃体中部小弯侧胃壁打开肝胃韧带后叶，向贲门方向游离后叶脂肪组织并逐根离断血管分支，向上至贲门右侧，向下至胃角处。完成后叶清扫后，助手将胃放平，右手钳夹胃体中部小网膜向右侧牵拉，左手钳夹贲门右侧下方的肝胃韧带向右侧和腿侧牵拉。主刀应用超声刀沿小弯侧将肝胃韧带前叶及胃小弯前壁的血管离断，完成 No.1、No.3 组淋巴结清扫。

编者注

虽然 No.1、No.3 组淋巴结清扫技术难度相对不高，但是也有需要注意的事项。此处胃左血管在胃壁的小分支较多，盲目钳夹离断易导致出血，甚至损伤胃壁，而这种胃壁损伤往往很容易被忽略，导致术后瘘。笔者习惯分前后叶进行清扫，尤其是对于 BMI 较高的患者，这样清扫的平面和层次更加清楚。操作时超声刀的走行方向应与胃壁和食管壁保持平行，避免损伤胃壁和食管壁。

■ 全胃切除术淋巴结清扫范围

- D1：No.1~No.7 组淋巴结
- D1+：No.1~No.7、No.8a、No.9、No.11p 组淋巴结
- D2：No.1~No.7、No.8a、No.9、No.10、No.11p、No.12 组淋巴结，若肿瘤侵犯食管，应包括 No.19、No.20、No.110、No.111 组淋巴结

■ 全胃切除术淋巴结清扫顺序

No.4sb→No.4sa→No.11d→No.10→No.2→No.6→No.12a→No.5→No.7→No.8→No.9→No.11p→No.1

对于早期全胃切除术，淋巴结清扫顺序无固定规定，基本原则就是减少对术野暴露场景的转换次数，减少对胃壁的频繁翻转和牵拉，保证手术的流畅性。对于进展期全胃切除术患者，应先行左上腹区域的淋巴结清扫，即 No.4、No.10 组淋巴结，以明确肿瘤是否累及结肠、胰腺或脾门，以便及时调整手术方案。

■ 术前准备

患者体位　患者取平卧位，双腿分开后分别固定，整体呈"人"字形。将手术床调整呈头高足低位，即头侧抬高 10°~20°，同时保持左高右低位，即左侧抬高 20°，以便进行左上腹的清扫工作。

术者站位　主刀站于患者右侧，助手站于患者右侧，扶镜手站于患者两腿之间。必要时可根据术中操作需要，或主刀操作习惯进行位置互换。行脾门处淋巴结清扫时，主刀站于患者两腿之间，助手和扶镜手均站于患者右侧。

Trocar 位置　同前，具体见"远端胃切除术+D2 淋巴结清扫术"。

■ 手术操作步骤

探查

同前，具体见"远端胃切除术+D2 淋巴结清扫术"。

切除左侧大网膜

助手用两把抓钳向上提拉大网膜并向两侧展开，主刀左手持无创抓钳向下牵拉结肠，右手应用超声刀自横结肠上缘中央偏左侧打开胃结肠韧带，沿结肠上缘向左打开左半胃结肠韧带，探查确认胃后壁及脾门有无受累后，继续游离大网膜至结肠脾曲。

编者注

打开胃结肠韧带前，助手先将全部大网膜上翻至胃前壁区域，尽量完全显露横结肠、肝曲、脾曲，注意翻动脾曲大网膜时动作应尽量轻柔，避免因网膜与脾之间已形成粘连而造成脾被膜撕裂。探查时若发现脾与周围脏器或组织存在粘连，应先予以解离，避免牵拉导致破裂出血。将横结肠上缘中央偏左侧作为打开胃结肠韧带的手术入路，此处大网膜与横结肠系膜之间相对游离，粘连少，便于确定层面。当打开胃结肠韧带时，注意超声刀与结肠壁之间距离，避免损伤结肠壁。

清扫 No.4、No.10、No.11d、No.2 组淋巴结

助手将大网膜移至右上腹，左手钳夹脾胃韧带向上方提拉以保持张力，右手适时挡住胃体后壁，可更好地为主刀显露术野。主刀左手持无创抓钳向下牵拉结肠脾曲，应用超声刀打开脾结肠韧带后，沿胰尾表面打开胰尾前方筋膜，进入胰后间隙，显露脾动脉主干远端。助手右手提起脾动脉主干，游离远端表面的淋巴脂肪组织，应用超声刀沿脾动脉主干表面向脾下极方向分离，显露脾下叶动脉或脾下极支后，继续打开脾胃韧带前后叶便可显露胃网膜左血管根部。完全裸化网膜左血管根部后，予以结扎并离断，完成 No.4sb 组淋巴结清扫。助手左手钳夹脾胃韧带和 No.4sb 组淋巴结向上牵拉，右手提起脾叶血管表面淋巴脂肪组织，应用超声刀沿脾叶血管表面向脾门方向继续分离，打开脾胃韧带前后叶，逐根显露并裸化第 1~2 根胃短血管，并于根部分别结扎离断。助手将已经游离的脾胃韧带翻至胃前壁，左手钳夹胃体大弯侧后壁向右上方牵拉，继续保持剩余脾胃韧带张力，右手提起脾叶动脉表面淋巴脂肪组织，应用超声刀继续沿脾动

脉表面自脾叶动脉向脾动脉干进行分离,直至显露胃后血管,裸化胃后血管根部后,予以结扎并离断,完成 No.11d 组淋巴结清扫。助手提起脾叶血管表面淋巴结,主刀继续沿脾叶动脉表面向脾上极方向进行分离,彻底裸化脾叶血管,打开脾胃韧带前后叶,逐根显露剩余胃短血管并于根部结扎离断,完成 No.4sa 和 No.10 组淋巴结清扫。助手将胃放平,将游离的大网膜移至右下腹,左手钳夹住胃底向右下方牵拉,应用超声刀自脾上极向食管方向打开胃膈韧带,游离食管左侧壁及前壁,助手左手继续将胃底向右下方牵拉,应用超声刀沿左侧膈肌脚游离,如遇到左膈下血管,予以结扎离断后,打开食管裂孔,彻底游离食管下段左后壁并离断左侧迷走神经,完成 No.2 组淋巴结清扫。

编者注

全胃切除术淋巴结清扫中,笔者习惯先行左上腹淋巴结清扫,即 No.4、No.10、No.11d、No.2 组淋巴结,原因有 3 个:首先,有利于更好地探查肿瘤的局部情况,尤其是当肿瘤位于胃后壁、胃底甚至食管下段时,先进行左上腹的操作可以更好地了解是否有周围脏器的受累,以便更早地在术中调整手术方案;其次,大网膜通常与脾周存在生理性粘连,左上腹的淋巴结清扫势必要先解离这些粘连,可避免因反复牵拉网膜及胃壁导致的脾被膜或脾周血管破裂出血;最后,脾门血管走行迂曲且变异较多,该区域的淋巴结清扫技术难度相对较高,比较容易在清扫中出现脾被膜撕裂出血、误损伤脾血管而导致出血,以及误结扎脾叶动脉或脾极动脉导致的脾缺血,先完成此区域淋巴结清扫。一旦出现上述问题,可以在后续清扫操作的过程中,为主刀留出观察的时间,避免不必要的手术时间延长。

No.4sb 组淋巴结清扫是自胰尾水平分别打开脾胃韧带前后叶至脾下极后,显露网膜左血管根部,而网膜左动脉并非均由脾动脉发出,有时会由脾动脉下极支发出,不注意时容易误将脾动脉下极支连同网膜左血管一起结扎离断,导致脾下极缺血。因此,当显露胃网膜左血管根部时,应尽量确定是否存在脾下极支,如存在,应在脾动脉发出下极支处离断胃网膜左血管。

在 No.4sa 组淋巴结清扫过程中,助手需保持脾胃韧带的张力,但脾胃韧带的宽度自脾下极至脾上极逐渐变短,因此助手左手钳夹的部位以及方向也要逐步进行调整。处理脾下极时,助手钳夹脾胃韧带向上牵拉;处理脾门部位时,助手钳夹胃体上部大弯侧后壁向右上方牵拉;处理食管左侧时,助手钳夹胃底向右下方牵拉。胃短血管走行于脾胃韧带内,且更靠近脾胃韧带后叶,一般为 4~6 支,寻找胃短血管时,笔者习惯先将脾胃韧带前、后叶分别打开,这样只剩下胃短血管和血管周围疏松的淋巴脂肪组织,更便于寻找胃短血管。

部分患者脾大或脾位置较深,导致脾上极的胃短血管和贲门左侧无法良好显露,此时盲目分离或使用血管夹容易误损伤胃短血管和脾被膜,导致出血,此时更加难以止血。当脾上极的胃短血管经左侧入路无法良好显露时,可待完成胰腺上缘淋巴结清扫后,助手左手将胃底后壁向上挑起后,脾上极的脾胃韧带后叶可得到充分显露,此时再离断胃短血管会更加确切。

脾叶动脉及脾极动脉走行迂曲,且变异较多。清扫脾门淋巴结时,应以钝性分离为主、钝锐分离相结合的方式进行,切勿在解剖不清晰的情况下根据"感觉"盲目下刀。一旦血管出血,不但前功尽弃,还有中转开腹的可能。

胃后血管发自脾动脉干,离断胃后血管时应注意要确认好远端脾动脉甚至脾上极支的走行。当无法确认时,可游离胃后动脉远心端,确认其走行是否进入胃或者游离远端脾动脉或脾叶动脉。确认走行后,再结扎离断胃后血管,避免误结扎血管导致脾缺血。

清扫 No.6 组淋巴结

同前,具体见"远端胃切除术+D2 淋巴结清扫术"。

清扫 No.12a 及 No.5 组淋巴结

同前,具体见"远端胃切除术+D2 淋巴结清扫术"。

清扫 No.7、No.8、No.9、No.11p 组淋巴结

同前,具体见"远端胃切除术+D2 淋巴结清扫术"。

清扫 No.1 组淋巴结

同前,具体见"远端胃切除术+D2 淋巴结清扫术"。

第3节　近端胃切除术+淋巴结清扫术

最近有研究报道了上 1/3 胃癌的发病率升高。全胃切除术是标准的上 1/3 进展期胃癌手术方案。然而，由于近端胃切除术可以使早期胃癌患者保留部分功能，近年来，腹腔镜胃近端切除术越来越多地用于治疗上 1/3 胃癌。Kano 等通过比较上 1/3 早期胃癌患者行腹腔镜近端胃大部切除术、保留胃底的远端胃大部切除及全胃切除术效果发现，三者的 3 年总生存期及无疾病进展生存期无差异。然而，由于近端胃切除术后重建方式与吻合口瘘、反流性食管炎、吻合口狭窄等吻合并发症高度相关，因此近端胃切除术相对于全胃切除术的功能优势受到质疑。但越来越多的证据表明，在安全性及吻合口相关并发症等方面，腹腔镜近端胃次全切除术与全胃切除术无差异。根据日本第 5 版《胃癌治疗指南》，近端胃切除术适用于术前分期为 cT1N0，且能保留一半以上残胃的患者。我国《食管胃结合部腺癌外科治疗中国专家共识（2018 年版）》建议对肿瘤直径 ≤4cm 的患者行近端胃大部切除术，若未明确考虑 cT 分期，对胃上部肿瘤患者采用近端胃切除术。术前 ⅠA 期患者行 D1+淋巴结清扫术，遵循第 5 版《JGCA 治疗指南》，ⅠB、Ⅱ、Ⅲ期患者应行 D2 淋巴结清扫术。对于胃中上部癌患者，是否行脾门淋巴结清扫，可参考以下原则：①由于胃小弯侧癌很少转移至脾门，当探查发现脾门淋巴结无肿大时，可不行脾门淋巴结清扫；②对于胃上部大弯侧进展期癌，当 No.4sb 组或 No.11d 组淋巴结怀疑转移或术中快速冷冻切片病理学检查结果显示有转移时，应考虑行 No.10 组淋巴结清扫。

■ 术前准备

设备准备

高清晰度摄像显示系统、气腹机、录像和图像存储设备、腔镜用镜头、气腹针、各型 Trocar、分离钳、无创胃钳、肠钳、钛夹钳、吸引器、持针器、小纱布、倒刺线、剪刀、血管夹、标本袋、直线切割闭合器、超声刀等。

患者体位

患者体位对术中暴露及操作非常重要。患者取仰卧位，两腿分开，呈"人"字形；通常呈头高足低位 10°~20°，使小肠等组织在重力作用移向下腹部，有利于胃癌术野的暴露。在清扫脾门区域淋巴结时，可取左高右低位。适当向右侧倾斜，以利于脾门区域术野显露。

Trocar 位置

推荐采用五孔法置入各型 Trocar，Trocar 型号和位置可根据手术方式进行相应调整。维持腹内压在 12~15mmHg。脐孔下 1cm 处取 12mm Trocar 作为观察孔放置镜头，左侧腋前线肋缘下取 12mm Trocar 作为主刀操作孔，左锁骨中线平脐上 2cm 取 5mm Trocar 作为主刀辅助孔，右侧腋前线肋缘下取 5mm Trocar 作为助手辅助孔、右锁骨中线平脐上 2cm 取 12mm Trocar 为助手操作孔。

术者站位及入路

左侧站位入路是国内目前应用最为广泛的腹腔镜胃癌手术入路，助手站于患者右侧，扶镜手站于患者两腿之间。具体站位可根据手术团队习惯改变。

■ 手术操作步骤

腹腔探查

首先探查肿瘤部位、大小、范围、是否侵犯浆膜，胃周是否有可疑淋巴结转移，是否侵犯周围脏器。接下来探查有无肝脏及腹膜、腹/盆腔种植转移、腹水等。

清扫 No.4d、No.4sb 组淋巴结

分离大网膜清扫 No.4d、No.4sb 组淋巴结，助手将大网膜上移置于横结肠上方，应用两把抓钳将大网膜向上提起并向左右侧展开，术者左手持无创抓钳向下反向牵引横结肠，从结肠中部向脾曲离断大网膜至胃

网膜左动、静脉；向结肠肝区分离大网膜及横结肠系膜前叶至胰腺下缘网膜右动、静脉处。沿胃网膜右血管弓下缘，自幽门下至胰腺尾部上缘胃网膜左动、静脉根部离断大网膜，清扫 No.4d 组淋巴结；注意保护胃网膜右动、静脉及胃网膜右血管弓。应用血管夹夹闭并离断胃网膜左动、静脉根部，清扫 No.4sb 组淋巴结。

清扫 No.11d、No.4sa、No.10、No.2 组淋巴结

继续将脾动脉主干向脾门方向小心分离，沿脾动脉表面的解剖间隙裸化脾动脉干至脾动脉的分支处，清扫脾动脉远侧端周围的淋巴脂肪组织，完成 No.11d 组淋巴结清扫。贴近脾门血管离断胃短动脉，清扫 No.4sa 组淋巴结。仔细小心分离脾动脉末端脾脏分支周围软组织及淋巴结，清扫 No.10 组淋巴结。助手向右下方牵拉胃壁，显露贲门左侧，分离胃膈韧带至贲门左侧，显露左侧食管下端，完成 No.2 组淋巴结清扫。经胃网膜右动脉与胃网膜左动脉交界处打开大网膜至胃壁，然后沿着胃大弯向上游离大弯侧胃壁，直至预切除大弯侧。

清扫 No.7、No.8a、No.9、No.11p 组淋巴结

助手抓持胃后壁，将胃翻向上方。清扫胰腺前被膜，紧贴胰腺上缘的胰腺后间隙游离腹腔干，向上游离裸化胃左动脉，夹闭离断根部血管。向右游离肝总动脉前方及上缘分离，分离周围软组织，找到胃右静脉，应用血管夹夹闭离断，完成 No.7、No.8a、No.9 组淋巴结清扫。分离暴露脾动脉近端，沿脾动脉清扫 No.11p 组淋巴结。由胃后方继续向上分离，沿膈肌脚向上方游离，显露膈肌裂孔，切除贲门及食管后方疏松组织。

清扫 No.1、No.3 组淋巴结

紧贴左肝下打开肝胃韧带；将大网膜由肝下转移至下方，并将胃转而向左下腹部牵拉，将肝脏挑起，应用超声刀于左肝下紧贴肝脏向近端打开肝胃韧带，直至食管膈肌裂孔右侧，显露并切断迷走神经。其间注意肝胃韧带根部起源于肝动脉的副胃左动脉，分离根部并夹闭。应用超声刀自上而下游离裸化食管左侧下端，清扫 No.1 组淋巴结。助手牵拉幽门上软组织，分离胃右动脉上侧软组织，显露胃右动脉，应用血管夹在其向幽门发出第 2~3 支动脉处夹闭胃右动脉主干。沿胃小弯向上分离软组织及淋巴结，完成 No.3 组淋巴结

清扫。裸露胃小弯侧胃壁至预计胃壁切除线。No.3 组淋巴结不必完全清扫，在切除近端胃的同时连同小网膜一并移除。

至此，完成胃上部癌的淋巴结清扫。按照预计切线于食管下端及胃体中部切断食管及胃，连同周围清扫的淋巴结转移至标本袋中，封口，转移至术野外，待消化道重建结束后再取出标本。

消化道重建

完全腹腔镜近端胃切除术后可做辅助小切口，完成消化道重建，包括食管-残胃吻合术（EG）、双通道吻合术（DTR）和双肌瓣吻合术等。

Side overlap EG

充分显露腹段食管后，将残胃残端中点缝合固定于食管背侧膈肌。将残胃残端左右边缘缝合，也固定于膈肌，使三点形成一线。这种固定使胃从背侧牢牢地压住腹段食管，在防止反流方面起着重要的作用。将腹段食管充分向下牵引，将食管断端背侧缝合固定于预计吻合开口处残胃残端，使腹段食管和残胃重叠约 5cm。在胃前壁正中做一个小切口，于左侧食管残端开口，并于两个开口处插入一个 45mm 的线性吻合器，逆时针旋转，将胃壁吻合到食管壁左侧。应用可吸收缝线关闭共同开口，完成食管-胃吻合术。亦可应用外科倒刺线行全人工食管全层与胃全层连续吻合术。

双通道吻合术

1988 年，日本学者 Aikou 等率先报道了应用双通道吻合术作为近端胃切除术后的消化道重建方式。该术式先离断近端胃，距蔡氏韧带 15cm 处应用直线切割闭合器闭合切断空肠。于远端空肠对系膜侧及食管切缘的左侧各做一小切口，将直线切割闭合器两臂伸入空肠和食管切缘小孔，激发并确认吻合满意后，应用外科倒刺缝合线闭合共同开口，然后在残胃断端下 5cm 大弯侧及食管空肠吻合口下 10~15cm 处空肠对系膜缘打开一小口，将直线切割闭合器两臂伸入空肠和残胃切缘小孔，行残胃空肠吻合术，应用外科倒刺缝合线闭合共同开口。在此吻合口下方 20cm 处空肠及断端近端空肠对系膜缘各打开一小口，将直线切割闭合器两臂伸入两空肠切缘小孔，行空肠-空肠侧-侧吻合，应用外科倒刺缝合线闭合共同开口。该术式可减少反流性食管炎的发生；缺点是吻合口较多，操

作复杂。

双肌瓣吻合术

2016 年，Muraoka 等首先报道应用双肌瓣吻合术完成腹腔镜近端胃切除术后食管胃吻合术。该术式在离断近端胃后，于切缘下方 3~4cm 做一个 H 形标记。沿 H 形切线在浆膜下层和肌层之间解剖，产生 2 个皮瓣（2.5cm 宽，3.5cm 高），然后在此"窗口"的下缘切开黏膜层，连续缝合食管黏膜和胃黏膜下层。将两片肌瓣覆盖在食管下段及吻合口上层，每个皮瓣用间断缝合线关闭。此法增加了食管下端的张力，有利于减少反流性食管炎的发生。Kano 等比较了早期胃癌患者行腹腔镜近端胃大部切除术后双肌瓣吻合术与远端胃大部切除术后 Roux-en-Y 吻合术的术后并发症，发现两者术后反流症状无差异，双肌瓣吻合术后 24 个月，患者的血红蛋白水平高于接受远端胃大部切除术的患者。Shoji 等发现双肌瓣吻合术后吻合口并发症的发生率远低于常规食管胃吻合术。

第 4 节　全腹腔镜下消化道重建

腹腔镜下胃癌（远端/全胃/近端胃切除术）淋巴结清扫被广泛应用于临床，并被多数胃外科医师所掌握，但胃切除术后消化道重建成为技术难点。腹腔镜胃癌根治术后消化道重建分为体外重建和镜下重建两种模式。前者的优势在于：操作简便、省时；术中病灶可触及，精准确定切缘；费用较低。因此，在开展初期，其广为临床医生应用。但其也有不足之处，包括：操作空间狭小、组织过度牵拉；辅助切口较大且位于上腹部，术后患者疼痛明显。随着腹腔镜下胃癌手术经验的不断积累，以及器械的不断更新，越来越多的医生开始关注完全腹腔镜下消化道重建技术。腹腔镜下消化道重建的优势包括：提供良好术野（特别是肥胖患者）；避免组织过度牵拉导致损伤；扩大观察孔可以取出标本，患者术后疼痛减轻。但其对技术要求较高，且费用较高。

目前完全腹腔镜下消化道重建方式包括：远端胃切除术后的 Billroth-Ⅰ式吻合、Billroth-Ⅱ（+/-Braun）式吻合、Billroth-Ⅱ式吻合+Braun 非离断式吻合、Roux-en-Y 式吻合等；全胃切除术后的 Orvial 食管空肠端-侧吻合、功能性食管空肠侧-侧吻合、Overlap 食管空肠侧-侧吻合；近端胃切除术后的食管胃端-侧吻合、双通路吻合。本书重点介绍我科常用的腹腔镜下吻合方式：远端胃切除术后 Delta 吻合、远端胃切除术后 Billroth Ⅱ式+Braun 吻合、远端胃切除术后非离断式 Roux-en-Y 吻合、全胃切除术后 Roux-en-Y 吻合、全胃切除术后连续间置空肠代胃、近端胃切除术后双通路吻合。患者体位及术者站位与淋巴结清扫过程一致（见本章第 1 节）。

一、全腹腔镜下远端胃切除术后 Billroth Ⅰ 式消化道重建（Delta 吻合）

Kanaya 等首先在腹腔镜下应用该吻合方式进行消化道重建，使用直线切割闭合器在全腔镜下完成残胃和十二指肠端-端吻合。重建前需要确认肿瘤具体位置，以保证安全切缘和吻合口无张力。

■ 操作要点

离断十二指肠

腹腔镜下完成淋巴结清扫后，直线切割闭合器由左侧主操作孔进入，将充分游离的十二指肠完全纳入直线切割闭合器，切割线距胃十二指肠动脉垂直距离约 2cm，顺时针旋转十二指肠，尽量沿十二指肠系膜缘-对系膜缘离断（图 15-1）。

离断胃

沿预切线由胃大弯向胃小弯进行胃的离断（图 15-2）。切除标本后，由主操作孔置入标本袋，将标本置入标本袋。

评估吻合张力

术者与助手协同将十二指肠残端与残胃相对牵拉，并评估吻合张力（图 15-3），避免张力过大影响吻合质量。

十二指肠残端与残胃开孔

使用超声刀或电钩分别在胃残端大弯侧和十二指肠残端后壁切开(图 15-4 和图 15-5),切口不宜过大或过小,以免影响之后共同开口的关闭和直线切割闭合器的插入,并以吸引器吸出十二指肠和残胃内消化液。

胃十二指肠吻合

先将直线切割闭合器钉仓臂自残胃切开处插入

残胃腔,使用直线切割闭合器轻轻夹持残胃向十二指肠残端移动,将另一臂插入十二指肠,将残胃向左上方旋转,十二指肠残端向右下方旋转,调整残胃开孔与十二指肠开孔并行,以免共同开口过大。激发后,完成残胃后壁与十二指肠后上壁吻合,通过共同开口检查吻合口质量及有无出血(图 15-6 至图 15-9)。

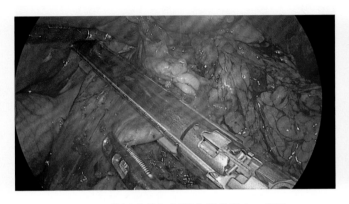

图 15-1　使用直线切割闭合器离断十二指肠。

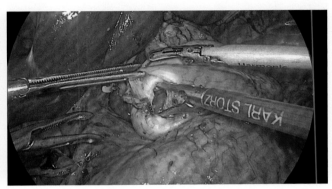

图 15-4　于胃大弯切开残胃。

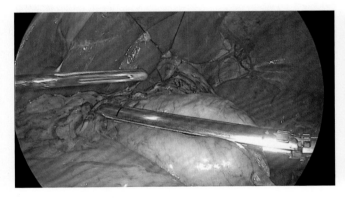

图 15-2　使用直线切割闭合器离断胃。

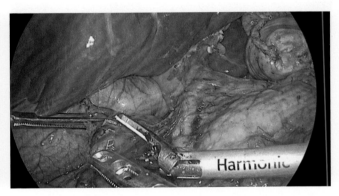

图 15-5　于十二指肠残端后壁切开十二指肠。

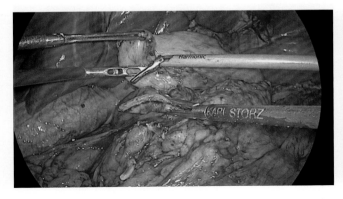

图 15-3　评估吻合张力。

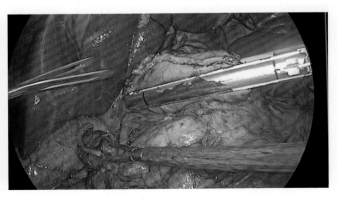

图 15-6　将直线切割闭合器插入残胃。

关闭共同开口

确认吻合口满意后，使用直线切割闭合器关闭共同开口，完成吻合（图 15-10）。再次检查吻合口情况（图 15-11 和图 15-12）。扩大脐下观察口 3cm，取出标本。

■ 术式评价

优点

● 符合生理，食糜流经十二指肠，可避免输入袢综合征发生。

● 操作简便、省时。

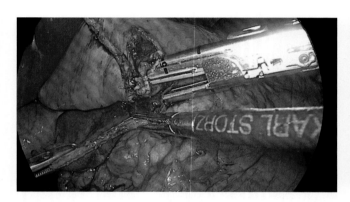

图 15-7　将直线切割闭合器插入十二指肠。

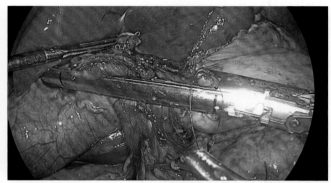

图 15-10　使用直线切割闭合器关闭共同开口。

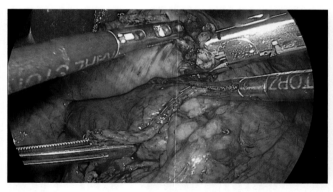

图 15-8　调整残胃与十二指肠位置，试图实现开口并行。

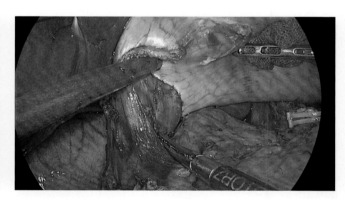

图 15-11　再次检查吻合口情况。

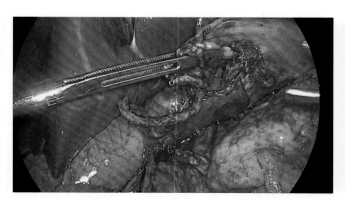

图 15-9　通过共同开口检查吻合口。

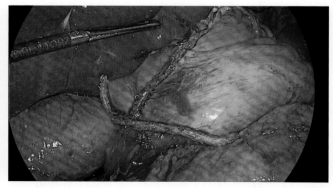

图 15-12　吻合完成后吻合口术野。

- 无发生十二指肠残端瘘风险。
- 可行十二指肠镜或 RRCP 等检查。

缺点

- 对肿瘤部位要求较高,适用人群较少。
- 为避免吻合口张力,可能牺牲足够的切缘。
- 残胃炎、反流性食管炎发生率较高。

二、完全腹腔镜下远端胃切除术后 Billroth Ⅱ 式吻合+Braun 吻合

腹腔镜下完成淋巴结清扫和沿预切线切除远端胃后,利用直线切割闭合器完成残胃后壁与近端空肠侧-侧吻合,以及输入输出祥空肠侧-侧吻合。该吻合方式对肿瘤位置和胃切除范围要求较低,尤其适用于肿瘤累及幽门管、胃角或胃体中下部,可行远端胃切除的患者,因此其被胃外科医生普遍接受。

■ 操作要点

切除标本

充分游离十二指肠后,沿预切线使用直线切割闭合器离断十二指肠,裸化胃大、小弯,沿预切线由大弯侧向小弯侧离断胃(图 15-13)。经左侧主操作孔置入标本袋,将标本置入标本袋,并将其移至右侧腹腔,以免妨碍后续吻合操作。十二指肠和胃残端无须缝合包埋。

确定空肠吻合距离

向上牵拉横结肠,于左侧找到 Treitz 韧带,在距 20cm 空肠对系膜缘处,以超声刀或电钩开孔,并将近段空肠上移至横结肠上方,便于吻合。在此过程中,需评估空肠上提张力,必要时分离粘连,确保吻合口无张力。于残胃大弯侧以超声刀或电钩开孔,将吸引器置入残胃吸净残存胃液,以减少污染(图 15-14 至图 15-17)。

残胃空肠侧-侧吻合

经左侧 12mm 操作孔置入直线切割闭合器,将非钉仓臂向输入祥空肠方向插入空肠开口,由结肠前上提空肠移至近残胃处,将钉仓臂经残胃开口处向胃大弯方向插入残胃,确保空肠输入祥高于输出祥。检查

吻合口前后壁,避免夹持周围组织。调整共同开口位置,避免吻合后共同开口过大不利于关闭,甚至导致胃空肠吻合口狭窄。激发直线切割闭合器前夹持 15 秒,激发后经共同开口检查吻合口质量及有无出血。以 4-0 可吸收倒刺线缝合关闭共同开口,也可用直线切割闭合器关闭共同开口,但吻合口狭窄发生率高于缝合关闭共同开口(图 15-18 至图 15-22)。

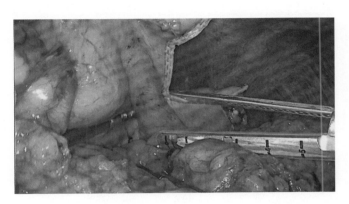

图 15-13 沿预切线使用直线切割闭合器离断胃。

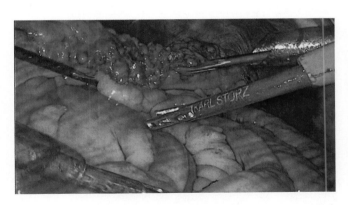

图 15-14 确认 Treitz 韧带。

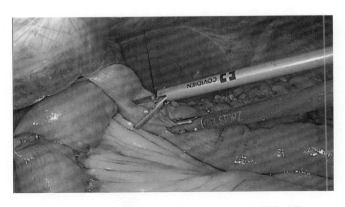

图 15-15 于距 Treitz 韧带 20cm 空肠对系膜缘开孔。

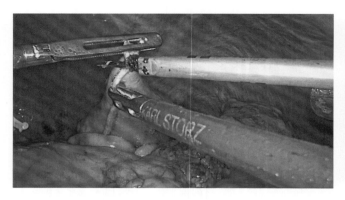

图 15-16　于残胃大弯侧开孔。

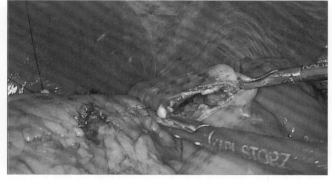

图 15-20　经共同开口检查吻合口质量。

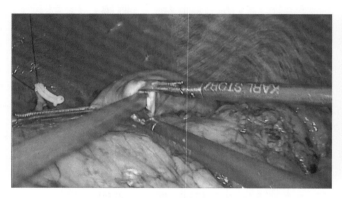

图 15-17　使用吸引器清除残胃内胃液。

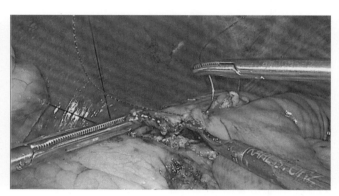

图 15-21　以 4-0 倒刺线缝合关闭共同开口。

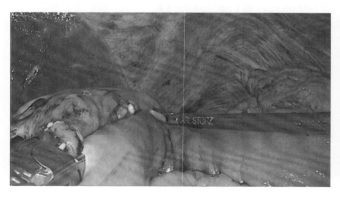

图 15-18　将直线切割闭合器插入空肠和残胃。

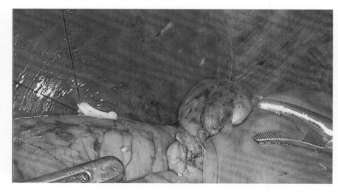

图 15-22　胃空肠吻合完成后术野。

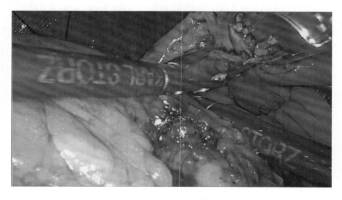

图 15-19　激发前,检查预吻合口前后壁,并调整共同开口。

Braun 吻合

　　分别于距胃空肠吻合口远端 30cm 空肠、Treitz 韧带下 8~10cm 空肠对系膜缘处,以超声刀或电钩开孔,经左侧主操作孔置入直线切割闭合器,两臂分别向胃空肠吻合口方向插入空肠,注意检查空肠有无扭转及肠襻方向,调整共同开口保证两开口并行。关闭直线切割闭合器 15 秒后激发,通过共同开口检查吻合口质量及有无出血。使用倒刺线关闭共同开口(图 15-23 至图 15-26)。

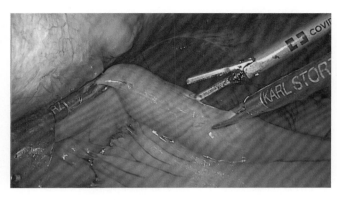

图 15-23　于距胃空肠吻合口下 30cm 处空肠开孔。

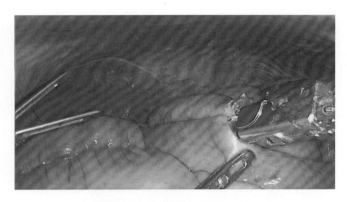

图 15-24　空肠空肠侧-侧吻合。

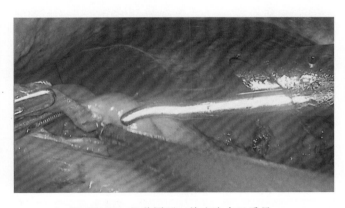

图 15-25　经共同开口检查吻合口质量。

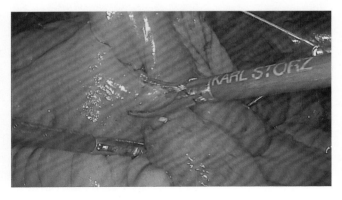

图 15-26　使用倒刺线关闭共同开口。

再次检查各吻合口及肠袢走行无误后,扩大脐下观察口 3cm,取出标本。

■ 术式评价

优点

- 适应证广泛,肿瘤位置限制较少,切缘更有保证。
- 无须离断空肠。
- Braun 吻合可以减少碱性肠液进入残胃,以避免发生残胃炎和反流性食管炎。
- 食糜不流经十二指肠,对于 2 型糖尿病患者血糖控制有利。
- 残胃癌复发后行二次手术的难度较 Billroth Ⅰ式吻合降低。

缺点

- 不符合生理学要求,食糜不能流经十二指肠,胆汁胰液与食糜不能同步,不利于胆汁排空和食糜消化。
- 操作较为复杂,吻合口多。
- 十二指肠残端瘘风险增加。
- 费用较高。

三、完全腹腔镜下远端胃切除术后非离断式 Roux-en-Y 重建

该术式是为了克服远端胃切除术 Billroth Ⅱ式吻合后碱性肠液进入残胃,以及 Roux-en-Y 吻合需要离断肠管的不足而设计的。该消化道重建方式与 Billroth Ⅱ式吻合+Braun 吻合的消化道重建方式基本一致,唯一不同点是在胃空肠吻合口下 2~5cm 闭合输入袢空肠,以期在不离断空肠的基础上达到 Roux-en-Y 的吻合效果。闭合输入袢空肠可选用 7 号丝线结扎或使用直线切割闭合器关闭输入袢空肠肠腔(图 15-27 和图 15-28)。

该术式的争论焦点在于输入袢空肠关闭后再通的问题。毫无疑问,使用 7 号丝线结扎输入袢空肠肠腔不可能完全关闭肠腔,仅能阻断绝大多数食糜进入输入袢空肠和大部分碱性肠液进入残胃。但此法损伤小、费用低、可及性好、操作简便,因此在我院多有应用。使用直线切割闭合器关闭输入袢空肠可以完全关

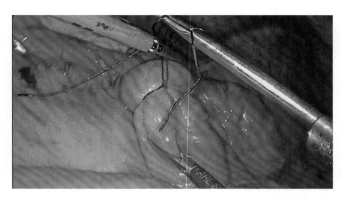

图 15-27　于胃空肠吻合口下 3cm,使用 7 号丝线结扎输入袢空肠。

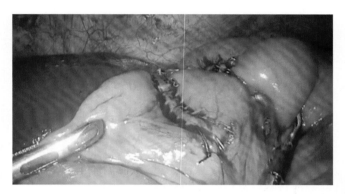

图 15-28　于胃空肠吻合口下 3cm 使用直线切割闭合器关闭输入袢空肠(天津医科大学总医院付卫华教授提供)。

闭肠腔,达到 Roux-en-Y 消化道重建效果,但需要在腔镜下使用直线切割闭合器,费用高、可及性差,临床应用受到一定限制。

四、完全腹腔镜下全胃切除术后 Roux-en-Y 重建(Overlap 吻合)

全胃切除术后消化道重建方式众多,Roux-en-Y 消化道重建因相对简单易行、安全、可有效控制反流性食管炎而得到广泛应用。本术式的技术难点和重点是食管空肠吻合。对于腹腔镜辅助下经小切口进行食管空肠吻合,由于术野狭小,在进行钉砧的置入、钉砧与中心杆连接等操作时困难,且无法在直视下完成操作,扩大切口又会失去微创优势。对于胸廓狭窄和肥胖患者尤为困难。完全腹腔镜下操作的优势在于所有操作均在直视下完成,吻合质量有保证,切口较小且位于脐旁,术后疼痛减轻。因此,近年来,完全腹腔镜下全胃切除术后消化道重建逐渐被胃外科医生所接受。

■ 操作要点

切除标本

腹腔镜下完成淋巴结清扫后,沿预切线用 45mm 白钉直线切割闭合器切断十二指肠。悬吊肝左叶,以利于术野显露。向下牵拉胃,游离切断两侧迷走神经,沿左右膈肌脚向上充分游离裸化食管,至少游离至食管预切线上 6cm(图 15-29)。当食管裂孔狭小时,使用超声刀切开部分膈肌,以扩大食管裂孔,方便吻合时置入直线切割闭合器。顺时针旋转食管 90°,沿预切线(确保切缘阴性)用 45mm 蓝钉直线切割闭合器离断食管(图 15-30 和图 15-31)。离断前,向外拔出预置胃管至 30cm 避免误切割胃管。由左侧主操作孔置入标本袋,将标本置于标本袋后放置于右侧腹腔,避免妨碍术野。

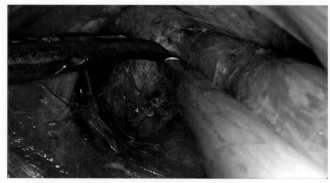

图 15-29　切断食管两侧迷走神经,向上充分游离食管。

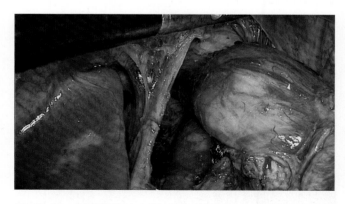

图 15-30　顺时针旋转食管,并将胃管退至 30cm,避免误切割胃管。

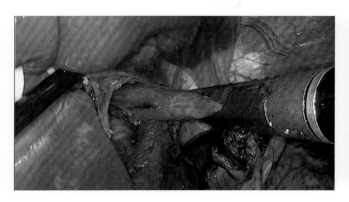

图 15-31 使用直线切割闭合器沿预切线离断食管。

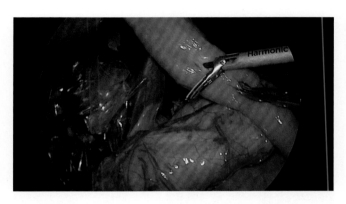

图 15-34 使用 45mm 白钉直线切割闭合器离断空肠。

测量并离断空肠

上提横结肠,在胰腺下方中线左侧找到 Treitz 韧带,距 Treitz 韧带 20cm 空肠系膜开孔后,用 45mm 白钉直线切割闭合器离断空肠(图 15-32 至图 15-34)。于结肠前上提离断后输出袢空肠并评估张力无误后,在距离空肠残端 6cm 对系膜缘处,使用超声刀或电钩开孔(图 15-35)。使用超声刀或电钩在食管残端后侧切开,可以胃管作为指导(图 15-36)。

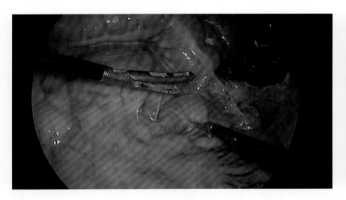

图 15-32 确认 Treitz 韧带。

图 15-35 于距残端 6cm 输出袢空肠对系膜缘开孔。

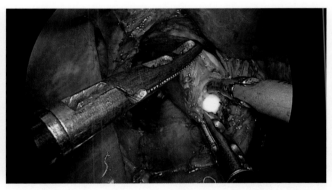

图 15-36 于食管残端后侧开孔,以胃管为导向。

食管空肠吻合

使用 45mm 白钉直线切割闭合器,将钉仓臂插入空肠,小心上提输出袢空肠并靠近食管残端(图 15-37)。在胃管导向下将非钉仓臂插入食管(图 15-38),注意切勿进入食管黏膜下夹层,避免在食管黏膜下层造成"假腔"。调整吻合处食管空肠,使共同开口平行,防止共同开口过大不利于关闭或造成吻合口狭窄。夹闭 15 秒后激发闭合器,完成吻合(图 15-39)。在整个操作过程中,务必动作轻柔,避免戳穿空肠或食管壁。经共同开口检查吻合口

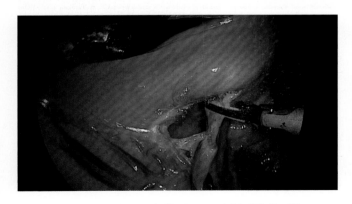

图 15-33 距 Treitz 韧带下 20cm 空肠系膜处开孔。

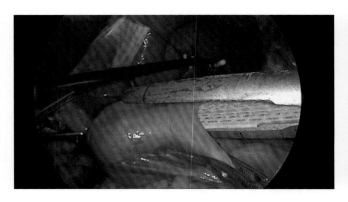

图 15-37 将钉仓臂插入输出袢空肠。

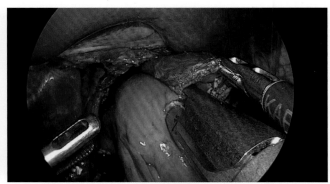

图 15-39 调整食管空肠位置 45mm 蓝钉,完成吻合。

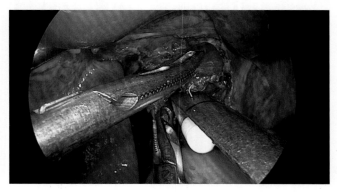

图 15-38 在胃管导向下将非钉仓臂插入食管。

质量后,用 4-0 倒刺线连续缝合关闭共同开口(图 15-40)。与麻醉医生配合,再次置入胃管至吻合口处,向腹腔注入生理盐水,无损伤钳压闭吻合口下空肠。经胃管注入空气,观察有无吻合口漏气,于可疑处加固缝合(图 15-41)。

空肠空肠吻合

用超声刀或电钩分别在距食管空肠吻合口远端 40cm 处空肠对系膜缘和输入袢残端开孔(图 15-42 和图 15-43)。将 45mm 白钉直线切割闭合器两臂分别

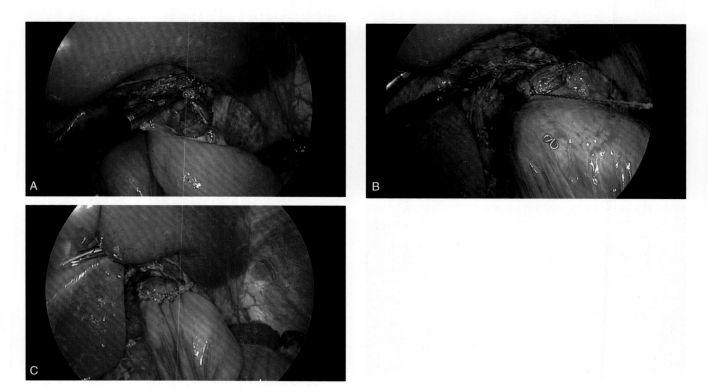

图 15-40 (A)经共同开口检查吻合口质量。(B)用 4-0 倒刺线缝合共同开口。(C)完成食管空肠吻合后术野。

经开口处插入输入和输出袢空肠,检查肠袢方向确认无扭转后,激发直线切割闭合器,完成空肠空肠侧-侧吻合(图 15-44)。通过共同开口确认吻合口无出血后用 45mm 蓝钉关闭共同开口(也可用 4-0 倒刺线连续缝合关闭)(图 15-45 和图 15-46)。连续或间断缝合关闭系膜裂孔和 Petersen 间隙,防止腹腔内疝发生。再次检查各吻合口以及肠袢走行无误后,扩大脐下观察口3cm,取出标本。

■ 术式评价

优点

- 历史悠久、操作简单、控制反流性食管炎效果良好。
- 无须特殊器械,可及性好,费用相对较低。

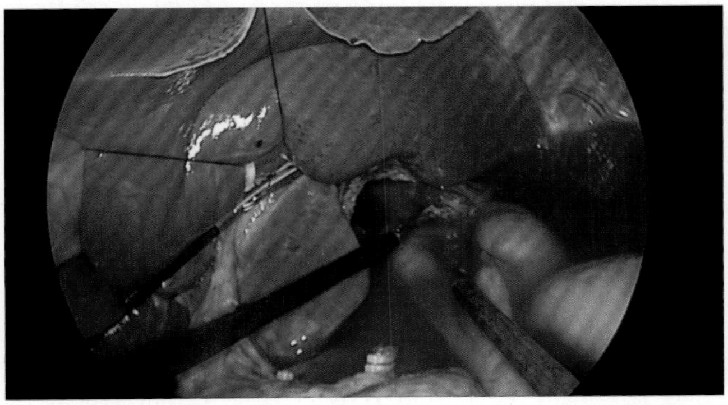

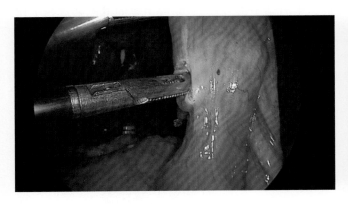

图 15-41　进行充气试验,以确保吻合口严密、无漏气。

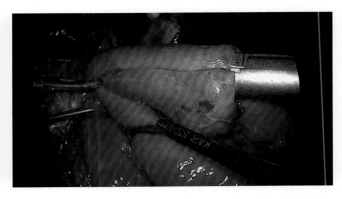

图 15-44　使用 45mm 白钉直线切割闭合器行空肠空肠侧-侧吻合。

图 15-42　于距食管空肠吻合口下 40cm 空肠对系膜缘开孔。

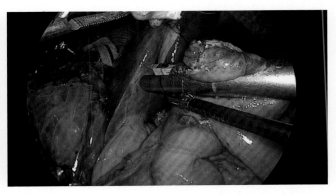

图 15-45　检查共同开口后,使用 45mm 蓝钉直线切割闭合器关闭空肠空肠吻合共同开口。

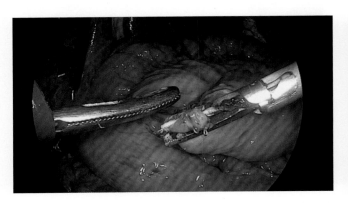

图 15-43　于近端空肠残端开孔。

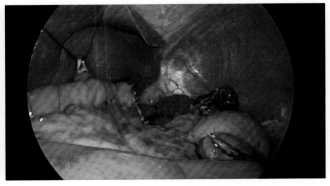

图 15-46　完成消化道重建后术野。

- 可在完全直视下完成吻合，吻合质量有保证。

缺点

- 当食管裂孔狭小时，食管空肠吻合困难。
- 当腹腔粘连严重时，上提空肠困难，吻合口有张力。
- 上切缘安全性问题。
- 食管空肠吻合一旦失败，补救操作异常困难，常需要行开胸操作。
- 需要游离较长胸段食管，损伤胸膜风险增加。

五、全胃切除术后连续间置空肠代胃术

1994 年，日本 Kitano 等首次报道采用腹腔镜根治性远端胃切除术治疗早期胃癌以来，经过 20 余年的发展，腹腔镜技术在胃癌根治手术中已逐渐成熟。在日本第 4 版《胃癌治疗指南》中，关于腹腔镜下胃切除术对于适宜进行幽门侧胃切除术的 Ⅰ 期病例，腹腔镜下手术已被列为日常诊疗的一种选择。中国 CLASS01 研究初步结果证实，对于有经验的外科医生而言，腹腔镜远端进展期胃癌根治手术是安全可行的。这些结果将推动腹腔镜技术在胃癌治疗中的进一步应用。

消化道重建是腹腔镜胃癌根治手术中的关键操作之一，而全腹腔镜下消化道重建难度更大。2002 年，Kanaya 等首次报道了全腹腔镜下残胃十二指肠的角吻合技术，日本、韩国及国内（包括作者所在单位）的一些医疗中心相继开展了这一技术。但这一术式存在适应证相对狭窄、十二指肠游离要求较高、今后再次手术难度大等缺陷。2005 年，Uyama 首次报道了腹腔镜辅助非离断式空肠 Roux-en-Y 吻合。2008 年，Kim 等报道了全腹腔镜下非离断式 Roux-en-Y 吻合，大大拓宽了远端胃癌的适应证。近年来，我院开展了全腹腔镜下功能性间置空肠吻合术。

手术适应证

对于所有适合行腹腔镜手术且无远处转移的近端胃癌和胃中部癌患者，Ⅰ 期为绝对适应证，肿瘤局部为 T2 和 T3 期为相对适应证。

手术步骤

与开放手术中吻合的不同之处在于，全腹腔镜下

功能性间置空肠吻合术中使用线性切割闭合器，代替了管型吻合器。

患者体位

患者体位采用平卧分腿位。主刀站于患者左侧，第一助手站于右侧，扶镜手站于患者两腿之间。

Trocar 位置

放置 Trocar 一般采用 5 孔法（图 15-47），于脐孔下缘 1cm 做纵向小切口，穿刺并建立气腹，气腹压力维持在 12~15mmHg（1mmHg≈0.133kPa），置入直径 12mm Trocar 作为观察孔（A），取标本开腹时沿此切口向下方延长至 3cm 即可，或者在下腹另做开口；于左腋前线肋缘下 2cm 置入直径 12mm Trocar 作为主操作孔（B）；右腋前线肋缘下 2cm 置入直径 5mm Trocar 作为一助辅助操作孔（C）；于左锁骨中线平脐上 1cm 置入直径 5mm Trocar 作为主刀辅助操作孔（D）；在 A 孔与 C 孔连线中点下 1cm 处置入直径 12mm Trocar 作为辅助操作孔（E），在行食管-空肠和空肠-空肠侧-侧吻合时，可由主刀或助手经此孔置入线形切割缝合器完成。主刀站于患者左侧，完成主要的淋巴结清扫工作（图 15-48 至图 15-52，图 15-54 至图 15-58，淋巴结清扫具体内容参见本章第 2 节）。当处理脾脏周围粘连、胃网膜左血管和胃短血管，或进行消化道重建时，主刀和第一助手可以互换位置。

离断十二指肠

离断十二指肠并清扫完毕后，通常自 B 孔用 60mm

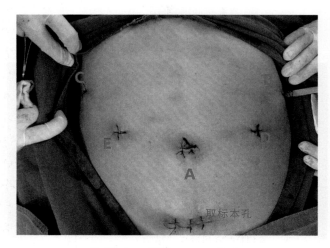

图 15-47　放置 Trocar 5 孔法。

切割闭合器先离断十二指肠(图 15-53),由于要进行十二指肠–空肠吻合,在保证切缘的情况下,应尽量多地保留十二指肠残端长度。

离断食管

　　将食管裂孔完全打开至下纵隔内,充分游离食管下段。通常从 E 孔用 60mm 切割闭合器离断食管(图

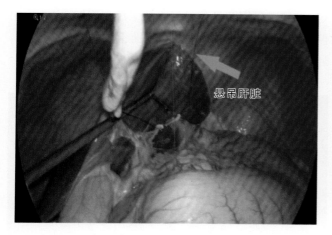

图 15-48　悬吊肝脏。

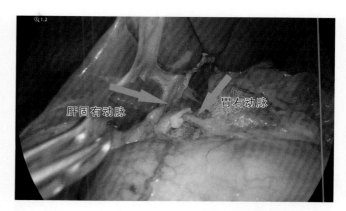

图 15-51　清扫 No.5、No.12a 组淋巴结,显露肝固有动脉、胃右动脉。

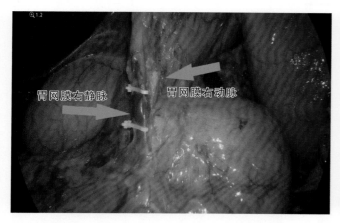

图 15-49　清扫 No.6 组淋巴结,显露胃网膜右血管。

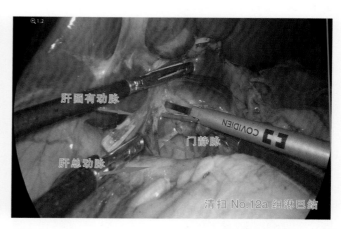

图 15-52　清扫 No.12a 组淋巴结,显露门静脉。

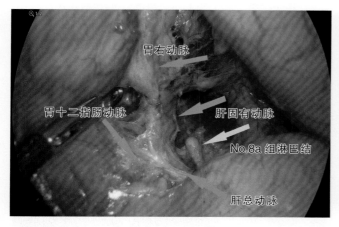

图 15-50　清扫 No.8a 组淋巴结,显露胃十二指肠动脉、肝总动脉、胃右动脉。

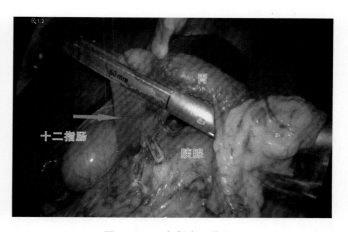

图 15-53　离断十二指肠。

15-59),离断前应确定切缘距肿瘤上缘的距离,术前可通过胃镜明确定位(纳米碳和钛夹)。对于术中病变位置可疑而又不能确定者,必要时可采用术中定位、将切缘送快速病理检查,以保证切缘阴性。离断食管前,注意将胃管退至食管内或拔除,切断前建议压榨至少 15 秒,以减少残端出血。可电凝处理残端出血。

收集标本

切除胃标本后应及时装袋,以减少污染,可以采用利用套管保护套自制的袋子。利用套管保护套自制的袋子经济实用,袋子大小可根据患者标本大小而定,也可以采用商品化的标本袋。放标本时,术者使用两把分离钳将袋子上下张开,助手将标本塞入袋中,通常先装胃,再装网膜(图 15-60)。

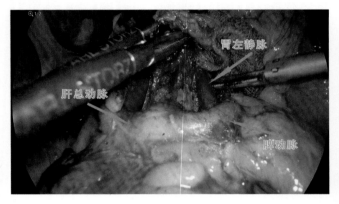

图 15-54 清扫 No.9 组淋巴结,显露肝总动脉、脾动脉和胃左静脉。

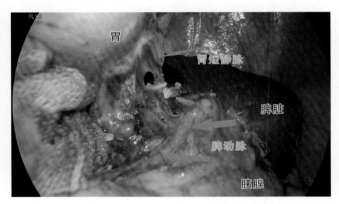

图 15-57 清扫 No.11d 组淋巴结,显露脾动脉。

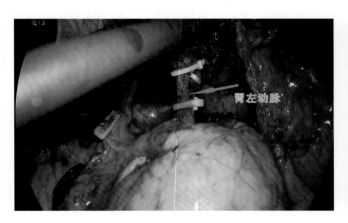

图 15-55 清扫 No.7 组淋巴结,显露胃左动脉。

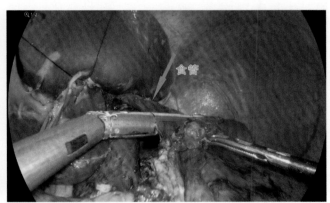

图 15-58 清扫 No.1、No.2 组淋巴结,游离食管。

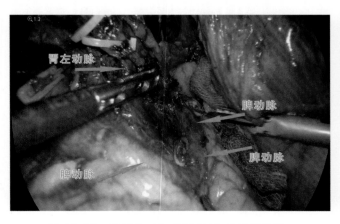

图 15-56 清扫 No.11p 组淋巴结,显露脾动脉。

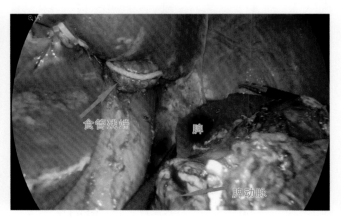

图 15-59 食管残端。

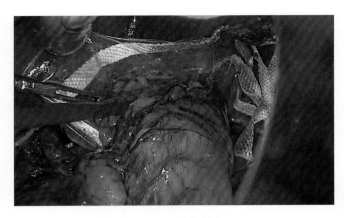

图 15-60　收集标本。

消化道重建

　　FJI 重建方式如图 15-61 所示。FJI 的完全腹腔镜下吻合一般按照以下顺序进行：第一步为食管空肠吻合，取屈氏韧带下 40cm 处空肠，采用 60mm 腔镜下切割闭合器行食管空肠吻合；第二步为十二指肠空肠吻合；第三步为空肠空肠侧-侧吻合；第四步为适度结扎。不论采取全腔镜下还是辅助切口下吻合，都强烈建议吻合前取出标本，仔细确定病变部位及肿瘤距上下切缘距离，如不能确定切缘阴性者，建议术中行快速病理检查确定，必要时再增加切缘距离。沿观察孔切口绕脐向上方延长 3cm，取出标本；也可以经上腹部正中切口或下腹部切口取出标本。

食管空肠吻合步骤

　　全腹腔镜下吻合手术顺序如下：应用腔镜下切割闭合器（建议采用 60mm）。关闭脐部切口，重建气腹。寻找并标记距 Treitz 韧带约 40cm 空肠与食管残端吻合。自腹壁 E 孔置入 60mm 切割闭合器，先自小肠侧

　　孔置入闭合器的厚臂，向食管开口处移动，再置入闭合器的薄臂（图 15-62）。尽量使闭合器全部进入食管腔和肠腔，以最大限度地保证胃肠吻合口直径，确保共同开口处的食管壁和肠壁对齐（图 15-63）。将小肠向上移动，在套入过程中，助手应注意将小肠远端尽量拉直。调整好闭合器、食管、空肠祥位置后激发闭合器，完成食管空肠侧-侧吻合（图 15-64）。置入胃管，检

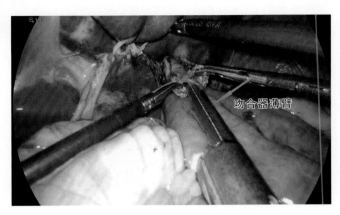

图 15-62　将吻合器薄臂置入食管。

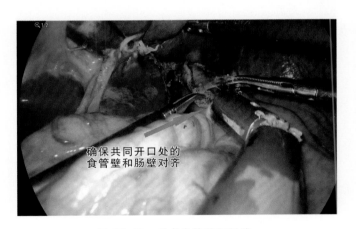

图 15-63　对齐食管壁和肠壁。

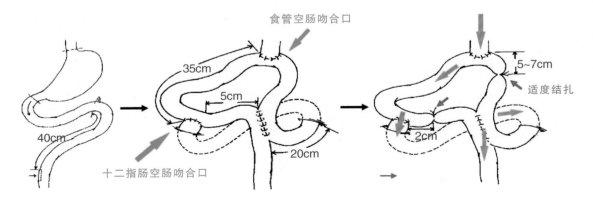

图 15-61　FJI 重建示意图。

查吻合口是否完整，是否有出血；如果有异常，可以缝合补救。

关闭共同开口

使用倒刺线连续缝合，关闭共同开口（图15-65和图15-66）；也可采用三针悬吊法，或使用分离钳提

住空肠开口下端及胃肠吻合口上端，自E孔置入60mm切割闭合器，自下而上地直接闭合。若残端创面渗血，可通过电凝止血。如闭合不满意，可考虑使用薇乔线间断缝合或使用倒刺线连续缝合加强。

十二指肠空肠侧-侧吻合

距食管空肠吻合口以远35cm远端空肠与距十二指肠残端行侧-侧吻合。通常先用超声刀于十二指肠残端开孔（图15-67），然后以同法在食管空肠吻合口以远35cm远端空肠开孔（图15-68），置入闭合器的厚臂，向十二指肠开口处移动，再置入闭合器的薄臂，确保闭合器全部进入肠腔，进行十二指肠空肠吻合（图15-69）。关闭十二指肠空肠共同开口（同胃肠共同开口关闭）（图15-70），由此完成十二指肠空肠侧-侧吻合；也可采用三针悬吊法或连续缝合关闭。

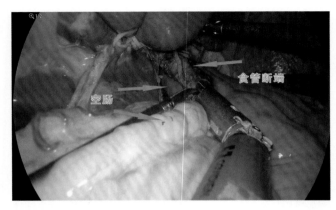

图15-64 完成食管空肠吻合。

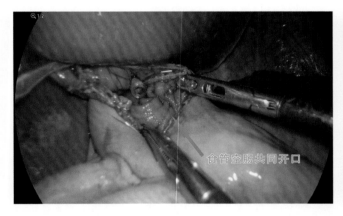

图15-65 食管空肠共同开口。

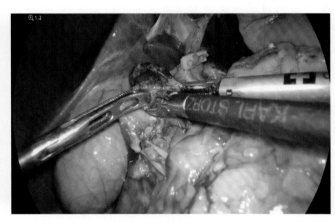

图15-67 十二指肠开孔。

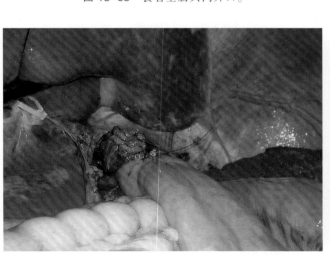

图15-66 关闭食管空肠共同开口。

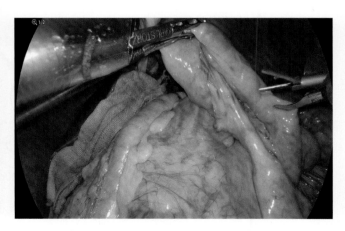

图15-68 空肠开孔。

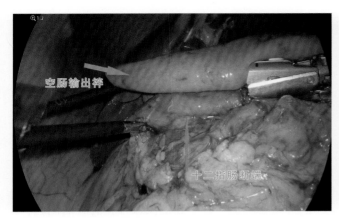

图 15-69　十二指肠空肠吻合。

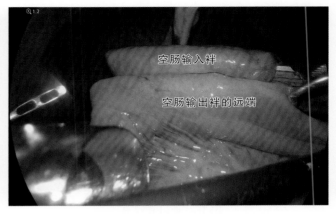

图 15-71　空肠空肠侧–侧吻合。

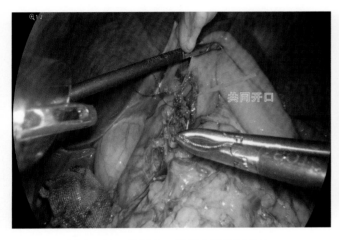

图 15-70　关闭十二指肠空肠共同开口。

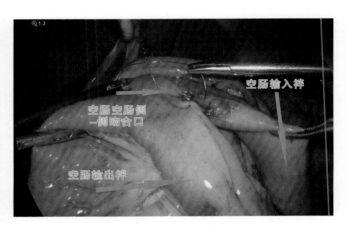

图 15-72　关闭空肠空肠侧–侧吻合口。

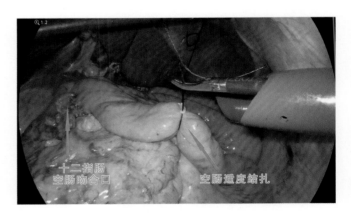

图 15-73　适度结扎。

空肠空肠侧–侧吻合

距十二指肠空肠吻合口以远 5cm 远端空肠与距 Treitz 韧带约 20cm 近端空肠行侧–侧吻合（图 15-71）。于胃肠吻合口以远 30cm 远端空肠与距 Treitz 韧带约 20cm 近端空肠行侧–侧吻合。通常先用超声刀于远端空肠开孔，然后以同法于近端空肠开孔。置入闭合器的厚臂，向近端空肠开口处移动，再置入闭合器的薄臂，确保闭合器全部进入肠腔。关闭空肠共同开口（同食管空肠共同开口关闭），由此完成空肠空肠侧–侧吻合（图 15-72）；也可采用三针悬吊法或采用倒刺线连续缝合关闭。

空肠适度结扎

完成空肠空肠侧–侧吻合后，在空肠输入袢距食管空肠吻合口约 2cm 处，用 7 号丝线结扎空肠袢（图 15-73）；于十二指肠空肠吻合口与空肠空肠侧–侧吻合口，用 7 号丝线结扎空肠袢（图 15-74）。

放置腹腔引流

腹腔冲洗彻底止血后，于肝肾隐窝、食管空肠吻合口后方放置一根开槽引流管。引流管体部应兼顾到十二指肠空肠吻合口。

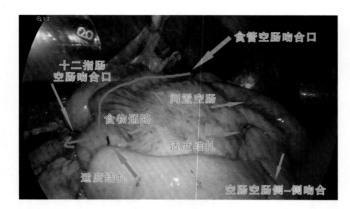

图 15-74 FJI 视图。

注意事项

该术式可能引起一系列并发症,应该在具体操作时引起重视,防患于未然。

吻合口出血

通常由腹腔镜下吻合的食管空肠吻合口或空肠空肠吻合口渗血所致,多可保守治愈。切割吻合后,如发现创面渗血,应电凝止血,对于有出血倾向者,必要时缝合止血。

吻合口瘘

通常由食管空肠吻合口张力过大,共同开口关闭不全所致。建议吻合前松解小肠系膜,可离断小肠血管弓,以减少吻合口张力。对于操作不熟练者,术中关闭共同开口前可采用三针悬吊法,如术中吻合欠满意,应缝合加固。

胆汁反流性胃炎

通常要求间置空肠的距离保持在 35cm 以上,若保留过短,可能会导致胆汁自空肠空肠吻合口反流至食管,但术中测量肠管长度时多为粗略估计,且肠管的长度与痉挛舒缩程度密切相关,因此建议尽量用标有精确刻度的器械或软尺去度量,进行体外测量时要考虑到肠管收缩,可适当放宽一些。

输入袢再通

对于重建过程中的适度结扎,可采用缝线结扎方法阻断,适度结扎可能阻止食物通过,即使发生再通,若患者无特殊不适,无须特殊处理。

六、完全腹腔镜下近端胃切除术后双通路消化道重建

近端胃切除术后双通路消化道重建是指近端胃切除术后,首先行食管空肠吻合,然后在食管空肠吻合口下方约 15cm 处行残胃空肠吻合,并于残胃空肠吻合口远端 20cm 行空肠空肠侧-侧吻合(图 15-75)。Ajkou 等首先报道了采取保留胃窦的双通道法消化道重建,并认为其优势在于控制反流性食管炎的同时,可使食物顺利通过十二指肠通路,而食物在残胃停留和通过会诱导胃泌素分泌。完全腹腔镜下,该术式的吻合口众多,操作复杂,需要医生有一定技术积累。该术式主要适用于早期(cT1a-1bN0-1M0)胃上部和食管胃结合部癌(Siewert Ⅱ、Ⅲ)适合近端胃切除术的患者。

操作要点

切除标本

腹腔镜下完成淋巴结清扫后,沿预切线用 45mm 蓝钉直线切割闭合器离断胃,保留远端胃约 1/3(图 15-76)。

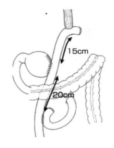

图 15-75 近端胃切除术后双通路消化道重建示意图。

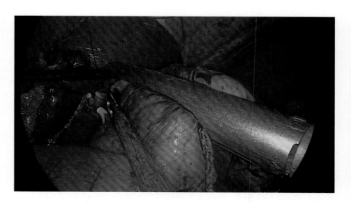

图 15-76 沿预切线用蓝钉直线切割闭合器离断胃。

悬吊肝左叶,以利于术野显露。向下牵拉胃,游离切断两侧迷走神经,沿左右膈肌脚向上充分游离裸化食管,至少游离至食管预切线上 6cm(图 15-77)。当食管裂孔狭小时,使用超声刀切开部分膈肌,以扩大食管裂孔,以便吻合时置入直线闭合切割器。将食管顺时针旋转 90°,沿预切线(确保切缘阴性)用 45mm 蓝钉直线切割闭合器离断食管(图 15-78)。注意离断胃和食管前,向外拔出预置胃管至 30cm,避免误切割胃管。于左侧主操作孔置入标本袋,将标本置于标本袋后,放置于右侧腹腔,避免妨碍术野。

测量并离断空肠

上提横结肠,在胰腺下方中线左侧找到 Treitz 韧带,距 Treitz 韧带 20cm 空肠系膜开孔,使用 45mm 白钉直线切割闭合器离断空肠(图 15-79)。于结肠前上提离断后输出袢空肠,评估张力无误后,于距空肠残端 6cm 对系膜缘处使用超声刀或电钩开孔(图 15-80 和图 15-81)。使用超声刀或电钩切开食管残端后侧,可以胃管作为指导(图 15-82)。

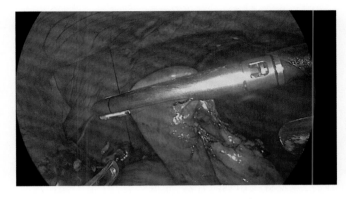

图 15-79　距 Treitz 韧带 20cm 处离断空肠。

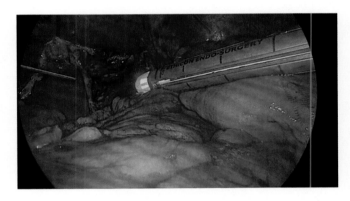

图 15-80　于结肠前上提输出袢空肠并评估吻合张力。

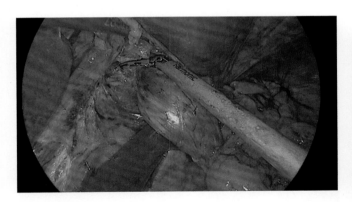

图 15-77　充分游离下段食管。

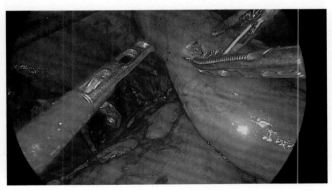

图 15-81　于距输出袢空肠残端 6cm 对系膜缘开孔。

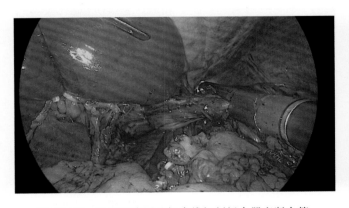

图 15-78　沿预切线用蓝钉直线切割闭合器离断食管。

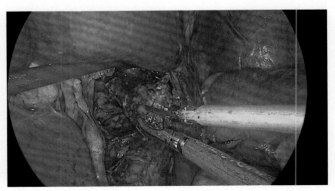

图 15-82　食管残端后侧壁开孔。

食管空肠吻合

将 45mm 白钉直线切割闭合器的钉仓臂插入空肠,小心上提输出襻空肠并靠近食管残端(图 15-83)。在胃管导向下将非钉仓臂插入食管(图 15-84),注意切勿进入食管黏膜下夹层,避免在食管黏膜下层造成"假腔"。调整吻合处食管空肠,使共同开口平行,防止共同开口过大不利于关闭或造成吻合口狭窄。夹闭 15 秒后,激发直线切割闭合器,完成吻合。在整个操作过程中,务必动作轻柔,以避免戳穿空肠或食管壁。经共同开口检查吻合口质量,用 4-0 倒刺线连续缝合关闭共同开口(图 15-85 和图 15-86)。与麻醉医生配合,再次置入胃管至吻合口处,向腹腔注入生理盐水,无损伤钳压关闭吻合口下空肠,经胃管注入空气,观察有无吻合口漏气,对可疑处加固缝合(图 15-87 和图 15-88)。

残胃空肠吻合

用超声刀或电钩分别在距食管空肠吻合口下 15cm 空肠对系膜缘和残胃大弯侧开孔(图 15-89 和图15-90)。

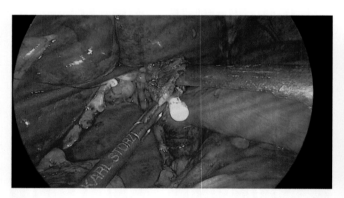

图 15-83 将钉仓臂插入空肠,在胃管导向下将非钉仓臂插入食管。

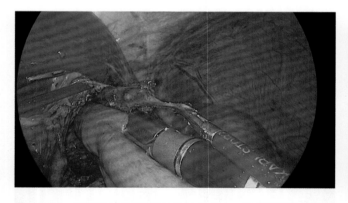

图 15-84 调整肠襻及共同开口后,用 45mm 蓝钉直线切割闭合器完成食管空肠侧-侧吻合。

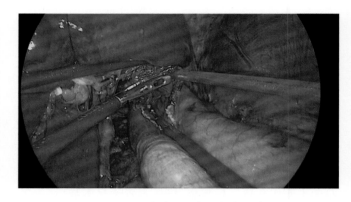

图 15-85 经共同开口检查吻合口质量。

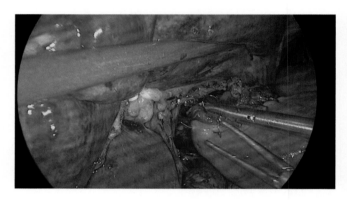

图 15-86 用 4-0 倒刺线连续缝合关闭共同开口。

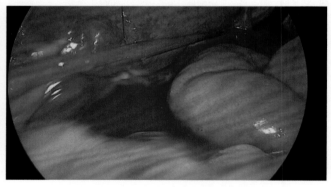

图 15-87 充气试验检查食管空肠吻合口有无漏气。

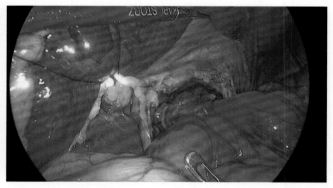

图 15-88 完成食管空肠吻合口术野。

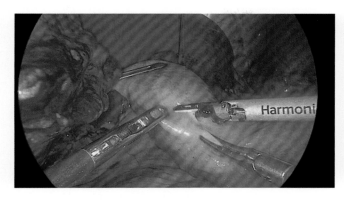

图 15-89　使用超声刀在距食管空肠吻合口下 15cm 空肠对系膜缘开孔。

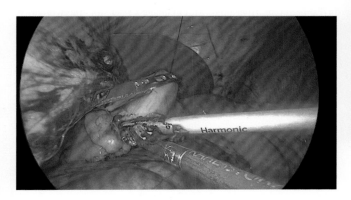

图 15-90　使用超声刀在残胃大弯侧开孔。

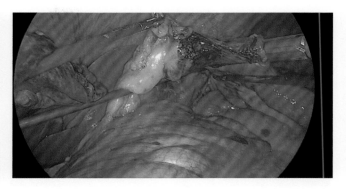

图 15-91　使用 45mm 蓝钉直线切割闭合器行残胃空肠吻合。

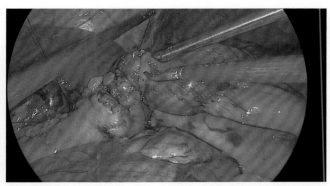

图 15-92　使用 4-0 倒刺线连续缝合关闭共同开口,并检查吻合口质量。

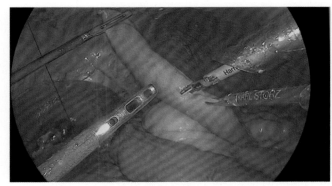

图 15-93　距输入袢空肠残端 6cm 对系膜缘开孔。

将 45mm 蓝钉直线切割闭合器两臂分别经空肠、残胃开口处插入,检查肠袢方向,确认无扭转后,夹闭 15 秒。激发直线切割闭合器,完成残胃后壁空肠吻合(图 15-91)。通过共同开口确认吻合口无出血后,使用 4-0 倒刺线连续缝合关闭共同开口(图 15-92)。

空肠空肠吻合

　　使用超声刀或电钩分别在距残胃空肠吻合口远端 20cm 处和输入袢残端 6cm 空肠对系膜缘开孔(图 15-93)。将 45mm 白钉直线切割闭合器两臂分别经开口处插入输入和输出袢空肠,检查肠袢方向,确认无扭转后夹闭 15 秒。激发直线切割闭合器,完成空肠空肠侧-侧吻合(图 15-94)。通过共同开口确认吻合口无出血,使用 4-0 倒刺线连续缝合关闭共同开口(图 15-95 和图 15-96)。连续或间断缝合关闭系膜裂孔和 Petersen 间隙,防止腹腔内疝发生。再次检查各吻合口及肠袢走行无误后,扩大脐下观察口 3cm,取出标本。

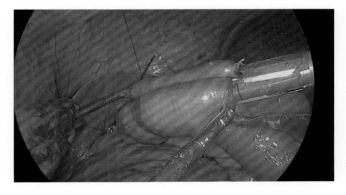

图 15-94　于距胃空肠吻合口下 20cm 处,使用 45mm 白钉直线切割闭合器行空肠空肠侧-侧吻合。

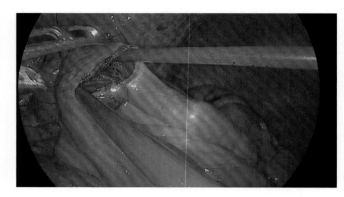

图 15-95　检查吻合口质量。

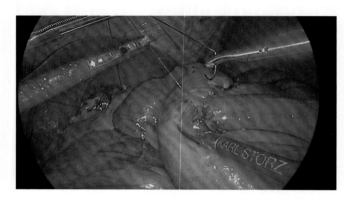

图 15-96　使用 4-0 倒刺线连续缝合关闭共同开口。

术式评价

优点

- 间置 15cm 空肠,可减少/减轻反流性食管炎。
- 部分食糜流经残胃,符合生理学,刺激胆汁胰液与食糜同步,有利于胃肠道激素分泌。
- 可经残胃行十二指肠镜或 ERCP 等检查。

缺点

- 吻合口众多,操作复杂,对技术要求高,费时。
- 当腹腔粘连严重时,上提空肠困难,吻合口有张力。
- 上切缘安全性问题。
- 食管空肠吻合一旦失败,补救操作异常困难,常需要行开胸操作。
- 需要游离较长胸段食管,损伤胸膜风险增加。
- 费用较高。

参考文献

[1]Huang C,Lin M,Chen Q,et al. A modified intracorporeal billroth-I anastomosis after laparoscopic distal gastrectomy for gastric cancer: a safe and feasible technique[J]. Ann Surg Oncol, 2015,22(1):247.

[2]Omori T,Oyama T,Akamatsu H,et al. A simple and safe method for gastrojejunostomy in laparoscopic distal gastrectomy using the hemidouble-stapling technique: efficient purse-string stapling technique[J]. Dig Surg, 2009,26(6):441-445.

[3]Omori T,Oyama T,Akamatsu H,et al. Transumbilical single-incision laparoscopic distal gastrectomy for early gastric cancer[J]. Surg Endosc, 2011, 25(7):2400-2404.

[4]Tanimura S,Higashino M,Fukunaga Y,et al. Intracorporeal Billroth 1 reconstruction by triangulating stapling technique after laparoscopic distal gastrectomy for gastric cancer[J]. Surg Laparosc Endosc Percutan Tech, 2008,18(1):54-58.

[5]Ablassmaier B,Gellert K,Tanzella U,et al. Laparoscopic Billroth-II gastrectomy[J]. J Laparoendosc Surg, 1996,6(5):319-324.

[6]Ahn CW,Hur H,Han SU,et al. Comparison of intracorporeal reconstruction after laparoscopic distal gastrectomy with extracorporeal reconstruction in the view of learning curve [J]. J Gastric Cancer, 2013,13(1):34-43.

[7]Zhang C,Xiao W,Chen K,et al. A new intracorporeal Billroth II stapled anastomosis technique in totally laparoscopic distal gastrectomy[J]. Surg Endosc, 2015,29(6):1636-1642.

[8]Kim JJ,Song KY,Chin HM,et al. Totally laparoscopic gastrectomy with various types of intracorporeal anastomosis using laparoscopic linear staplers: preliminary experience [J] .Surg Endosc, 2008,22(2):436-442.

[9]Ahn SH,Son SY,Lee CM,et al. Intracorporeal uncut Roux-en-Y gastrojejunostomy reconstruction in pure single-incision laparoscopic distal gastrectomy for early gastric cancer: unaided stapling closure[J]. J Am Coll Surg, 2014,218(1):e17-21.

[10]Noshiro H,Ohuchida K,Kawamoto M,et al. Intraabdominal Roux-en-Y reconstruction with a novel stapling technique after laparoscopic distal gastrectomy [J]. Gastric Cancer, 2009,12(3): 164-169.

[11]Inoue K,Michiura T,Fukui J,et al. Staple-Line Reinforcement of the Duodenal Stump With Intracorporeal Lembert's Sutures in Laparoscopic Distal Gastrectomy With Roux-en-Y Reconstruction for Gastric Cancer [J]. Surg Laparosc Endosc Percutan Tech, 2016,26(4):338-342.

[12]Okabe H,Obama K,Tanaka E,et al. Intracorporeal esophago-jejunal anastomosis after laparoscopic total gastrectomy for patients with gastric cancer[J]. Surg endosc, 2009, 23(9): 2167-2171.

[13]Yamamoto M,Zaima M,Yamamoto H,et al. A modified overlap method using a linear stapler for intracorporeal esophagojejunostomy after laparoscopic total gastrectomy [J]. Hepatogastroenterology, 2014,61(130):543-548.

[14]Bracale U,Marzano E,Nastro P,et al. Side-to-side esophago-

jejunostomy during totally laparoscopic total gastrectomy for malignant disease: a multicenter study[J]. Surg Endosc, 2010,24(10): 2475-2479.

[15]Dapri G,Gomez MG,Cadière GB,et al. Three Trocars Laparoscopic Total Gastrectomy + D2 Lymphadenectomy with Intracorporeal Manual Esojejunostomy [J]. Ann Surg Oncol, 2017,24(6): 1658-1659.

[16]Jung DH,Lee Y,Kim DW,et al. Laparoscopic proximal gastrectomy with double tract reconstruction is superior to laparoscopic total gastrectomy for proximal early gastric cancer [J].Surg Endosc, 2017,31(10):3961-3969.

[17]Hayami M,Hiki N,Nunobe S,et al. Clinical Outcomes and Evaluation of Laparoscopic Proximal Gastrectomy with Double-Flap Technique for Early Gastric Cancer in the Upper Third of the Stomach[J]. Ann Surg Oncol, 2017,24(6):1635-1642.

[18]Ajkou T,Natusqoe S,Shimazu H,et al. Antrum preserving double tract method for reconstruction following proximal gastrectomy [J]. Jpn J Surg, 1988,18(1):114-115.

[19]Nakajima K,Kawano M,Kinami S,et al. Dual-radionuclide simultaneous gastric emptying and bile transit study after gastric surgery with double-tract reconstruction[J]. Ann Nucl Med, 2005,19 (3):185-191.

[20]Nomura E,Lee SW,Kawai M, et al. Functional outcomes by reconstruction technique following laparoscopic proximal gastrectomy for gastric cancer: double tract versus jejunal interposition[J]. World J Surg Oncol, 2014,12:20-27.

第 16 章

机器人辅助胃癌根治术

梁　寒　邓靖宇

第 1 节　机器人辅助根治性胃周淋巴结清扫术

　　机器人胃癌根治性淋巴结清扫的总原则与开放手术和腹腔镜手术是一样的。达·芬奇机器人的放大倍数为 12~15 倍(图 16-1),其优点是可以对局部进行精细的解剖操作;缺点是调整术野时需要较大幅度地移动镜头。因此,淋巴结清扫顺序的原则是尽量减少镜头大幅度移动频率,以节省时间。根据笔者 500 余例机器人胃癌手术经验,胃周淋巴结清扫顺序如下:①清扫小弯侧 No.3b、No.3a、No.1 组淋巴结;②清扫幽门上 No.5、No.12a 组淋巴结;③清扫 No.4d、No.4sb、No.6 组淋巴结;④清扫 No.8a、No.7、No.11p、No.9 组淋巴结;⑤清扫 No.11d、No.10 组淋巴结;⑥清扫 No.2、No.19、No.20 组淋巴结。

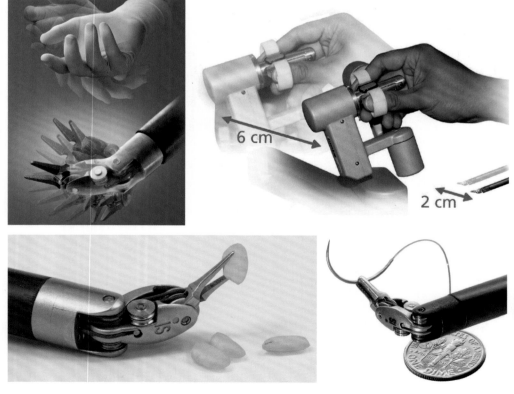

图 16-1　达·芬奇 Si 系统(图片由 Intuitive Surgical 公司授权使用)。

■ 手术适应证

同腹腔镜手术。

■ 手术操作步骤

Trocar 位置

无论采取远端胃切除术还是全胃切除术,均需要采取 5 孔法:于脐下孔放置 12mm Trocar,作为观察孔,建立气腹、放置镜头。于左腋前线肋缘下放置 8mm Trocar,作为 1 号臂主操作孔,主要用于放置能量装置(超声刀、单级电钩)和针持;助手孔位于左侧锁骨中线与脐下连线交点尾侧 2~3cm 处,主要用于助手牵拉、吸引、冲洗、结扎、传递纱条、缝针、取物袋,以及操作闭合器等;3 号臂操作孔位于右腋前线肋缘下,放置 8mm Trocar,主要用于放置大号抓持钳;2 号臂孔位于患者的右锁骨中线,刚好位于十二指肠尾侧水平,便于胰腺上缘区域的操作,主要使用马里兰弯头双极钳。

建立气腹、探查腹腔

以 10~12mmHg 的压力建立气腹,使用普通腹腔镜镜头由脐下观察孔探查腹腔,采取"C"型顺序探查腹腔:右上腹-右下腹-左下腹-左上腹。最后观察胃局部病灶情况:肿瘤是否累及浆膜(图 16-2A)、胃周围淋巴结是否肿大 (图 16-2B 和 C)。在手术操作过程中,注意避免损伤发现的肿大淋巴结(图 16-2D~F),以免造成肿瘤细胞腹腔医源性播散。在确保可以实施机器人根治手术后,对接机器人系统,安装固定机械臂。

悬吊肝左外叶

术者用 3 号臂将肝左外叶挑起,助手牵拉胃窦小弯的脂肪结缔组织,将胃小弯展开。用超声刀打开小网膜囊,于距根部 2cm 处横断肝胃韧带(图 16-3A)。由助手用 3 个血管夹将牵引线固定于肝胃韧带根部(图 16-3B)。缓慢牵拉牵引线,悬吊起肝左外叶。在悬吊过程中,注意避免牵引线切割损伤肝脏(见图 16-3B)。

清扫胃小弯侧(No.3a、No.3b、No.1)淋巴结

术者用 3 号臂将肝左外叶向患者右上方挑起,助手夹持胃窦前壁将胃展平,充分显露胃小弯。术者用 2 号臂夹持胃小弯脂肪组织,用超声刀于胃小弯前壁脂肪组织无血管区 Trocar(图 16-4A),随后沿组织间隙向贲门方向钝性剥离、夹闭、凝固横断血管,直至贲门右侧。在操作过程中,避免误伤胃小弯纵行肌(图 16-4B)。胃小弯系膜分为前后两叶,通常先离断前叶。剥离范围以小弯预计切缘为界。如果计划行全胃切除,仅剥离胃右 (No.1) 淋巴结及右侧食管下端即可。图 16-4C 为完成胃小弯上部淋巴结清扫后术野。

清扫幽门上(No.5)和肝十二指肠左侧(No.12a)淋巴结

术者用 3 号臂挑起肝门,显露肝十二指肠韧带。助手夹持胃窦前壁向下牵引,术者用 2 号臂夹持幽门上脂肪组织向上牵引,以充分暴露幽门上区。用超声刀横断幽门上末梢血管(图 16-5A)。随后沿组织间隙逐步向十二指肠方向推进。遇到的每一支小血管均应该准确夹闭、凝固、切断(图 16-5B)。充分游离横断肝十二指肠韧带,注意保留部分幽门静脉(图 16-5C)。逐层显露胰腺、胃十二指肠动脉(图 16-5D)。沿胃十二指肠动脉向上寻找肝总动脉。沿肝总动脉继续向肝门方向游离,显露胃右动脉根部(图 16-5E)。继续裸化胃右动脉(图 16-5F),用血管夹夹闭胃右动脉后用超声刀离断血管(图 16-5G)。按上述步骤操作完成后,偶有胃右动脉缺如的病例(图 16-5H),这种情况下应该仔细检查完成的操作步骤,全面冲洗术野,确保充分止血。当清扫 No12a 组淋巴结时,注意暴露门静脉(图 16-5I),这样可以有效避免损伤该静脉,造成被动局面。在暴露门静脉过程中,还要避免损伤后方的下腔静脉(图 16-5J)。

清扫胃大弯侧(No.4sb、No.4d)淋巴结

目前的共识是对于 cT1~2 的病例,行胃癌根治性淋巴结清扫时不需要完整切除大网膜,但是对于 cT3~4 病例,尚无循证医学证据,日本正在进行的 JCOG1711 试验的结果将会回答这个问题。切除大网膜时,应该用 3 号臂夹持胃大网软组织并将胃向患者头侧牵引,

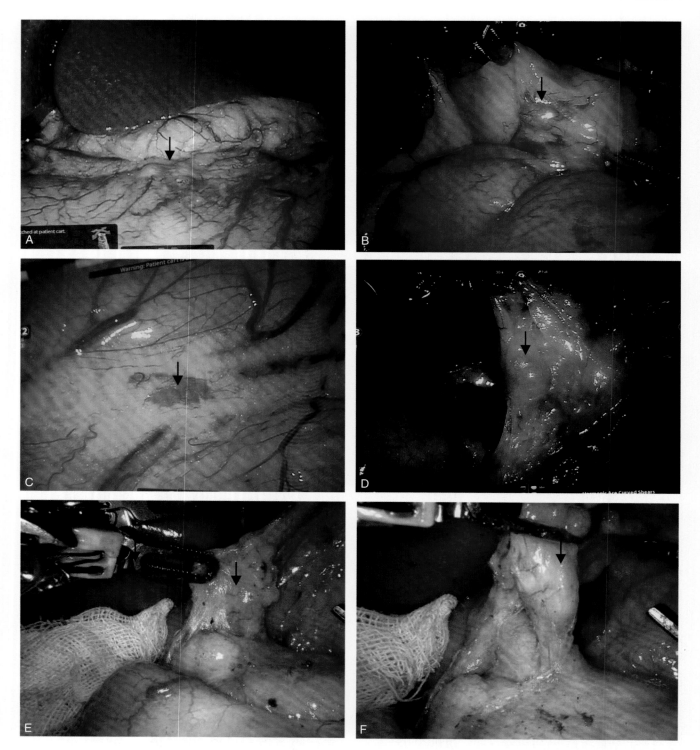

图 16-2　(A)探查肿瘤局部情况,胃窦小弯偏前壁肿瘤侵犯浆膜(cT4a)。(B)幽门上(No.5)淋巴结肿大、饱满。(C)胃窦大弯侧(No.4d)淋巴结。(D)清扫幽门上(No.5)时发现的肿大淋巴结。(E)清扫肝十二指肠韧带(No.12a)时发现的肿大淋巴结。(F)清扫肝总动脉旁(No.8a)时发现的肿大淋巴结,尽量保证淋巴结的完整性。

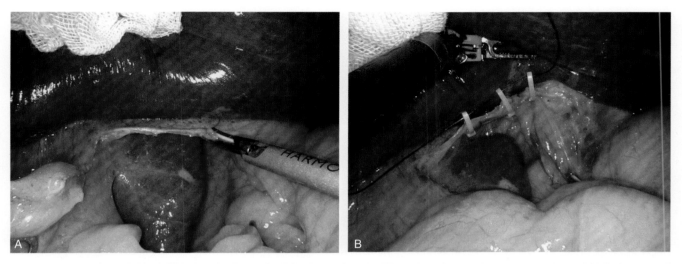

图 16-3　(A)用超声刀打开小网膜囊。(B)用血管夹将吊肝牵引线固定在肝胃韧带根部,收紧牵引线悬吊肝左外叶。

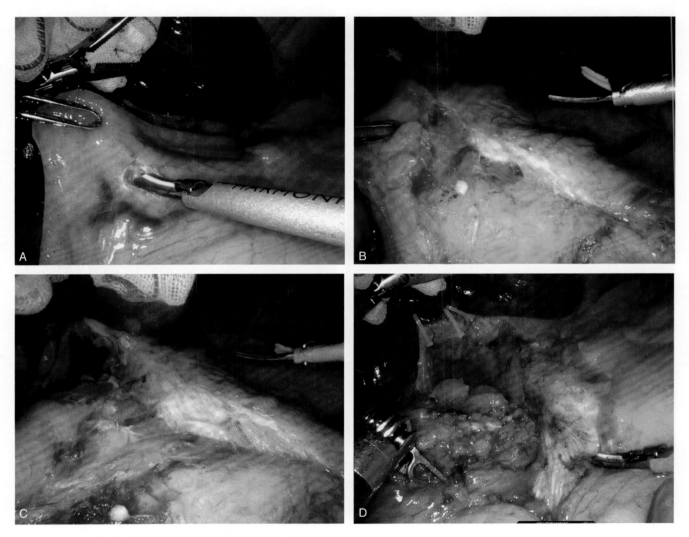

图 16-4　(A)用超声刀沿胃体小弯侧血管间隙剥离。(B)逐层凝固离断胃小弯前壁、后壁小血管、软组织。(C)游离完前层脂肪及软组织后,继续游离后层组织。(D)完全剥离胃小弯淋巴结和软组织,清扫 No.3b、No.3a 和 No.1 组淋巴结。

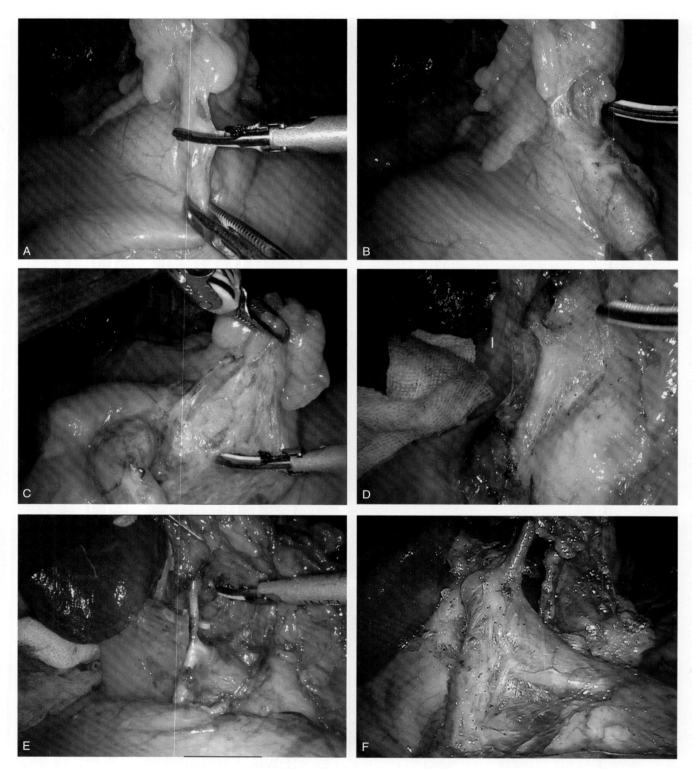

图 16-5　(A)沿胃窦幽门小弯侧与小网膜间隙,用超声刀离断血管。(B)沿组织间隙向十二指肠方向推进,确切凝固细小血管。(C)裸化幽门小弯侧,注意保留部分幽门静脉。(D)显露胃十二指肠动脉(GDA)。(E)沿胃十二指肠动脉向肝门方向解剖,显露胃右动脉根部。(F)裸化胃右动脉:胃右动脉发自肝固有动脉。(待续)

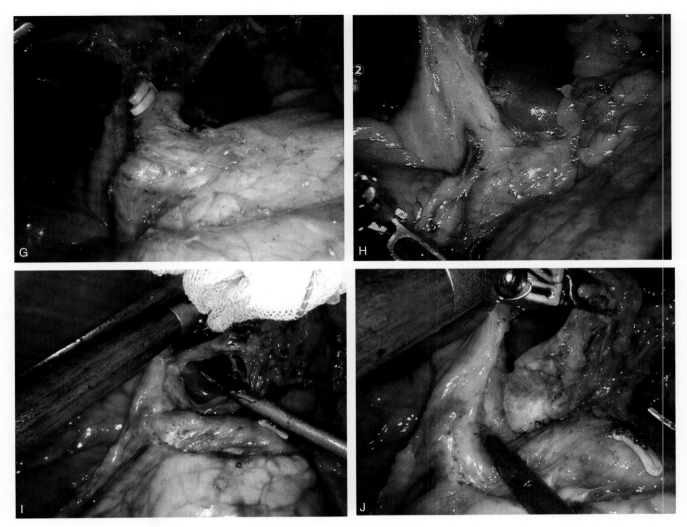

图 16-5(续) (G)应用血管夹夹闭并切断胃右动脉。(H)偶有胃右动脉缺如的病例。(I)清扫 No.12a 组淋巴结时注意暴露门静脉，这样可以有效避免损伤该静脉，造成被动局面。(J)在暴露门静脉过程中，还要避免损伤后方的下腔静脉。

助手将横结肠向患者尾侧牵引。术中用超声刀沿横结肠向脾区分离大网膜，在接近脾下极时注意牵引力度，避免撕裂脾下极血管。图 16-6 为大网膜部分切除的手术操作图。

清扫幽门下(No.6)淋巴结

幽门下淋巴结是胃周淋巴结清扫的难点之一。沿胰腺上缘向幽门方向分离，直至十二指肠球部浆膜为止。应该仔细辨别脂肪结缔组织与胰腺实质，切忌每次夹持过多组织，以免误伤血管或胰腺组织。采取"小步慢跑"策略可以有效避免医源性损伤。一般而言，首先遇到胃网膜右静脉，此时沿血管向十二指肠侧扩大术野，直至十二指肠浆膜；向右下方扩大术野至胃结干并暴露肠系膜上静脉。沿血管继续向胰头右下方扩

大术野，注意保护结肠血管(图 16-7A)。有时胃网膜右静脉可能走行于胰腺组织间隙内(图 16-7B)，分离过程中避免损伤胰腺组织(图 16-7C)。如图 16-7E 箭头所示为被误伤胰腺组织：将胰腺腺叶沿胃网膜右静脉的突起误认为软组织，而用超声刀横断，随后发现是胰腺组织。胃网膜右动脉一般位于静脉后方，贴近十二指肠，其走行与十二指肠平行。裸化胃网膜右动脉，用血管夹夹闭并用超声刀离断(图 16-7D)。进一步裸化十二指肠浆膜面至幽门环下方(图 16-7G)。用线性切割闭合器横断十二指肠(图 16-7H)，检查十二指肠残端是否有渗血(图 16-7I)。应用 3 排吻合钉式直线切割闭合器时，一般无须对十二指肠残端加固缝合或包埋。如果计划采取 Billroth I 式消化道重建，用超声刀于幽门环下方横断十二指肠(图 16-7J)。

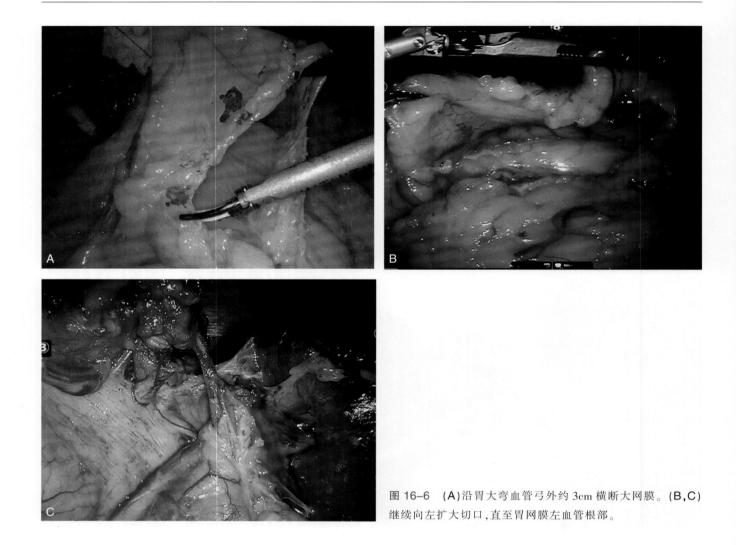

图 16-6　(A)沿胃大弯血管弓外约 3cm 横断大网膜。(B,C)继续向左扩大切口,直至胃网膜左血管根部。

清扫胰腺上缘(No.7、No.8a、No.9)淋巴结

　　首先用 3 号臂垂直牵引胃左动脉血管束,使之与胰腺呈倒"T"形并形成一定张力。于胰腺上缘寻找组织间隙,用超声刀小心分离脂肪软组织,并寻找肝总动脉与胰腺上缘间隙(图 16-8A,B)。在分离过程中,时刻注意寻找冠状静脉的走行。冠状静脉一般在胃左动脉前方走行(图 16-8C),对于肥胖患者,分离胰腺上缘组织时应该时刻关注冠状静脉,以免在不明血管走行的情况下离断冠状静脉。冠状静脉在肝总动脉后方走行的情况也比较常见(图 16-8D),这种情况下清扫胰腺上缘操作比较容易,在脂肪软组织与动脉鞘间隙里操作时出血最少,术野也干净。一般情况下,胃左动脉在胃小弯分成上下支。但是有时胃左动脉主干远端会立即分叉(图 16-8E),因此在清扫胃左动脉周围淋巴结时注意避免误伤胃左动脉分支。清扫完 No.8a 淋

巴结后,应该沿肝总动脉上缘继续清扫 No.8p 组淋巴结,此时注意门静脉走行,最安全的操作是显露门静脉走行(图 16-8F)。在胰腺上缘清扫淋巴结的操作过程中,应明确区分胰腺组织与脂肪淋巴结,如图 16-8G 箭头所示为胰腺组织,如图 16-8H 箭头所示为胰腺表面的生理凹陷。

清扫 No.11p 组淋巴结

　　于腹腔干左侧沿脾动脉向左侧游离,注意辨别脾动脉及其表面覆盖的软组织和淋巴结(图 16-9A)。脾静脉一般位于脾动脉后方,如果有暴露条件,可以更容易地清扫 No.11p 组淋巴结,从而避免损伤血管(图 16-9B)。在清扫 No.11p 组淋巴结时,切忌用超声刀一次夹持过多组织,以免误伤胃后动脉。胃后动脉出现概率为 60%~80%,因此应该采取"小步慢跑"策略,即每次夹持少量组织,在确定离断组织前确保没有夹持

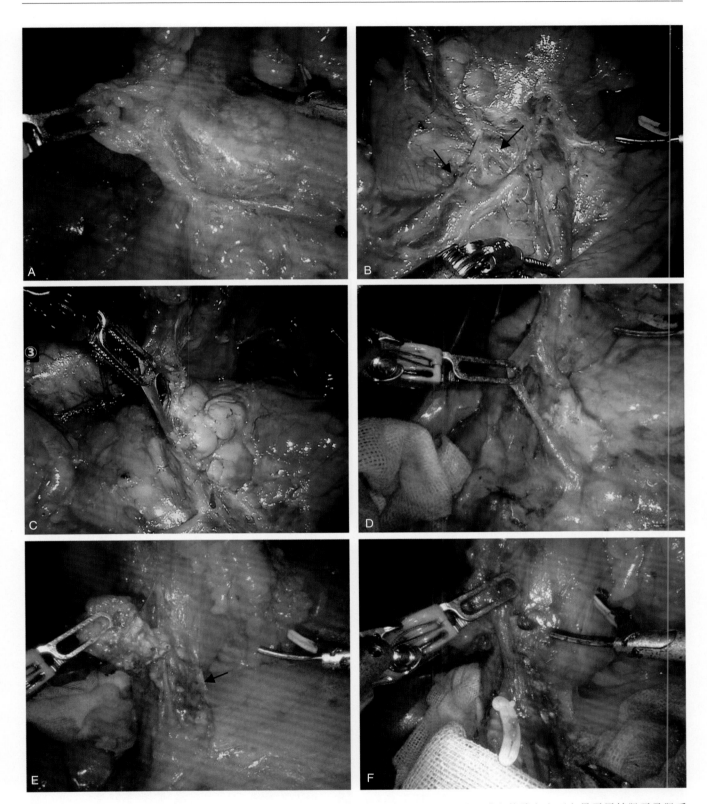

图 16-7　(A)沿胰腺上缘组织间隙向十二指肠方向游离,显露胃网膜右静脉。(B)沿胃网膜右静脉向右下方暴露胃结肠干及肠系膜上静脉。(C)在暴露胃网膜右静脉过程中避免损伤胰腺实质。(D)裸化胃网膜右静脉。(E)在分离胃网膜右静脉过程中误伤胰腺腺叶。(F)夹闭离断胃网膜右静脉后,继续暴露胃网膜右动脉。(待续)

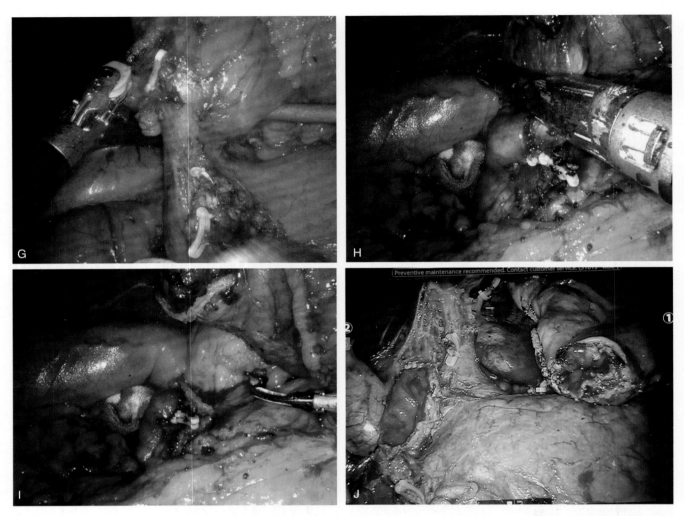

图 16-7(续)　(G)离断胃网膜右动、静脉后,继续裸化十二指肠第一段。(H)用线性切割闭合器横断十二指肠。(I)检查十二指肠残端是否有渗血。(J)用超声刀于幽门环下方横断十二指肠。

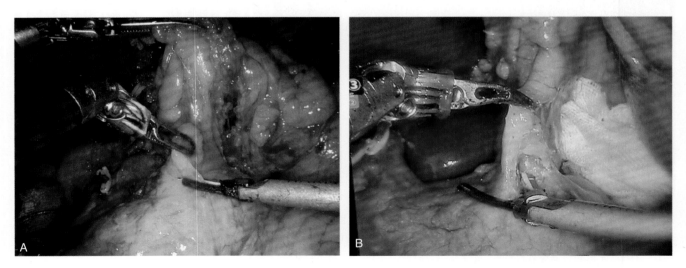

图 16-8　(A)用超声刀于胃左血管束与胰腺上缘无血管脂肪间隙与胰腺上缘脂肪间隙游离软组织处开始清扫淋巴结。(B)在脂肪软组织与动脉鞘间隙操作。(待续)

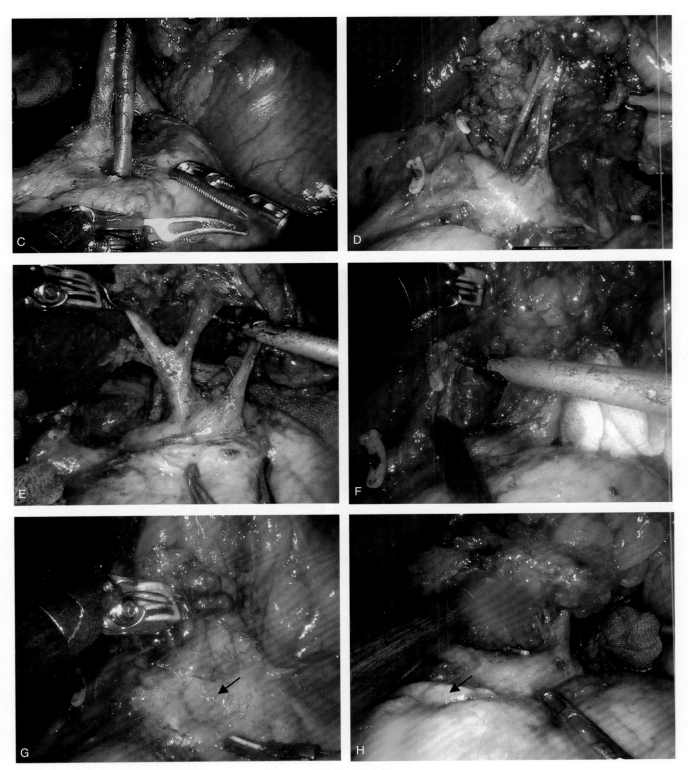

图 16-8(续)　(C)冠状静脉可以在胃左动脉前方汇入脾静脉。(D)冠状静脉于肝总动脉后方汇入门静脉。(E)胃左动脉自腹腔动脉干发出后分成升支和降支。(F)术者与助手配合显露门静脉走行。(G)注意鉴别胰腺组织与脂肪软组织,箭头所示为胰腺组织。(H)箭头所示为胰腺生理小凹。

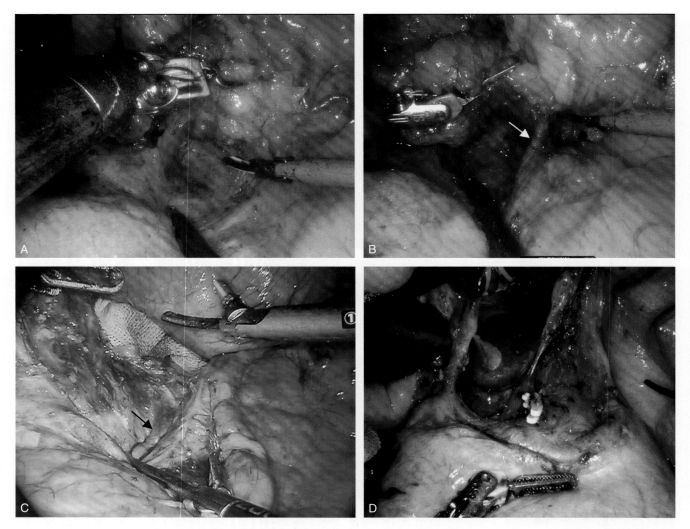

图 16-9　(A)沿脾动脉清扫 No.11p 组淋巴结软组织。(B)脾动脉走行过程中可能出现胃后动脉(箭头所示)。(C)助手用组织抓钳由胰腺上缘压迫脾动脉,显露后方的脾静脉(箭头所示)。(D)清扫完 No.11p 组淋巴结后术野。

血管。对于遇到的胃后动脉(图 16-9B 箭头所示),主张用血管夹夹闭后离断(图 16-9C)。有时患者的脾动脉比较细,在离断胃后动脉前注意避免将游离度比较大的脾动脉误认为胃后动脉,以免误扎。沿脾动脉鞘与脂肪淋巴软组织间隙清扫安全并能保持术野干净。

清扫 No.10、No.2 组淋巴结

继续沿胰腺背膜上缘向脾门方向推进,尤其是对于肥胖患者,应该采取"小步慢跑"策略:用超声刀每次夹持少量组织,避免误伤胃后动脉。沿脾动脉逐渐向脾门方向逐一离断胃短血管(图 16-10A)。此时注意保护脾动脉向脾上极的分支血管(图 16-10B 箭头所示)。继续向脾上极方向推进(图 16-10C,D),邻近脾

上极时往往有一支动脉,此时注意在离断最后一支胃短动脉时避免损伤供应脾上极的动脉(图 16-10E),否则会造成脾上极缺血(图 16-10F 箭头所示)。

按照现有的指南,No.10 组淋巴结不作为标准根治术常规清扫范围。根据第 5 版日本《胃癌治疗指南》,当局部进展期胃癌侵犯胃体大弯时,建议(在保脾的前提下)清扫 No.10 组淋巴结(图 16-10G)。完成 No.10 组淋巴结清扫后,继续向膈肌食管裂孔方向,逐一离断膈下血管 (图 16-10H,I)。最后裸化食管下段 5~6cm,横断迷走神经主干,在操作过程中注意避免损伤食管肌层(图 16-10J)。

保留大网膜的胃癌根治术

对于局部进展期胃癌采取根治性胃切除术是否

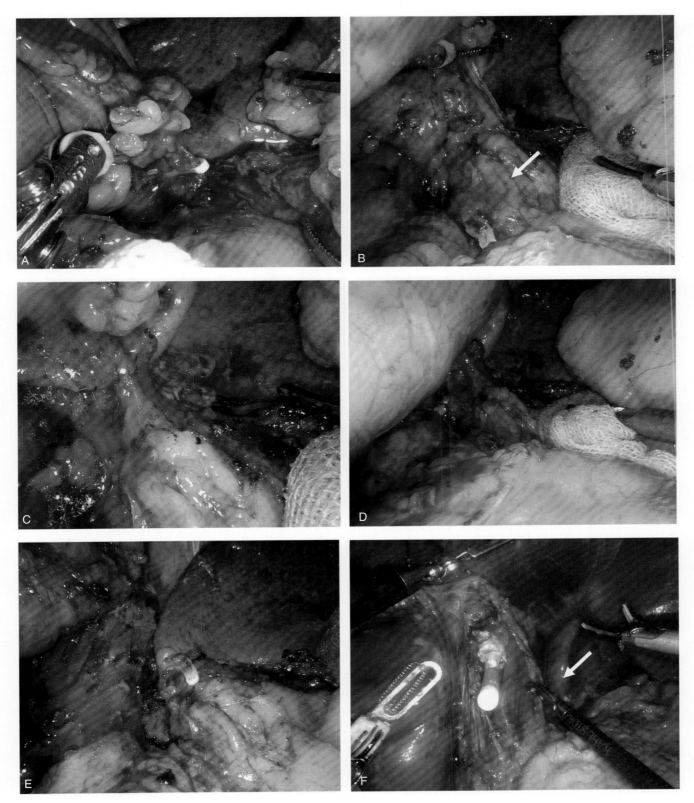

图 16-10　(A)沿脾动脉逐渐向脾门方向逐一离断胃短血管。(B)逐一保留脾上极分支血管。(C,D)继续向脾上极方向推进。(E)逐一保留最上一支脾上极血管。(F)脾上极血管误伤导致脾上极部分缺血。(待续)

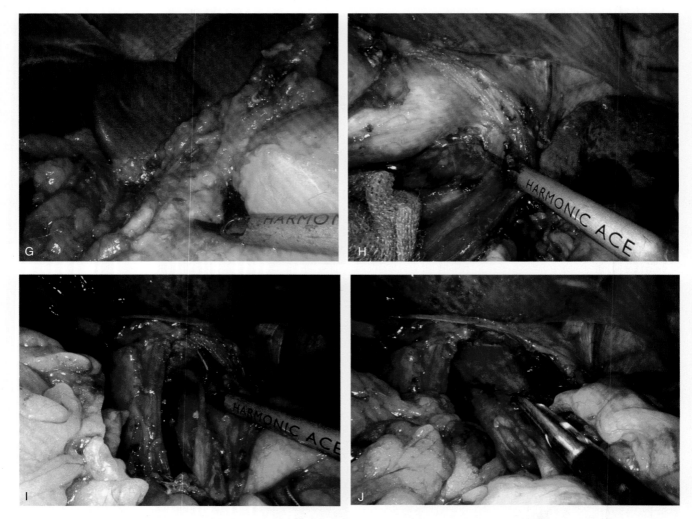

图 16-10(续)　(G)清扫完 No10 组淋巴结。(H,I)逐一离断膈下血管。(J)裸化食管下端 5~6cm。

需要完整切除大网膜,尚无循证医学证据。在临床实践中,大网膜发生转移的病例属于 M1 分期(图 16-11A),为Ⅳ期胃癌,即使完整切除大网膜也无法达到根治目的,反之,胃大弯血管弓 3cm 以外的大网膜鲜有淋巴结组织。既往的回顾性研究提示,进展期胃癌(T2~4)手术中完整切除大网膜与部分切除大网膜患者无生存差异。日本《胃癌治疗指南》规定,针对 cT1~2 病例,根治性手术不需要切除大网膜,沿胃大网膜外约 3cm,完整切除胃网膜左右血管范围内的淋巴结和软组织即可。对于 cT3~4 病例,没有明确规定,临床上习惯行大网膜完整切除。进入微创外科时代以来,特别是针对 BMI 指数较高的病例,完整切除大网膜会消耗大量时间,同时操作不当会造成结肠、胆囊损伤等并发症。对于 BMI 偏低的患者,特别是术前有明显体重减轻、贫血且需要行全胃切除术的患者,保留大网膜有利于其术后恢复,并保持体重。日本正

在进行的 JCOG1711ROAD-GC 研究的近期结果已发表,天津医科大学肿瘤医院目前正在牵头全国多中心随机对照临床研究(TOP-GC 研究:NCT04843215),研究结果可能作为高级别循证医学证据并改写现有指南。

进行大网膜部分切除术时,沿胃大弯血管弓外垂直距离 3cm(图 16-11B)用亚甲蓝标记一条弧线(图 16-11C),用超声刀于胃结肠韧带距胃大弯血管弓外 3cm 处的无血管区,沿标记线横断胃结肠韧带(图 16-11D),继续向左脾门方向直达胃网膜左血管根部(图 16-11E 箭头所示)。将标本装进取物袋后,将大网膜翻转到横结肠前上方(图 16-11F),下一步寻找屈氏韧带根部,上提空肠,准备行空肠-残胃吻合。图 16-11G 为远端胃切除术+大网膜部分切除标本,图 16-11H 为远端胃切除术+大网膜完整切除的标本。图 16-11H 虚线示意大网膜部分切除时大网膜的切除范围。

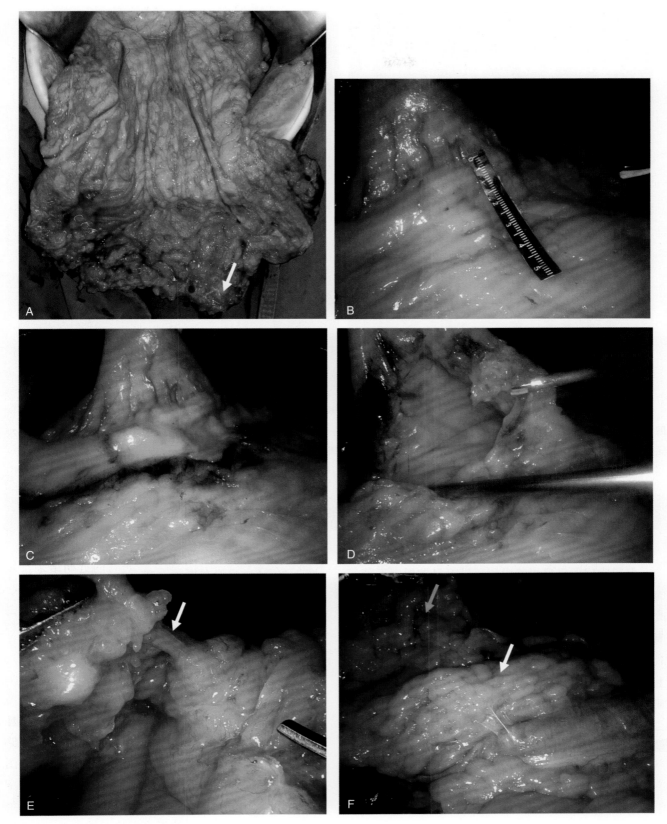

图 16-11 (A)大网膜种植肿瘤(箭头所示)。(B,C)沿大弯血管弓外约 3cm 处做一个弧形标记。(D)沿胃结肠韧带中间无血管区(图 C 中亚甲兰标记的弧形线)横断胃结肠韧带。(E)左侧直达胃网膜左血管根部(箭头所示)。(F)切除胃标本后,将大网膜翻转到横结肠上部(白色箭头所示),蓝色箭头示保留的结肠肝区网膜。(待续)

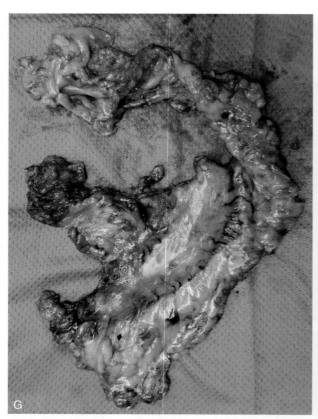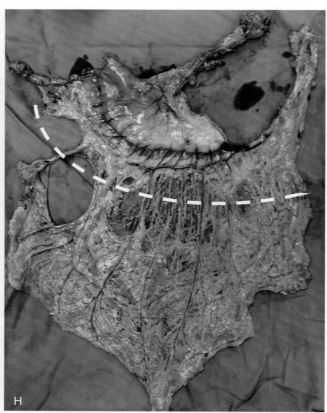

图 16-11(续)　(G)远端胃切除术+D2 淋巴结清扫术+大网膜部分切除手术的标本。(H)远端胃切除术+D2 淋巴结清扫术+大网膜完整切除手术的标本,虚线示大网膜部分切除手术的大网膜切除部分。

第 2 节　机器人辅助保留幽门的胃癌根治术

保留幽门的胃癌根治术属于针对早期胃中下部癌的缩小手术,旨在保证根治的前提下尽量保留胃功能,改善患者的生活质量。根据第 5 版日本《胃癌治疗时指南》,早期胃癌的淋巴结清扫范围分成 D1,即 No.1、No.3、No.4d、No.4sb、No.6 和 No.7;D1+,即在 D1 清扫的基础上增加 No.8a 和 No.9。近年来,腹腔镜和达·芬奇机器人辅助下完成保留幽门的根治性胃切除术已经逐渐开展。

■ 手术适应证

cT1N0M0,肿瘤下缘距幽门管 4cm 以上的早期胃中部癌、下部癌。

■ 术前准备

术前应行常规超声胃镜检查,明确肿瘤的 T 分期

(图 16-12A),建议在胃镜直视下行钛夹标记,随后行上消化道造影,以明确肿瘤的解剖位置(图 16-12B)。

■ 手术操作步骤

腹腔探查

进入腹腔后,依照胃癌根治术探查顺序进行全面探查,随即重点检查原发灶浸润情况。对于怀疑浆膜受侵犯的病例,则应该考虑放弃保留幽门术式。

大网膜处理

对于接受保留幽门的胃癌根治术的患者,原则上大网膜应予以保留。助手向肛侧适度牵拉横结肠,术者从胃结肠韧带距离胃网膜血管弓 3cm 或以上界线切断胃结肠韧带即可。

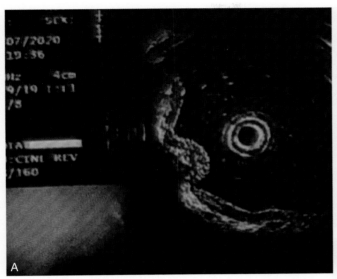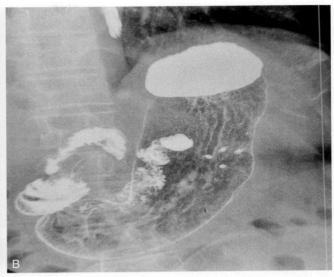

图 16-12　(A)超声胃镜检查,显示肿瘤局限于黏膜下层。(B)胃镜下病灶周围行钛夹标记后,行上消化道造影。

迷走神经肝支保留

在打开肝胃韧带(小网膜)前应先辨别清楚迷走神经肝支的分布。肝支在腹腔内起源于食管胃结合部迷走神经前干,肝支经迷走神经前干发出后,立即向右侧走行 1~2cm,随即分为 2~3 支分支,分别沿小网膜囊上缘部分走行,向右直至分布于肝门和肝十二指肠韧带。鉴于保留幽门的胃癌根治术仅限于 cT1N0M0 胃癌患者,因此不需要实施 No.12a 组淋巴结清扫。

胃右血管处理

沿胃右血管起始部切除部分小网膜囊,直至保留幽门 3cm 处胃右血管主干及其分支,若术中发现肿大、怀疑转移的淋巴结,则需要考虑放弃保留幽门的胃癌根治术而行远端胃大部切除术+D2 淋巴结清扫术。

胃网膜右血管处理及其根部淋巴结清扫

于胃大弯侧中部,用超声刀沿大弯血管弓外约 3cm 横断大网膜。沿横结肠系膜前后叶间隙向结肠右曲游离至十二指肠。沿胰腺前缘向十二指肠游离,确认胃十二指肠动脉及胃网膜静脉、动脉走行。在保留幽门下所有可见有名血管的前提下,彻底清扫 No.6 组淋巴结(No.6a 和 No.6v 组,而 No.6i 组通常难以被完全清扫)、脂肪、软组织(图 16-13A)。清扫完 No.6 组淋巴结后,确认胃网膜右血管、胰十二指肠上前血管以及幽门下血管保留完整。沿胃大弯血管弓继续游离,

在保留幽门下血管的前提下,于距幽门管 3~4cm 处,以生物血管夹夹闭横断胃网膜右血管主干(图 16-13B)。随后,在距幽门管 5cm 近侧胃大弯侧壁用美兰做标记(图 16-13C)。

胃网膜左血管处理及其根部淋巴结清扫

应用超声刀横断胃结肠韧带后,随即向脾门方向扩大网膜切口至胃网膜左血管根部。用生物血管夹夹闭胃网膜左血管后,用超声刀横断血管。此外,在距肿瘤上缘 2~4cm 处用美兰在相应胃大弯侧壁做标记。

胰腺上缘淋巴结清扫和迷走神经腹腔支保留

该术式适用于 cT1N0M0 患者,故清扫的胰腺上缘淋巴结的范围包括 No.7、No.8a、No.9 组淋巴结,而 No.11p 组淋巴结的清扫并非强制性要求。可参见远端胃癌根治术部分胰腺上缘淋巴结清扫步骤,但务必注意在清扫 No.7 及 No.9 组淋巴结时尽量避免损伤迷走神经腹腔支,以改善患者术后生存质量。常见迷走神经腹腔支位于胃左动脉起始部左后侧,并可成束包绕胃左动脉根部(图 16-14),因此应该在距离胃左动脉根部 1~2cm 处、迷走神经腹腔支与胃左动脉分离处以上平面结扎胃左动脉。

切缘与切端

远端胃离断线要求距离原发病灶下缘 1~2cm(切端阴性)(图 16-15A),同时远端胃离断线以距离幽门

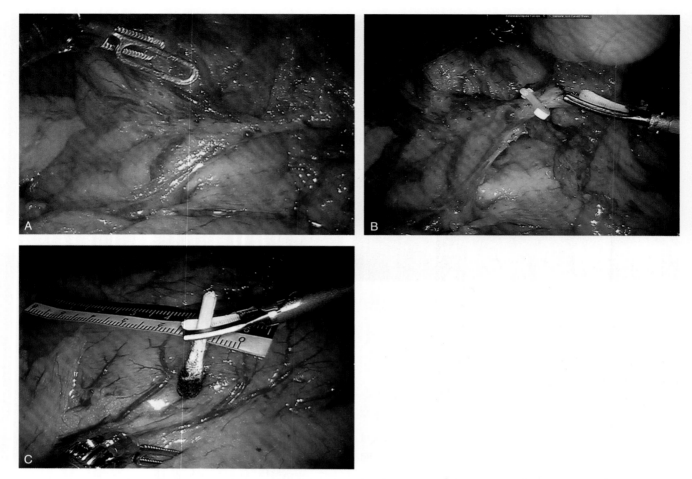

图 16-13 （A）保留胃网膜右血管及胰十二指肠上前静脉的前提下清扫 No.6 组淋巴结。（B）于距幽门环约 5cm 处大弯血管弓结扎胃网膜右血管。（C）以幽门环为起点，沿大弯侧测量并标记。

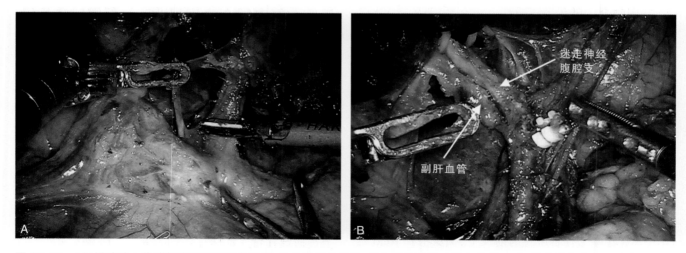

图 16-14 （A）沿胰腺上缘清扫腹腔干周围淋巴结，并显露肝总动脉、胃左动脉及脾动脉起始部。（B）游离并保护胃左血管左后方的迷走神经腹腔支。

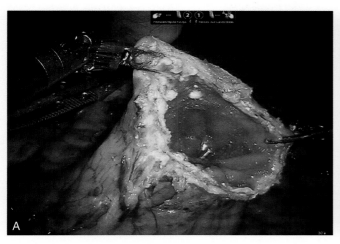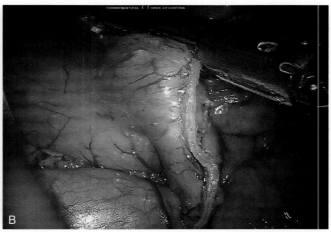

图 16-15　(A)于胃大弯侧适当位置剖开胃壁,观察确定钛夹标记位置,并评估下切缘与肿瘤下极距离。(B)下切端距幽门环 4~5cm。

环 2~3cm 为宜(图 16-15B)。离断远端胃后应敞开胃腔细致观察病灶位置与下切缘关系,必要时可将下切缘送术中冰冻病理检查以明确其性质。鉴于本术式仅适用于 cT1N0M0 患者, 故近端胃切缘应距离肿瘤上缘 2cm 及以上。

消化道重建

消化道重建宜采用爱惜龙直线切割闭合器将残胃远、近两侧行侧-侧吻合(三角吻合)。具体方法为应用超声刀分别于胃远、近端大弯侧残角切开少许胃壁后,置入爱惜龙直线切割闭合器,行胃远、近端残腔后壁侧-侧吻合,随后再以爱惜龙直线切割闭合器闭合共同开口(图 16-16A,B)。随后可以将胃管伸入远端胃腔移动检查吻合口是否通畅,并注意查看胃壁吻合口的完整程度(图 16-16C,D)。最后,应查看幽门下血管完整性及相应胃壁血供情况。

采取倒刺线缝合的重建

根据病灶位置,术前内镜引导下使用钛夹做上、下、左、右 4 点标记(图 16-17A)。术中用超声刀剖开胃壁,直视下确定上、下切除线。用超声刀横断胃,并将标本装袋(图 16-17B)。

缝合后壁

将残胃近端和远端靠拢,检查是否存在张力,评估两侧周径是否吻合。用倒刺线于近端残胃小弯侧后壁黏膜面进针,并于远端残胃小弯侧浆膜面进针,合拢近端和远端残胃(图 16-17C)。应用全层连续倒刺线缝合后壁,针距保持在 2mm(图 16-17D)。完成后壁缝合后,翻转观察浆膜面,检查缝合是否完整(图 16-17E)。

缝合前壁

再次评估两侧胃切缘长度是否相符。观察后发现近端残胃周径显著长于远端残胃(图 16-17F)。先从小弯侧开始缝合,采取改良的连续垂直褥式缝合方法,缝合至远端残胃切缘 50%位置时,再由大弯侧开始缝合前壁,与小弯的缝合线汇合,此时近端残胃切缘尚有一个倒"U"形开口(图 16-17G 箭头所示)。最后用倒刺线将这个开口对合缝合,检查环周缝合的完整性。图 16-17H 为完成缝合后术野。

腹部引流管放置

经温氏孔于腹腔干稍右侧放置 1 支多孔引流管,且经右侧腹壁 Trocar 引出,术后第 1 天和第 3 天留置引流液监测腹引液淀粉酶浓度,若均正常则拔除。

■ 术式评价

采取机器人辅助全腹腔内倒刺线重建具有显著的经济效益,此前笔者应用 60mm 直线切割吻合器进行消化道重建,从横断胃体至采取三角吻合方法重建,一共需要 4~6 个钉仓,如果应用进口电动器械,所需费用约 2 万元。而采取倒刺线缝合残胃,不需要使用吻合器,使用 3~4 根 30cm 的倒刺线即可, 费用在

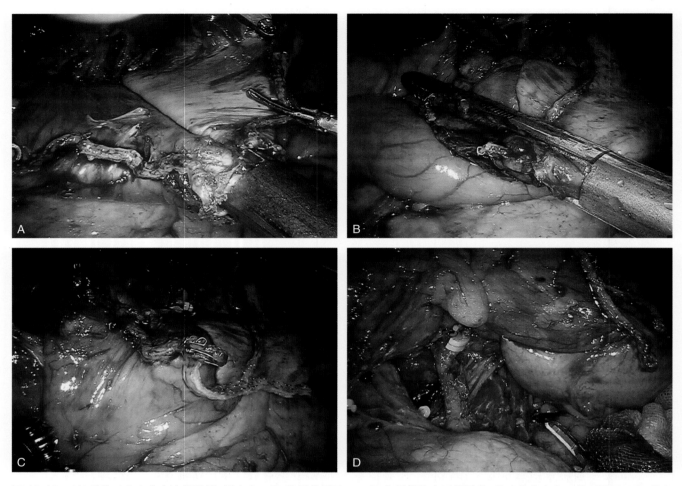

图 16-16　(A)采取三角吻合方法行胃侧-侧吻合。(B)关闭共同开口。(C)将胃管伸入远端胃腔,移动检查吻合口是否通畅。(D)检查胃壁吻合口完整性。

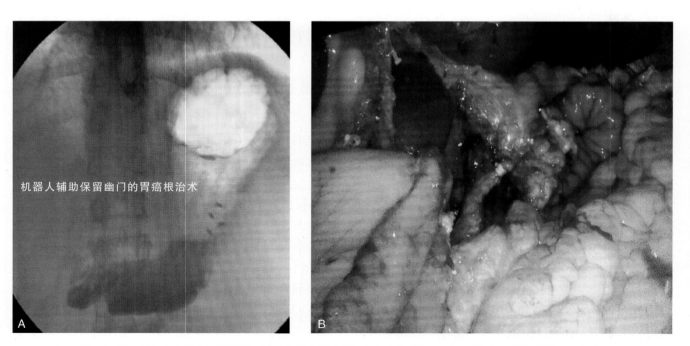

图 16-17　(A)术前行内镜标记后,进行上消化道造影,确定病灶位置。(B)用超声刀横断胃体。(待续)

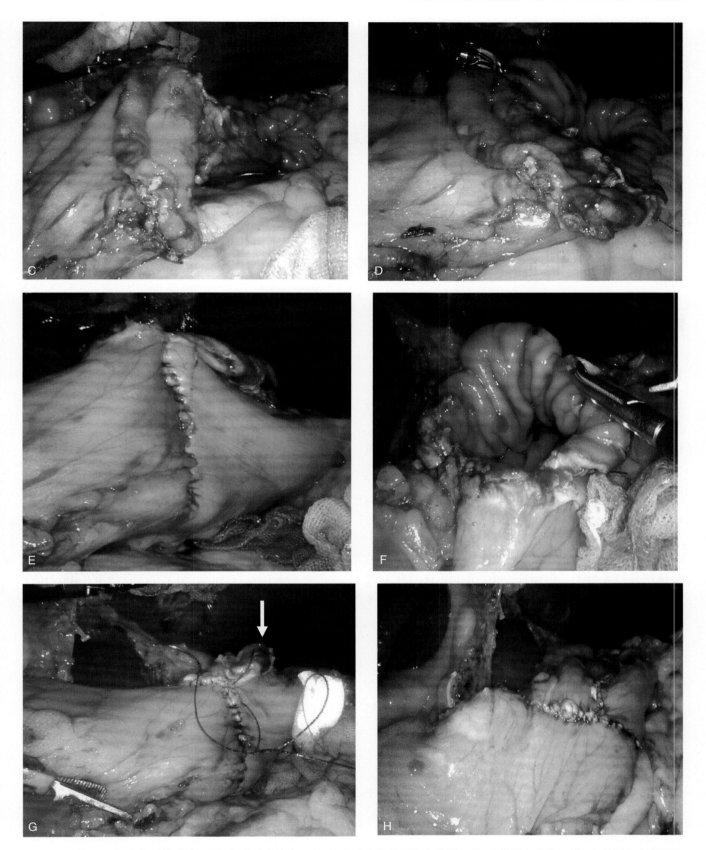

图 16–17(续) (C)准备开始重建。(D)完成后壁缝合。(E)检查后壁浆膜面缝合情况。(F)准备缝合前壁。(G)小弯侧和大弯侧的缝线在前壁汇合。(H)完成前部缝合。

2000 元左右。由于机器人机械臂模拟人手腕的运动,缝合优势显著。需要特别注意的是,在开放胃腔前,嘱麻醉师充分吸净胃内容物,切除标本后,使用多块纱布条填入远端、近端胃腔内,防止胃内容物、十二指肠内容物污染腹腔。完成吻合后,用大量生理盐水冲洗腹腔,并放置引流管。

第 3 节 远端胃切除术后 Billroth I 式消化道重建

■ 适应证

远端胃癌,肿瘤未侵犯幽门管,cT2-3N0-1M0 病例。

■ 手术操作步骤

横断十二指肠

完成幽门上 No.5 组淋巴结和幽门下方 No.6 组淋巴结清扫后,裸化十二指肠球部浆膜面(图 16-18A)。保证游离十二指肠残端 2cm。用超声刀于幽门括约肌下方横断十二指肠,检查十二指肠残端是否有出血,断面是否整齐(图 16-18B)。

横断胃体

于胃大弯侧适当位置用超声刀横断胃壁 2.5cm,尽量使其口径与十二指肠直径相匹配(图 16-18C)。随后用直线切割闭合器继续横断胃体,将标本移至标本袋,并置于胆囊床右侧。

十二指肠残端残胃端-端吻合

首先将残胃向十二指肠残端靠拢,并检查是否存在张力。如果存在张力,可以在吻合前做 Kocher 式切口,松解十二指肠侧韧带。

缝合后壁

用 3-0 倒刺线于残胃豁口小弯侧后壁进针,与十二指肠断端上方后壁全层缝合(图 16-18D),针距控制在 2~3mm。确保每一针都是全层缝合(包括黏膜和浆膜)。自上而下完成后壁连续全层缝合后,仔细检查每针间距,以及是否有缝合不完整的部位。然后折返缝合数针,缝线最后回到原点,保留 3cm 线头,剪掉缝合针(图 16-18E)。行前壁缝合时以线头牵引指示。最后挑起吻合口,观察浆膜面,检查吻合口是否有黏膜外露,以及针距是否合理(图 16-18F)。

缝合前壁

采取天津医科大学肿瘤医院胃部肿瘤科特有的改良垂直褥式连续缝合方法缝合前壁:于距计划吻合处 1cm 处全层缝合,拉紧。自残胃侧进针,遵循深进-浅出-浅进-深出顺序。最后拉紧缝线,此时双侧的黏膜自动内翻,浆膜对齐,至此完成一个针距的缝合,针距控制在 2~3mm。逐步完成前壁缝合,并与牵引线汇合、交叉(图 16-18G)。

检查吻合质量

全面检查吻合口环周,观察浆膜对合情况。嘱麻醉师将带导丝的胃管通过吻合口送至十二指肠内,拔出导丝(图 16-18H)。

术后 7 天进行上消化道造影,观察残胃排空及吻合口是否有狭窄、梗阻等(图 16-19A)。术后 1 个月复查胃镜,检查残胃及吻合口愈合情况(图 16-19B)。

■ 注意事项

• 用超声刀切开十二指肠时,尽量保证切缘平滑,无渗血,切忌将黏膜与浆肌层分离。残端保留 2cm 的裸区,以方便手工缝合。残胃大弯侧至少保留 50% 以上,注意残端裸区<7cm,以保障充足血运。对于胃窦 cT2-3N0 病例,不强调结扎胃网膜左动脉。残胃开口直径尽量与十二指肠口径匹配,特别注意十二指肠-残胃吻合口与残胃切线交叉点,应予以加固缝合。具体注意事项如下。

• 要避免缝合过程中吻合口内翻的组织过多,造成重建后吻合口水肿。这一点通过采取经笔者改良的连续垂直褥式缝合缝合方法可以较好地予以避免。

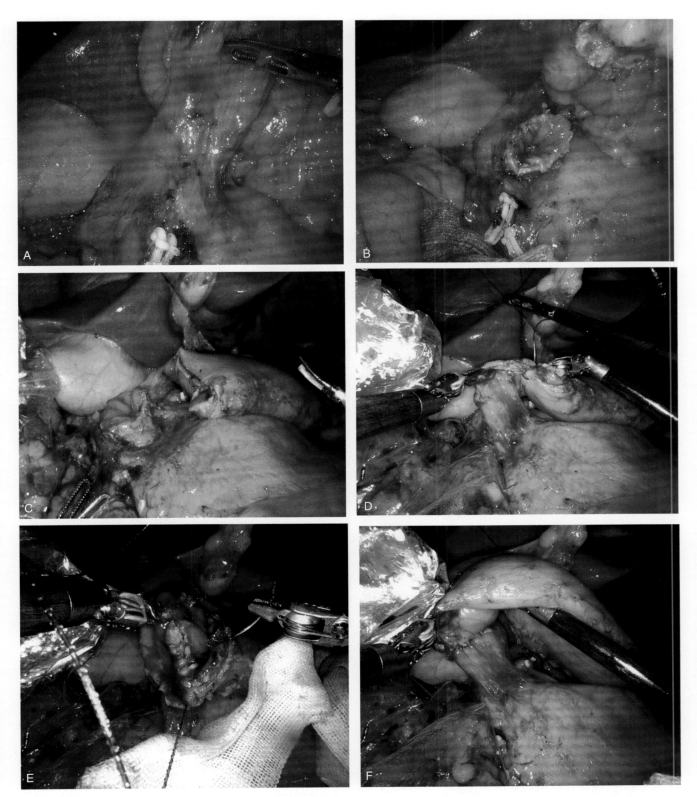

图 16-18　(A)清扫完 No.5、No.6 组淋巴结,裸化十二指肠球部浆膜面。(B)于幽门括约肌下方用超声刀横断。(C)在胃大弯预计切线处用超声刀横断胃约 2.5cm,然后用直线切割闭合器横断胃,将标本装袋。将近端残胃向十二指肠残端靠拢,并检查是否存在张力。(D)用 3-0 倒刺线自残胃 Trocar 小弯侧后壁进针,与十二指肠对应部位全层缝合,针距控制在 2~3mm。缝合过程中注意确保每针均包括黏膜和浆膜。(E)完成后壁全层缝合后,再折返缝合数针加固。即刻检查缝合浆膜面是否完整。(F)检查后壁缝合是否完整。(待续)

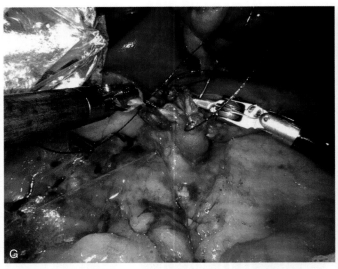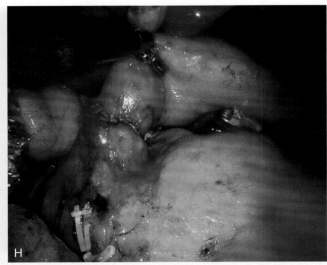

图 16-18(续)　(G)前壁采取改良连续垂直褥式缝合，完成全部缝合。(H)最后检查吻合口完整性，嘱麻醉师将胃管通过吻合口。

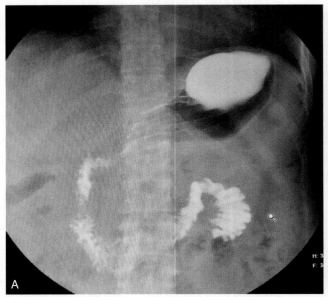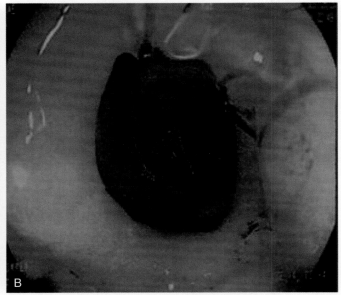

图 16-19　术后影像及内镜检查。(A)术后 7 天行上消化道造影。(B)术后 1 个月复查胃镜。

• 采取单层缝合时，针距要足够密，相比管型吻合器，特别是三排钉直线闭合器，缝合的针距稍密不会有造成肠管缺血的可能。笔者在开始尝试时就发生过单层缝合 3mm 针距，吻合口迟发瘘的病例。如果吻合不甚满意，建议连续浆肌层缝合加固。

• 特别注意吻合口张力，去除标本后应该客观评估是否具备 Billroth Ⅰ式重建的条件。建议常规游离十二指肠侧韧带，以减少吻合口张力。

• 避免十二指肠液的腹腔污染。建议最后横断十二指肠，或者先用直线切开闭合器于幽门环下横断闭合十二指肠，重建时再打开十二指肠残端。

• 如果术中发生消化液外溢等可能造成腹腔污染的情况，建议于吻合口附近常规放置一根腹腔引流管。

■ 术式评价

远端胃切除术后 Billroth Ⅰ式消化道重建是符合生理结构的重建方式，但是采取腹腔镜或机器人辅助手术时，由于没有适用于微创手术的管型吻合器，因此临床医生探索出利用直线切割闭合器进行三角吻合和改良的三角吻合。临床实践表明,上述方法对操作技术要求高、手术操作复杂且容易发生各种相关并发症。达·芬奇机器人手术系统由于具有灵活的机械臂、最高放大 15 倍的手术视野和高保真 3D 图像,因此经过短期训练,即可达到与开放手术相同的灵活缝合要求。对于适合采取 Billroth I 式消化道重建的病例,采取机器人辅助全腹腔内人工缝合残胃-十二指肠吻合口,可谓事半功倍。但是,该方法未见文献报道,笔者也正在进行临床探索,在完成了近百例机器人胃切除消化道重建的基础上尝试了新方法,仍需要积累更多的经验。

第 4 节　远端胃切除术后非离断式 Roux-en-Y 吻合消化道重建

■ 适应证

同前。

■ 手术步骤

横断十二指肠

游离好十二指肠后,用直线切合闭合器在适当位置横断十二指肠(图 16-20A)。

横断胃体

于胃大弯侧适当位置用超声刀横断胃壁 2.5cm。力争口径与十二指肠直径匹配。随后用直线切割闭合器继续横断胃体,一般采用 60mm 钉仓激发 2 次(图 16-20B)。将标本移至标本袋并置于胆囊床右侧。

准备空肠与残胃吻合的戳孔

术者用 3 号臂将横结肠上提,如果保留大网膜,应将大网膜提至横结肠上方,然后将横结肠尽量向患者头侧提起并固定。术后与助手配合确定蔡氏韧带部位,于蔡氏韧带初始端、空肠近端距蔡氏韧带约 25cm 处(图 16-20C),用超声刀工作端于对系膜缘戳孔(图 16-20D)。

残胃空肠吻合

术者用 3 号臂夹持戳孔近端 8cm 对系膜缘,术者用 1 号、2 号臂夹持戳孔两侧肠壁。助手将直线切割闭合器粗壁置入空肠腔,轻轻夹闭。术者与助手配合将横结肠向胰腺下方推送,同时将空肠向残胃方向提起。助手将切割闭合器窄臂由残胃大弯侧开口处深入残胃后壁。注意吻合处尽量远离残胃残端 2cm 以上,以免造成吻合后部分胃壁缺血(图 16-20E)。

闭合共同开口

采用改良褥式缝合方法,用倒刺线缝合共同开口(图 16-20F)。

空肠空肠侧-侧吻合

术者与助手配合,于残胃空肠吻合口远端约 35cm 处对系膜缘,用超声刀戳孔并开口,直径为 2cm。于残胃空肠吻合口近端约 10cm 处对系膜缘,用超声刀戳孔并开口,直径约为 2cm。术者用 3 号臂夹持输出袢空肠,并将其固定在术野中心部,用倒刺线从输入袢空肠开口进针,输出袢空肠开口出针,进行空肠空肠吻合口后壁连续全层缝合(图 16-20G)。一共缝合 10~15 针,针距为 2mm 左右并保持一致(图 16-20H)。完成吻合口后壁连续全层缝合后,将缝针于吻合口右侧刺出浆膜(图 16-20I,J)。前壁采取连续改良垂直褥式缝合:从吻合口右侧浆膜面"深进针"(图 16-20J),对侧"浅出针"(图 16-20K)。同侧"浅进针",对侧"深出针"(图 16-20L)。如此完成一个步骤的缝合(图 16-20M)。保持针距约 2cm,继续上述"深进-浅出,浅进-深出"缝合步骤,直至完成前壁缝合(图 16-20N)。然后自上而下行浆肌层连续缝合加固。使用 30cm 倒刺线完成空肠-空肠侧-侧吻合后,缝线可剩余约 10cm(图 16-20O)。完成全部缝合后,仔细检查前后壁,以保证缝合质量(图 16-20P)。

结扎输入袢空肠

用 7 号丝线,于输入袢空肠距吻合口约 3cm 处结扎空肠。打结的力度适中,由于机械臂没有力反馈,应

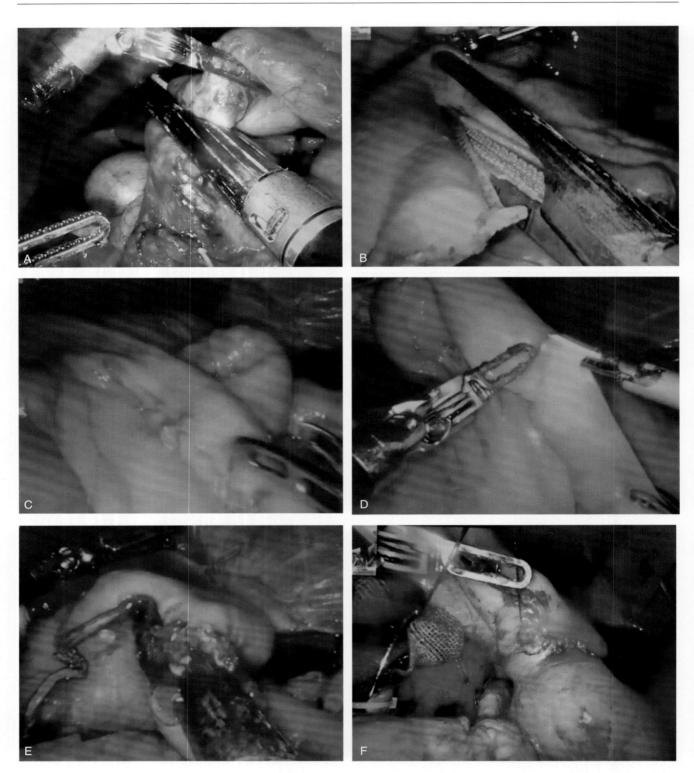

图 16-20　(A)用直线切割闭合器横断十二指肠。(B)用直线切割闭合器横断胃体。(C)寻找空肠起始部,测量空肠祥约 25cm。(D)用超声刀于空肠对系膜缘戳孔。(E)用直线切割闭合器进行残胃空肠吻合。(F)用倒刺线关闭共同开口。(待续)

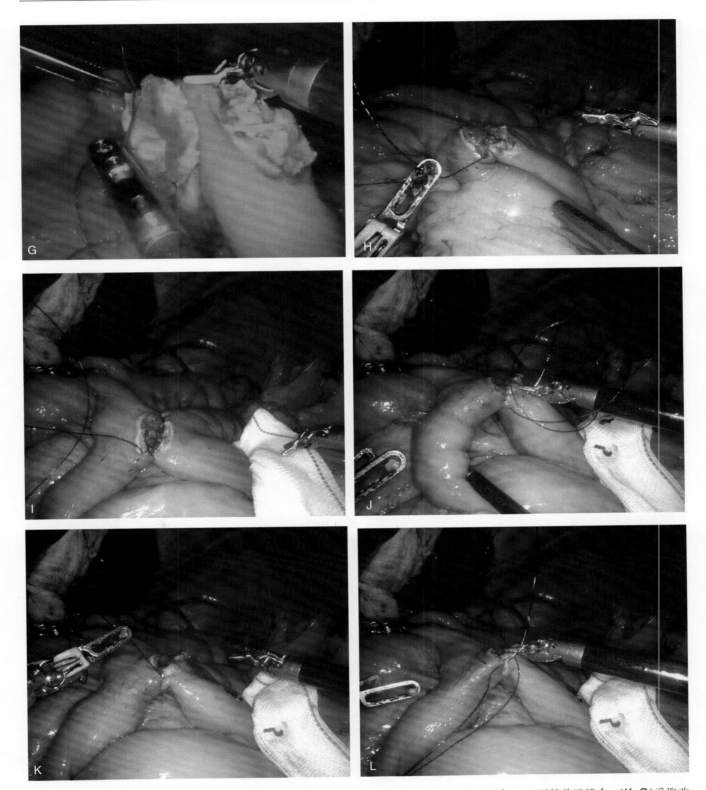

图 16-20(续)　(G)空肠空肠侧–侧吻合：后壁全层缝合。(H)完成后壁缝合。(I)准备前壁缝合。(J)开始前壁缝合。(K~O)采取改良连续垂直褥式方法缝合前壁。(待续)

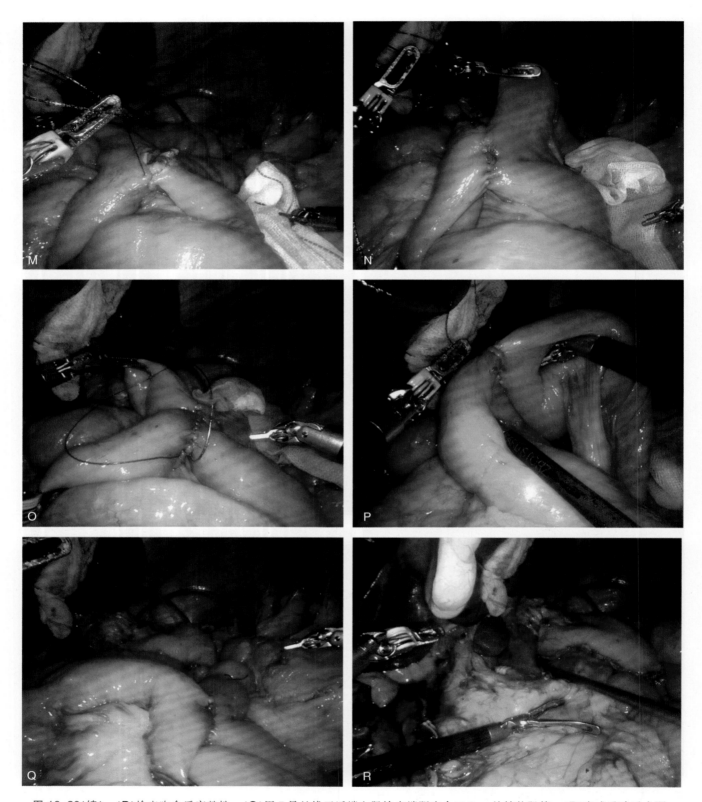

图 16-20(续)　(P)检查吻合后完整性。(Q)用 7 号丝线于近端空肠输出端距吻合口 3cm 处结扎肠管。(R)完成重建后术野。

该观察空肠的勒痕,扎紧即可。结扎后,肠腔内液体仍能通过,主要阻挡半固体食物通过(图 16-20Q)。图 16-20R 为完成重建后术野。

■ 注意事项

机器人手术具有的最大优势是机械臂操作灵活,因此机器人辅助缝合是其最大优势之一。在胃切除术后行消化道重建时,尽量采取倒刺线缝合,可以在保障吻合安全的前提下尽量减少手术费用,符合卫生经济学。以远端胃切除术后非离断式 Roux-en-Y 吻合消化道重建为例,使用直线切割闭合器横断十二指肠和胃体。其余吻合(空肠-残胃,空肠-空肠)均可以采取倒刺线吻合。

第 5 节　近端胃切除术后双通路消化道重建

■ 适应证

同腹腔镜近端胃切除术。

■ 手术步骤

制备空肠祥

寻找并确定蔡氏韧带根部、远端空肠 25cm 处,用超声刀于系膜打孔,切断一支末梢血管(16-21A);用直线切割闭合器横断空肠(图 16-21B),将远端空肠上提,与食管下端靠近,评估系膜张力,根据具体情况可以选择横结肠前或横结肠后与食管下端吻合。于远端空肠断端以远 3cm 处,用超声刀于对系膜缘切开 2.5cm(图 16-21C)。将远端空肠上提,用倒刺线由左后壁开始,以 4mm 针距连续全层缝合,每一针都要确定与食管端全层缝合(图 16-21D),完成后壁连续缝合后,再次检查食管侧黏膜完整性(图 16-21E)。在缝合过程中随时嘱麻醉师将胃管送出食管下端,以作为指示(图 16-21F)。完成后壁连续缝合后转至前壁,采用改良垂直褥式缝合技术(图 16-21G),具体方法参考第 3 章第 7 节有关内容。完成单层缝合后,继续行浆膜层加固缝合(图 16-21H),至此,完成食管下端空肠端-侧吻合。以无损伤持物钳夹闭空肠远端(图 16-21I),嘱麻醉师行胃内注气试验,以判断吻合口是否完整(图 16-21J)。

残胃空肠侧-侧吻合

于食管空肠吻合口远端约 8cm 处,用超声刀于对系膜缘切开 3cm(图 16-22A)。于残胃后壁距残端 3cm,与切端平行,用超声刀剖开胃壁约 3cm(图 16-22B)。自上而下地用倒刺线残胃空肠连续全层缝合(图 16-22C)。完成后壁连续全层缝合(图 16-22D)。继续缝合前壁,同样采取改良垂直褥式缝合,完成前壁缝合(图 16-22E)。继续行浆膜层加固缝合(图 16-22F)。至此完成残胃空肠侧-侧吻合(图 16-22G)。

近端空肠远端空肠侧-侧吻合

于近端空肠断端 4cm 处,用超声刀于对系膜缘切开 2.5cm(图 16-22H)。在远端空残胃空肠吻合口远侧约 30cm 处,用超声刀于对系膜缘切开 2.5cm(图 16-22I)。同样采用倒刺线于后壁行连续全层缝合(图 16-22J)。继续缝合前壁,同样采取改良垂直褥式缝合,完成前壁缝合。继续行浆膜层加固缝合(图 16-22K)。图 16-22L 为完成近端胃切除术后双通路重建后术野:①食管下端与空肠吻合口;②残胃与空肠吻合口;③空肠空肠侧-侧吻合口。

术后 7 天(图 16-23)行上消化道造影显示,造影剂顺利通过食管空肠吻合口,没有明显狭窄及造影剂泄露;造影剂经过空肠残胃吻合口时顺利进入残胃,在残胃几乎充盈后开始继续进入远端空肠。

注意事项

食管空肠吻合口距空肠残胃吻合口之间空肠祥不宜过长,一般控制在 7~10cm,否则术后影响食物进入残胃。理论上,重建后将食管下端空肠吻合口与空肠残胃间空肠作为纵轴,将残胃作为横轴,两者间夹角应该大于 90°。这样有利于食物进入残胃。

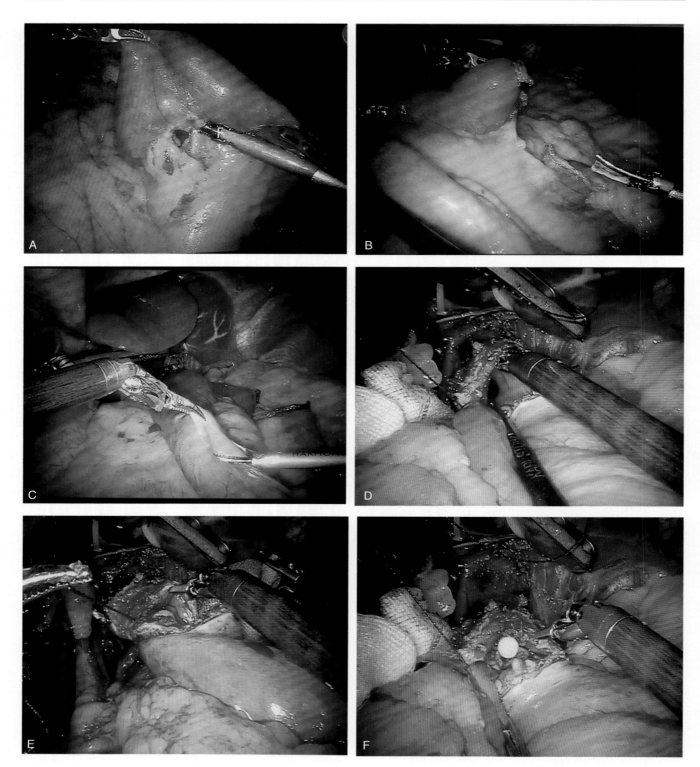

图 16-21　空肠食管下端吻合。(A)用超声刀于空肠系膜打孔,切断一支末梢血管。(B)用直线切割闭合器横断空肠。(C)用超声刀于对系膜缘切开 2.5cm。(D)连续全层缝合食管和空肠。(E)检查食管黏膜是否完整。(F)将胃管送出食管下端。(待续)

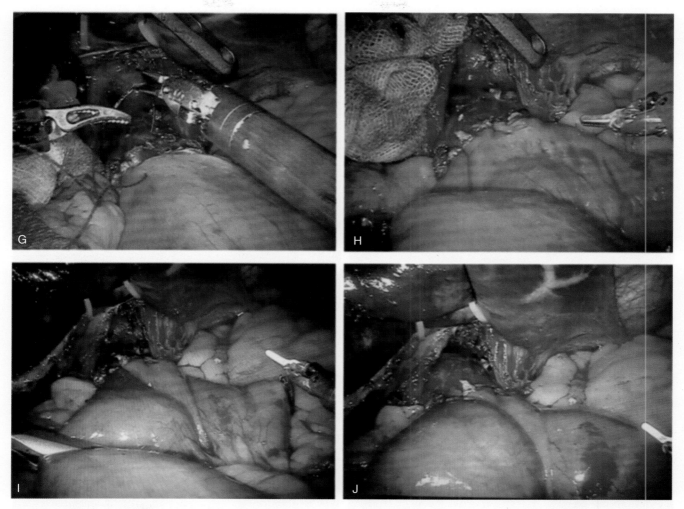

图 16-21(续) (G)前壁采取改良垂直褥式缝合技术。(H)继续行浆膜层连续加固缝合,完成食管下端空肠端–侧吻合。(I)以无损伤持物钳夹闭空肠远端。(J)行胃内注气试验,以判断吻合口是否完整。

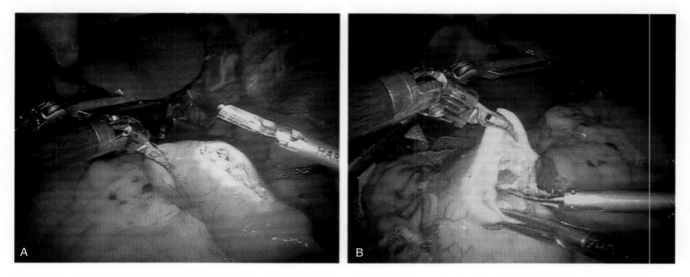

图 16-22 近端胃切除术后双通路消化道重建。(A)用超声刀于对系膜缘切开 3cm。(B)与切端平行,用超声刀剖开胃壁约 3cm。(待续)

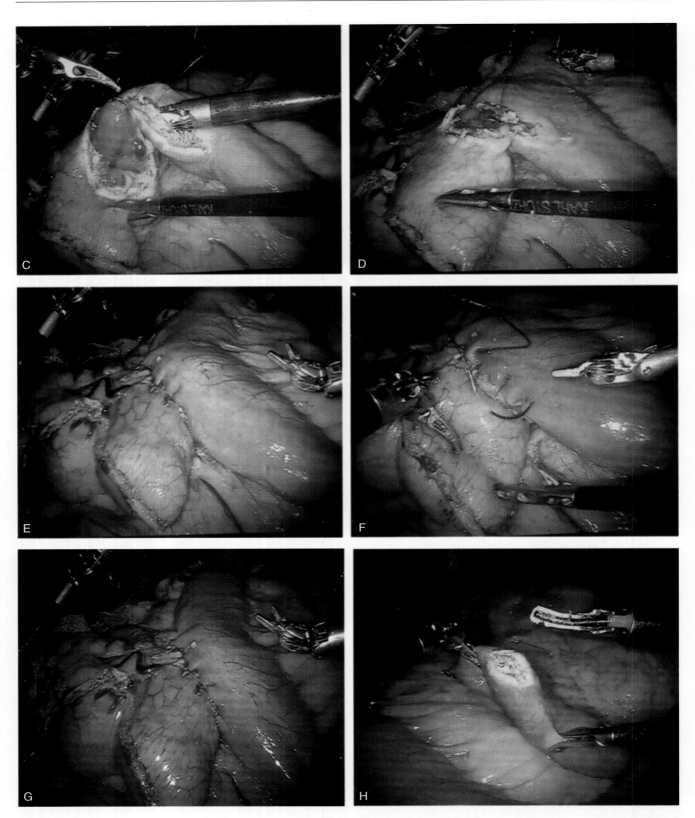

图 16-22（续）　（C）自上而下地用倒刺线连续全层缝合。（D）完成后壁连续全层缝合。（E）完成前壁缝合。（F）继续行浆膜层加固缝合。（G）完成残胃空肠侧-侧吻合。（H）用超声刀于对系膜缘切开 2.5cm。（待续）

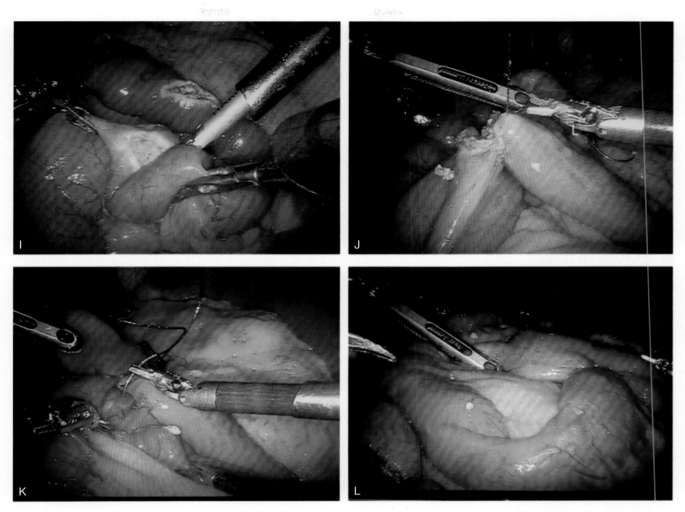

图 16-22(续)　(I)用超声刀于对系膜缘切开 2.5cm。(J)采用倒刺线于后壁行连续全层缝合。(K)继续行浆膜层加固缝合。(L)完成近端胃切除术后双通路重建后术野。

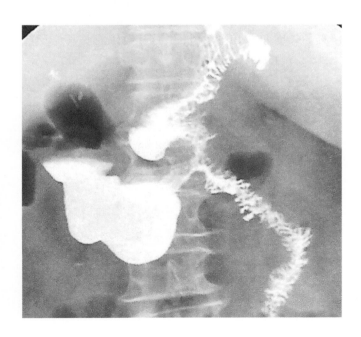

图 16-23　术后 7 天行上消化道造影。

第6节　近端胃切除术后 Kamikawa 吻合重建

■ 适应证

胃体上部和 Siewert Ⅱ、Ⅲ型食管胃结合部早期腺癌。

■ 手术操作步骤

1. 采取保留迷走神经的近端胃切除术后,具体步骤详见本书有关章节。

2. 于上腹部剑突下做 8cm 左右小切口,将近端胃牵引到体外,直视下确定具体切线。于残胃近端 2cm 处制备"工"字形浆肌瓣,"工"字形的长度和宽度均为 3cm,具体操作详见本书有关章节。

3. 食管下端裸化约 5cm(图 16-25A)。于食管下残端后壁约 5cm,用倒刺线连续缝合浆膜层、食管和残胃"工"字形上横处(图 16-25B),可起到吻合口减张作用。用倒刺线全层缝合食管下残端后壁与残胃"工"字形下横开口上唇黏膜(图 16-25C),针距大约为 3mm。完成吻合口后壁缝合后,嘱麻醉师将胃管送出食管残端(图 16-25D),并继续送入残胃内。用倒刺线采取改良垂直褥式方法缝合食管前壁与残胃"工"字形下横处(图 16-25E),具体缝合方法参见本书有关章节。用倒刺线缝合浆肌瓣:先于浆肌瓣下角缝合两个瓣,然后缝合下缘,即浆肌瓣全层、残胃浆膜层(图 16-25F)。然后继续缝合浆肌瓣中间部分,最后缝合浆肌瓣上部(图 16-25G)。图 16-25H 显示缝合浆肌瓣后术野。图 16-25I 为完成重建后术野。

注意事项

• 手术适应证为 Siewert Ⅲ型或胃底穹隆部早期胃癌,Siewert Ⅱ型侵犯食管<2cm。如果采取经腹入路,在确保上切缘阴性的前提下,需要游离 5cm 食管下端,操作具有一定难度,采取胸腹联合入路可以很好地解决这一问题。

• 残胃最好保留 60% 以上,不必做成管状,尽量保留迷走神经,一般情况下无须行幽门成形术。

• 浆肌瓣的制作是该术式顺利完成的关键:"工"字形的长度和宽度均为 3cm,这样可以有效避免发生术后吻合口狭窄。

• 制作浆肌瓣时,一定要用低功率电刀,准确切割至黏膜下层,同时避免损伤黏膜下丰富的血管网。术者应该与一助密切配合,保持浆肌瓣与黏膜层张力,充分显露黏膜下间隙,在正确的解剖间隙内操作。

• 尽量使用稍细的倒刺线,连续缝合时正确把握缝线张力,避免过紧导致吻合口狭窄。

• 关闭浆肌瓣前,应该测试两侧浆肌瓣靠拢时的张力,避免张力过大。尽量缝合"工"字形的上下横和中间一竖。

• 该术式的临床应用实践时间尚短,特别是在国内尚缺乏大宗病例的循证医学证据,建议在有经验的医学中心有序开展。

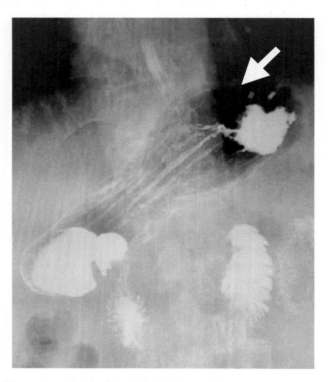

图 16-24　胃底部病灶术前胃镜标记(白色箭头所示)并行上消化道造影。

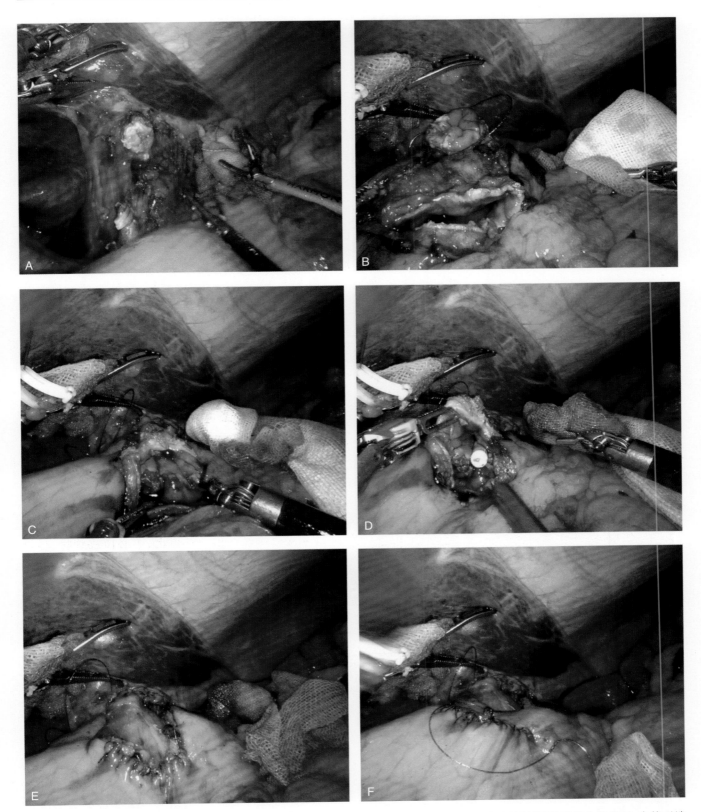

图 16-25　(A)清扫完胃周淋巴结,横断食管下端后术野。(B)于食管下端后壁距残端 5cm 处,用倒刺线连续缝合浆膜层、食管下端与残胃"工"字形上横处。(C)用倒刺线连续全层缝合食管下端后壁与"工"字形下横上缘。(D)完成后壁缝合后,嘱麻醉师将胃管送出食管残端。(E)用倒刺线采取改良垂直褥式方法缝合食管残端前壁与残胃"工"字形下横处。(F)用倒刺线缝合浆肌瓣。(待续)

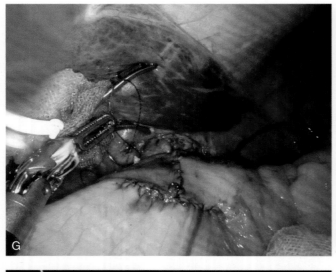

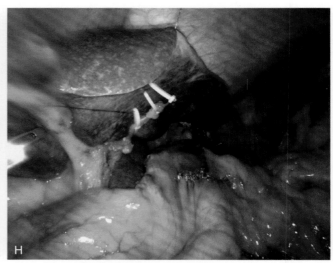

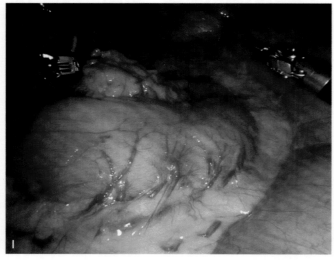

图 16-25（续） （G）继续缝合浆肌瓣上部。（H）完成全部重建局部术野。（I）完成重建后术野。

第 7 节　全胃切除术后 Roux-en-Y 重建

■ 适应证

同腹腔镜远端胃切除术。

■ 手术步骤

详见第 5 节"制备空肠袢"部分，以及"近端空肠远端空肠侧-侧吻合"部分。

■ 注意事项

Roux-en-Y 重建、空肠食管吻合一般采取结肠前位。根据患者具体情况，如果空肠系膜较短，为避免吻合后产生张力，建议采取结肠后位。近端空肠与远端空肠吻合后，应该关闭系膜孔，以避免术后发生内疝。

参考文献

[1]Japanese gastric cancer association. Japanese gastric cancer treatment guidelines 2018（5th edition）[J]. Gastric Cancer. 16. Jan 2020.dio：10.1007/s10120-020-01042-y.

[2]Kim MC，Kim KH，Jung GJ，et al. Comparative study of complete and partial omentectomy for early gastric cancer [J]. Yonsei Med J. 2011，52（6）：961-966.

[3]Kim DJ，Lee JH，Kim W. A comparison of total versus partial o-

mentectomy for advanced gastric cancer in laparoscopic gastrectp-my[J]. World J Surg Oncol. 2014,26(12):64.

[4]Hasegawa S,Kunisaki C, Ono H, et al. Omentum-preserving gastrectomy for advanced gastric cancer:a peopensity-matcted ret-rospective cohort study[J]. Gastric Cancer. 2013,16(3):383-388.

[5]余佩武,钱锋. 机器人胃肠手术学. 北京:人民卫生出版社, 2017.

[6]李政焰,石彦,余佩武. 达·芬奇机器人手术系统与腹腔镜胃癌根治术近期疗效的 Meta 分析 [J]. 中华消化外科杂志,2015,14 (3):200-206.

[7]郝迎学,刘春阳,冯晨,等. 完全达·芬奇机器人手术系统胃癌根治术的临床疗效[J]. 中华消化外科杂志,2017,16(10):1067-1071.

[8]梁寒. 一种新型垂直褥式肠道缝合技术[J]. 中华胃肠外科杂志,2017,20(8):961-963.

[9]胡文庆,郑宏群,王晓娜. 腹腔镜近端胃切除双肌瓣吻合法.北京:人民卫生电子音像出版社,2021.

第17章

残胃癌手术

刘 勇

　　残胃癌(GSC)被定义为因良性消化性溃疡病行胃大部切除手术后至少 5 年,发生于残胃的恶性肿瘤。1922 年由 Balfour 首次提出。从 20 世纪 50 年代起,就有残胃癌与胃部手术相关的病例文献报道。残胃癌为预后较差的肿瘤,因发现较晚,淋巴结广泛转移,邻近器官受累,切除率较低(38%~40%),术后死亡率较高。文献报道 5 年生存率为 7%~20%。对于残胃癌的特征,如发生频率、部位、胃切除手术后的间隔时间、消化性疾病的发生位置、肿瘤的类型和残胃癌的最佳治疗方法,目前仍存在争议。

　　由于首次诊断时肿瘤病期较晚、侵犯邻近器官和腹膜播散,GSC 被认为预后很差、切除率较低,报道的切除率仅为 38%~40%。残胃癌的主要治疗方式为手术切除,应当整块切除肿瘤并行根治性淋巴结切除术。手术治疗的目的:一是根治性切除,改善预后;二是缓解症状。根治性切除术的疗效明显优于姑息性手术。不考虑肿瘤的部位和大小,对早期残胃癌患者行全残胃切除有利于延长其生存期。晚期残胃癌的姑息性手术治疗可延长患者的生存期。姑息性残胃癌切除术后的中位生存期明显优于空肠造瘘、剖腹探查,且不增加手术并发症的发生率。常规的空肠造瘘或短路方法并不推荐,相比剖腹探查术,其不能延长中位生存期,但可以改善患者的生活质量。

■ 手术方式

　　治疗残胃癌目前常采用的手术方式有联合脏器切除、全胃切除、姑息性切除、短路手术、肠造口术和剖腹探查术等。标准的治疗为全残胃整块切除伴胃空肠吻合口和空肠系膜切除,包括周围淋巴结切除。

部分切除

　　Takeda 等报道了 15 例早期残胃癌患者中无 1 例出现淋巴结转移。因为早期残胃癌很少出现淋巴结转移,而内镜下黏膜切除(EMR)或内镜下黏膜下切除(ESD)可以达到安全的整块切除,且创伤最小,较其他有创治疗,患者的生活质量更佳,所以 EMR 或 ESD 可以用于治疗早期残胃癌。

　　对于位于胃远端的较小的肿瘤或发生在胃空肠吻合口的早期癌,有学者认为可以行残胃部分切除。术中应常规探查残胃,当确认病灶局限于胃肠吻合口胃侧且胃体残留较多时,可行包括吻合口在内的残胃部分切除并行残胃空肠 Roux-en-Y 吻合,以达到根治性切除的目的,同时尽可能保留一定的胃容量。

全残胃切除

　　有学者主张,不考虑肿瘤发生的部位和病变大小,宜行残胃癌根治手术。全残胃切除可以避免病灶残留或肿瘤复发,同时需要将粘连的周围脏器及淋巴结整块切除。对于 Billroth Ⅱ 式重建的残胃癌,应切除胃空肠吻合口及吻合口两侧 5~10cm 空肠,同时清除空肠系膜和根部淋巴结。切除至少 10cm 吻合口段空肠、Treitz 韧带和空肠系膜是可行的。Billroth Ⅰ 式重建的残胃癌切除手术应切除包括胃十二指肠吻合口在内的残胃和食管下端约 3cm。

　　对于进展期残胃癌,不论病变部位及范围大小如何,均应行残胃全切除,淋巴结清扫至少应达到第二站;对于部分腹主动脉周围淋巴结转移患者(N4),曾有学者提倡当患者身体条件允许时，可行胃癌 D4 根治术，但由于病情已属晚期，手术创伤大、并发症多，远期随访效果不佳，因此目前已不提倡进行。

联合脏器切除

有学者认为，多脏器联合切除应为首选术式，对于早期残胃癌，在全残胃切除的基础上增加脾切除，效果更佳。也有学者主张，对于进展期残胃癌，必须行残胃切除联合脾切除。

若残胃癌侵犯邻近器官，如肝脏、脾脏、胰腺、结肠、空肠及其系膜等，争取行全残胃切除，并视淋巴转移及侵犯邻近脏器情况，行周围淋巴结清扫，以及胰体尾、脾脏、横结肠、食管下端、部分肝脏等联合切除；行 D2 淋巴结清扫，争取行 D3 淋巴结清扫。对于无法行根治性切除患者，有条件的应尽量行姑息性残胃切除。

消化道重建

全胃切除后消化道的重建方式较多，目前较为理想的术式为空肠代胃术。一般采用食管空肠 Roux-en-Y 吻合，其中空肠 P 型代胃术或 Hunt-Laurence 代胃术的手术效果接近生理结构，能较好地保持容量并预防反流。

对于残胃贲门癌行单纯贲门部切除患者，残胃食管吻合只适用于空肠难以利用（如进行过小肠排列术）或全身情况较差、不能耐受较大手术者；对于残胃全切除患者，则多采用 P 型空肠襻代胃重建消化道方法。对残胃食管癌患者采用结肠代食管术最为合适，可防止移植的肠管在胸腔内游动，即使发生吻合口瘘，肠内容物也不易漏入胸腔。

■ 淋巴结清扫

在残胃癌患者中，淋巴结的转移方式与原发性胃癌患者不同，其更容易发生淋巴结转移，所以淋巴结切除术应当包括淋巴结各站，淋巴结廓清的重要性不亚于癌肿的切除。胃部分切除术后通常导致残胃周围存在淋巴瘘、阻塞，需行淋巴回流重建，还包括异常的淋巴回流形成。残胃的淋巴引流主要包括：①逆向引流，胃左动脉被切断，沿胃左动脉的淋巴液改向贲门右侧走行，再转向腹腔动脉周围；②胃短血管途径，切断胃左动脉，阻断淋巴液向腹腔动脉旁淋巴结引流，而通过胃短血管周围淋巴结向脾门淋巴结和脾动脉

周围淋巴结引流，No.1、No.2、No.4、No.9、No.10、No.11 组淋巴结的转移率明显升高；③胃吻合的十二指肠或空肠方向产生新的淋巴引流；其中吻合口处空肠旁黏膜内淋巴结及空肠动脉起始部的淋巴结转移率为 10%~15%；④胸腔和纵隔内的淋巴回流途径；⑤残胃淋巴管可通过粘连部位与周围脏器的淋巴管相通。

根据日本胃癌协会推荐，淋巴结清扫 D2 为基本术式，淋巴结切除应当包括 No.1、No.2、No.3、No.4sa、No.4sb、No.7、No.8、No.9、No.10 和 No.11 组。此外，No.12、No.13 组淋巴结也应当被纳入清扫范围。一般认为，残胃癌 Billroth I 式重建术后，No.1~4 组淋巴结为第 1 站，No.12、No.13 组淋巴结为第 2 站；应切除包括胃十二指肠吻合口在内的残胃和食管下端约 3cm 处，清扫 No.1~4、No.7~11 组淋巴结，并根据十二指肠受累情况，清扫 No.12a、No.12b、No.12p、No.13、No.14v、No.17、No.18p 组淋巴结。Billroth II 式重建术后，吻合口部位空肠系膜内淋巴结为第 1 站，吻合口部位空肠动脉起始部淋巴结为第 2 站。应切除胃肠吻合口两侧约 10cm 空肠和 Treitz 韧带，并从系膜根部切断空肠系膜，清扫空肠动脉起始部的 No.14d 和 No.14a 组淋巴结。对于伴有食管受累的患者，应当行贲门区域周围淋巴结切除，彻底清扫 No.19（膈肌下）、No.20（食管裂孔部）、No.110（下段食管旁）、No.111（膈肌）和 No.108（胸部中段食管旁）组淋巴结。

■ 腹腔镜下残胃癌手术

一例 75 岁男性患者，30 年前因为溃疡行远端胃切除术后 Billroth II 消化道重建。而后被诊断为残胃空肠吻合口残胃癌，cT4aN+M0，行腹腔镜辅助全残胃切除+淋巴结清扫。

探查

建议建立气腹，由脐下放置 Trocar，观察前腹壁粘连情况，Trocar 放置采取 5 孔法。首先自上腹部解离残胃周围粘连，特别是肝门部胃小弯粘连（图 17-1A）。完整暴露残胃后，明确原手术的消化道重建方式为结肠前 Billroth II 式，肿瘤位于残胃空肠吻合后残胃侧，初步评估可以行 R0 切除（图 17-1B）。

游离原消化道重建的输入、输出肠襻

充分游离第一次手术消化道重建吻合口近端和

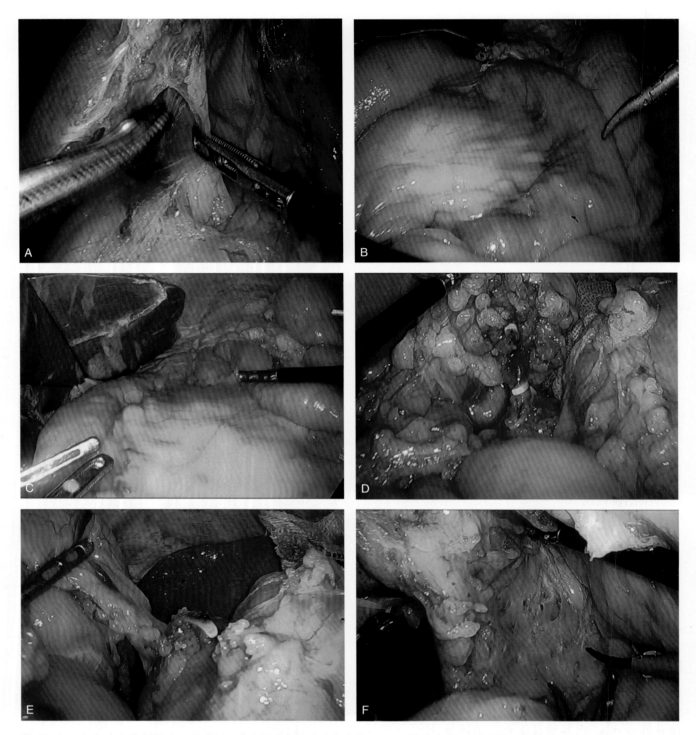

图 17-1 (A)解离上腹部粘连。(B)探查、确定原手术的重建方式为 Billroth Ⅱ 式吻合，残胃癌位于原残胃空肠吻合口。(C)解离胃空肠吻合口下方输入、输出肠袢。(D)离断残胃网膜左血管。(E)继续沿残胃大弯离断胃短血管。(F)游离残胃胃小弯及残胃后壁。（待续）

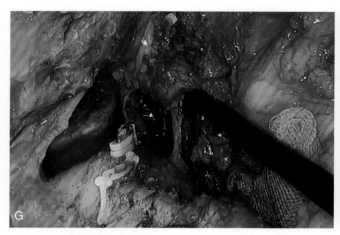
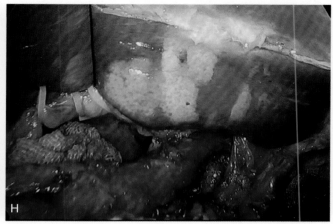

图 17-1(续)　(G)逐一清扫 No.7、No.8、No.9 及 No.11p 组淋巴结。(H)最后打开双侧膈肌裂口,游离食管下段。

远端的输入和输出肠袢,再次评估肿瘤 R0 切除的可行性。

胃周围淋巴结清扫

首先游离横结肠与空肠输入、输出肠袢,然后沿残胃大弯侧向脾区逐步离断胃网膜左血管(图 17-1D)。继续沿残胃大弯逐一离断胃短血管(图 17-1E)至左膈下,完成 No.4sb 和 No.4sa 组淋巴结清扫。游离残胃后壁及小弯侧粘连。清扫胰腺上缘 No.7、No.8、No.9 及 No.11p 组淋巴结,逐一夹闭胃冠状静脉、胃左动脉(图 17-1G)。沿残胃小弯继续向食管胃结合部,离断膈下血管分支,游离食管下段约 6cm(图 17-1H),完成 No.1 和 No.3 组淋巴结的清扫。

■ 姑息性治疗

姑息性切除适用于无法行根治性切除但合并出血或梗阻的病例。除缓解症状外,其还有助于减轻机体肿瘤负荷、提高术后化疗等综合治疗效果,可能达到提高远期生存率的目的;对于病期晚、有梗阻但已无切除可能者,可视具体情况行胃空肠吻合、空肠造瘘术、空肠空肠侧-侧吻合、胆肠吻合术等。各种姑息性及短路手术可以延长生存时间。

在腹膜转移患者中,最难诊断的情况是癌灶小而浅、弥漫性分布且并无明显腹水,既往只能在剖腹探查术中发现。近年来,随着腹腔镜探查的广泛应用,诊断腹膜种植转移成为可能,避免了常规开腹手术,使得术前治疗方案的选择更加合理。评价手术切除对腹膜转移的作用更加复杂,一些学者支持行局限性腹膜转移切除,认为其对延长生存期有益处。如果诊断为局限性腹膜复发,应行手术切除联合辅助治疗。

外科切除的另一个潜在的靶点是肝转移。关于大肠癌肝转移切除的研究已有大量报道,而对转移性胃癌肝切除的报道尚少。一项包含 6540 例胃癌病例的大宗研究显示,在同时性或异时性发生肝转移的 284 例患者中,仅有 7.4%(21 例)的患者可以行完全切除。在一项包含 80 例肝转移患者的研究中,52 例(65%)患者具有其他不可治愈的因素,并且在诊断时发现肝损害是多发的。未发现像在大肠癌患者中行肝切除那样可延长生存期。在 Lehnert 等的文献综述中,195 例胃癌肝转移行手术切除患者的中位生存期为 17 个月,发病率和死亡率均可接受。考虑到化疗的效果不令人满意,以及严重的治疗相关并发症和高昂的费用,外科切除肝转移应当被考虑,但仅针对特定选择的患者。单发病变、单叶转移、肿瘤直径<4cm、异时性转移,均被报道为较好的预后因素。

对于瘤体较大者,术前行区域动脉化疗可缩小瘤体,增加切除的可能性。由于缺乏患者的积累,新辅助或辅助化疗方案并没有建立在循证医学数据上,只是沿用推荐的原发性胃癌治疗指南。

■ 预后

尽管试图在既往接受过胃切除术的患者中早期诊断残胃癌,但是仍有患者在诊断时已进入进展期。文献报道的 5 年生存率为 5%~20%,进展期残胃癌患者预后较差。残胃癌的预后与肿瘤组织学类型及浸润的深度、病理分期、胃周淋巴结转移情况、是否可行根治性切除等密切相关。

R0切除(镜下和肉眼均无肿瘤残存证据)是残胃癌手术治疗的目标,否则手术只能被认为是姑息性治疗。如果行手术切除,患者的5年生存率为42%;R0切除后,患者的5年生存率为71%;若肿瘤未被完全切除(R1或R2),患者的5年生存率仅为20%。许多作者支持为达到R0切除,残胃应当被全部切除,因为整个残胃经常存在弥漫性发育不良,并且多中心癌的发病率高。

据一些研究者报道,若早期残胃癌位于胃黏膜或黏膜下层,手术切除后,患者有较好的预后。Inomata等报道了早期残胃癌患者的5年生存率为69%,而进展期患者的预后较差。

残胃癌患者的预后也受T分期的影响。残胃癌较原发性胃癌更易侵犯胃壁或邻近器官。T1或T2期患者的5年生存率达100%,而T3或T4期患者的5年生存率仅为25%。残胃癌侵犯邻近结构比较常见,胰腺、食管或肝脏常受累。若吻合口邻近的空肠受累,通常为进展期疾病,在肿瘤的播散转移中起重要作用。31%~53%的残胃癌患者的胃空肠吻合口被肿瘤侵犯。空肠受累通常伴有系膜淋巴结转移。伴有空肠系膜淋巴结受累的患者预后通常很差。如果在早期即被检出,残胃癌的治疗结果相当好。

由于残胃淋巴回流解剖的改变,淋巴结状态是残胃癌重要的预后因素。尤其是从胃空肠吻合口到空肠系膜的淋巴回流和到下纵隔的淋巴回流,这些区域可导致淋巴结转移。由于大多数小弯侧被切除,残胃的淋巴回流转向大弯侧,脾动脉周围和脾门阳性淋巴结的发生率较原发性近端胃癌升高。改变的淋巴回流转向空肠系膜、下纵隔和来自胃大弯的淋巴回流,可能导致淋巴结阳性的残胃癌患者预后较差。

空肠系膜淋巴结转移的发生率为9%~52%,空肠系膜对残胃癌的转移播散非常重要。空肠系膜淋巴结受累患者的预后较差,因为远处淋巴结受累提示肿瘤为进展期。研究发现,21%的残胃癌切除后患者发生空肠系膜淋巴结转移。在伴有空肠受累的患者中,25%的病例伴有空肠系膜淋巴结转移。据Thorban等和Sasako等报道,空肠受累的病例分别占53%和31%。两位研究者均认为,空肠受累的残胃癌患者的预后更

差。在多变量分析中发现,侵犯吻合口处空肠是影响残胃癌患者预后的独立因素。无空肠受累患者的5年生存率为80%,有空肠侵犯的患者中,还没有生存时间超过5年的,平均生存时间仅6.6个月。因此,建议行吻合口和邻近系膜切除,虽不能改善整体预后,但可正确地进行肿瘤分期。

对残胃癌淋巴结状态采用UICC分期,不考虑先前淋巴结清扫和吻合方式,在一些患者中,检出淋巴结的数量对于进行淋巴结转移分期是不够的。作为残胃癌淋巴播散的结果,需要行全部淋巴结切除。淋巴结阳性率(阳性淋巴结占全部切除淋巴结的比率)是治疗相关的预后因素。淋巴结阳性率<0.2被认为可以行淋巴结根治性切除,应保证至少15个淋巴结被切除。淋巴结阳性率<0.2的残胃癌患者的5年生存率为75%,而淋巴结阳性率>0.2的残胃癌患者的5年生存率为17%。这些结果显示,应当行扩大淋巴结切除,切除范围包括胃周淋巴结分区、空肠系膜,以及脾动脉和脾门,因为这些区域的转移发生率较高。

在残胃癌患者中,淋巴管是否受累对预后有明显的影响。淋巴管受累患者的5年生存率为25%,未受累患者的5年生存率为51%。Yokota等认为,淋巴管受累会增加淋巴结转移的发生率,这可能是患者预后较差的原因。Gabbert等发现,淋巴管受累的发生率随T分期升高。

胃壁周围神经的神经束膜受累可能也是影响预后的因素。据Duraker等报道,随着肿瘤侵犯胃壁的深度增加,神经周围受累的发生率逐渐升高。Tanaka等提出,胃癌患者伴神经束膜受累患者的预后很差,神经周围受累是预后影响因素之一。当组织学检查发现神经周围受累时,肿瘤局部复发率增加。伴有神经周围受累的残胃癌患者的5年生存率为0(中位生存时间4.8个月),而无神经周围受累患者的5年生存率为51%。

此外,神经周围受累和淋巴管受累可以被认为肿瘤播散,增加了肿瘤进行性侵犯胃壁的概率。这两个因素有助于进行分期。

■ 总结

胃镜检查结合病理活检是确诊残胃癌的主要手段,能早期发现肿瘤;超声检查作为重要的辅助或筛

选手段,能确定病变的范围、程度,对指导临床治疗及判断预后有重要价值。残胃癌的治疗应当包括全胃切除伴根治性淋巴结清扫术,并考虑残胃淋巴回流的改变。空肠吻合口处的系膜尤其应当被切除,此处常是淋巴结转移的部位。若无法对晚期残胃癌患者行根治术,应争取行姑息性切除术,以改善患者的生活质量,延长生存期。残胃癌的预后与肿瘤组织学类型及浸润深度、病理分期、胃周淋巴结转移情况、是否可行根治性切除等密切相关。

参考文献

[1]Ma F, Li Y, Li W, et al. Is subtotal gastrectomy feasible for the treatment of gastric stump cancer located at the anastomotic site after distal gastrectomy for benign lesions?[J]. World J Surg Oncol, 2020,18(1):1477–7819. DOI:10.1186/s12957–020–01821–y.

[2]Runkel M, Runkel N. Esophago-Gastric Cancer after One Anastomosis Gastric Bypass (OAGB) [J]. Chirurgia (Bucur), 2019,114(6):1221–9118. DOI:10.21614/chirurgia.114.6.686.

[3]Sonoda K, Samdani RT, Ikoma N, et al. Gastric cancer in the remnant stomach after pancreaticoduodenectomy:A case series[J]. J Surg Oncol,2019,120(7):1137–1141. DOI:10.1002/jso.25695.

[4]Goto H, Kanaji S, Otsubo D, et al. Comparison of total versus subtotal gastrectomy for remnant gastric cancer [J]. Langenbecks Arch Surg, 2019,404 (6):1435–2443. DOI:10.1007/s00423–019–01821–x.

[5]Lu J, Zheng ZF, Zhou JF, et al. A novel prognosis prediction model after completion gastrectomy for remnant gastric cancer:Development and validation using international multicenter databases [J]. Surgery. 2019,166(3):314–321. DOI:10.1016/j.surg.2019.05.004.

[6]Ma FH, Xue LY, Chen YT, et al. Surgical resection of gastric stump cancer following proximal gastrectomy for adenocarcinoma of the esophagogastric junction [J]. World J Gastrointest Oncol, 2019,11(5):416–423. DOI:10.4251/wjgo.v11.i5.416.

[7]Kameda C, Kawabata R, Koga C, et al. Clinicopathological Features of Remnant Gastric Cancer (RGC):Detection of RGC after Five Years of Follow-Up Was Associated with a Poor Prognosis. Am Surg. 2019,85(4):384–389.

[8]Chowdappa R, Tiwari AR, Ranganath N, et al. Is there difference between anastomotic site and remnant stump carcinoma in gastric stump cancers?—a single institute analysis of 90 patients[J]. J Gastrointest Oncol. 2019,10 (2):307–313. DOI:10.21037/jgo. 2018.12.03.

[9]Watanabe M, Kinoshita T, Morita S, et al. Clinical impact of splenic hilar dissection with splenectomy for gastric stump cancer [J]. Eur J Surg Oncol. 2019,45(8):1505–1510. DOI:10.1016/j.ejso. 2019.03.030.

[10]Nakaji YU, Saeki H, Kudou K, et al. Short- and Long-term Outcomes of Surgical Treatment for Remnant Gastric Cancer After Distal Gastrectomy [J]. Anticancer Res, 39 (3):1411–1415. DOI:

10.21873/anticanres.13256.

[11]Na HK, Ahn JY, Lee JH, et al. Clinical outcomes of endoscopic treatment for gastric epithelial neoplasm in remnant stomach after distal gastrectomy[J]. Dig Liver Dis, 2019,51(5):675–680. DOI:10.1016/j.dld.2018.11.030.

[12]Fukui Y, Shinohara H. ASO Author Reflections:Endoscopic Management Will Be an Effective Treatment Option for Early Remnant Gastric Cancer,Similar to Primary Gastric Cancer. 2018,25(Suppl 3):743–744. DOI:10.1245/s10434–018–6907–6.

[13]Mao Z, Wang B, Dong P, et al. The completely mobilized remnant stomach:A new choice to reconstruct the esophagus in lower thoracic esophageal carcinoma with a history of distal gastrectomy [J]. Surg Oncol, 2018,27 (3):539–543. DOI:10.1016/j.suronc. 2018.07.005.

[14]St-Louis E, Gowing SD, Mossallanejad P, et al. Outcomes after completion total gastrectomy for gastric remnant cancer:experience from a Canadian tertiary centre [J]. Can J Surg. 2018,61(4):270–277.

[15]Gao Z, Li Y, Jiang K, et al. Progress and controversy on diagnosis and treatment of gastric stump cancer [J]. Chinese Journal of Gastrointestinal Surgery, 2018,21(5):588–592.

[16]Li Y, Gao Z, Zhao X, et al. Meta-analysis of gastric stump cancer after gastrectomy for gastric cancer[J]. Chinese Journal of Gastrointestinal Surgery, 2018,21(5):569–577.

[17]Qian F, Liu J, Liu J, et al. Application of robotic surgery to treat carcinoma in the remnant stomach [J]. Chinese Journal of Gastrointestinal Surgery, 2018,21(5):546–550.

[18]Wang W, Nie R, Zhou Z. Risk factor analysis and prediction model establishment of lymph node metastasis in remnant gastric cancer[J]. Chinese Journal of Gastrointestinal Surgery, 541–545.

[19]Gao Z, Jiang K, Ye Y, et al. Interpretation on Chinese surgeons' consensus opinion for the definition of gastric stump cancer (version 2018) [J]. Chinese Journal of Gastrointestinal Surgery, 2018,21(5):486–490.

[20]Booka E, Kaihara M, Mihara K, et al. Laparoscopic total gastrectomy for remnant gastric cancer:A single-institution experience [J]. Asian J Endosc Surg, 2019,12 (1):58–63. DOI:10.1111/ases. 12495.

[21]Fukui Y, Shindoh J, Inoshita N, et al. Efficacy of Endoscopic Management for Early Remnant Gastric Cancer:Is Completion Gastrectomy Truly Necessary in Cases with Marginally Noncurative Histopathologic Features?[J] Ann Surg Oncol, 2018,25 (6):1608–1615. DOI:10.1245/s10434–018–6407–8.

[22]Iguchi K, Kunisaki C, Sato S, et al. Evaluation of Optimal Lymph Node Dissection in Remnant Gastric Cancer Based on Initial Distal Gastrectomy[J]. Anticancer Res, 2018,38(3):1677–1683.DOI:10.21873/anticanres.12401.

[23]Bouquot M, Dokmak S, Barbier L, et al. Gastric stump carcinoma as a long-term complication of pancreaticoduodenectomy:report of two cases and review of the English literature [J]. BMC Gastroenterol, 2017,17 (1):117. DOI:10.1186/s12876–017–0682–x.

[24]Hanyu T, Wakai A, Ishikawa T, et al. Carcinoma in the Rem-

nant Stomach During Long-Term Follow-up After Distal Gastrectomy for Gastric Cancer: Analysis of Cumulative Incidence and Associated Risk Factors [J]. World J Surg, 2018, 42 (3): 782-787. DOI: 10.1007/s00268-017-4227-9.

[25]Son SY, Kong SH, Ahn HS, et al. The value of N staging with the positive lymph node ratio, and splenectomy, for remnant gastric cancer: A multicenter retrospective study[J]. J Surg Oncol, 2017, 116 (7): 884-893. DOI: 10.1002/jso.24737.

[26]Nakagawa M, Choi YY, An JY, et al. Staging for Remnant Gastric Cancer: The Metastatic Lymph Node Ratio vs. the UICC 7th Edition System [J]. Ann Surg Oncol. 2016, 23 (13): 4322-4331. DOI: 10.1245/s10434-016-5390-1.

[27]Nienhüser H, Blank S, Sisic L, et al. Gastric stump carcinoma: frequency, treatment, complications and prognosis. 2017, 88 (4): 317-327. DOI: 10.1007/s00104-016-0296-9.

[28]Honda S, Bando E, Makuuchi R, et al. Effects of initial disease status on lymph flow following gastrectomy in cases of carcinoma in the remnant stomach. Gastric Cancer [J]. 2017, 20 (3): 457-464. DOI: 10.1007/s10120-016-0640-2.

[29]P duraru DN, Nica A, Ion D, et al. Considerations on risk factors correlated to the occurrence of gastric stump cancer [J]. J Med Life, 2016, 9 (2): 130-6.

[30]Ohira M, Toyokawa T, Sakurai K, et al. Current status in remnant gastric cancer after distal gastrectomy[J]. World J Gastroenterol, 2016, 22 (8): 2424-33. DOI: 10.3748/wjg.v22.i8. 2424.

[31]Oymaci E, Sari E, Uar AD, et al. Gastric Remnant Cancer: Continuing Serious and Insidious Problem for Surgeons [J]. Hepatogastroenterology, 2015, 62 (139): 727-31.

第18章

胃腔部分隔绝胃空肠吻合术

邓靖宇

■ 手术适应证

适用于邻近脏器、血管等重要结构浸润而无法切除的幽门梗阻或出血的胃体下部或胃窦癌患者。

■ 术前处置要点

- 行超声内镜检查，以明确肿瘤病理性质、浸润深度以及病灶位置。
- 行上消化道造影(仅适用于无消化道出血患者)，协助识别梗阻部位。
- 行增强 CT 检查，以明确肿瘤部位和邻近脏器、血管受侵情况。
- 心肺功能检查。
- 生物化学、出凝血、血常规等基本检查。

■ 术前处理

- 对于幽门梗阻患者，术前 3 天以上应禁食水，行胃肠持续减压并应用高渗盐水洗胃。
- 对于消化道出血患者，应给予以质子泵抑制剂为主的药物持续治疗至大便潜血试验转阴。
- 治疗以静脉外营养支持为主，纠正水、电解质、酸碱失衡，补充人血白蛋白等。

■ 手术操作步骤

探查

进入腹腔后，依照胃癌根治术探查顺序进行全面探查，随即重点检查原发灶部位、周围脏器及血管的肿瘤浸润情况。同时需要明确肠系膜有无广泛播散灶存在、空肠系膜活动度及可牵拉长度。若术中探查发现广泛腹膜、肠系膜播散灶，则应放弃该术式。

胃腔部分隔绝位置选择

沿胃大弯侧在远离幽门部肿瘤上极 3cm 或以上或胃网膜血管弓无血管区，分别向左、右两侧游离此处胃大弯侧壁 1~2cm，并结扎网膜血管弓，进入相应区域胃壁大弯侧血管分支后，采用直线切割闭合器由大弯侧胃壁垂直向小弯侧闭合切断 2/3 胃腔，随后利用移动胃管来检查剩余 1/3 胃腔远近侧是否通畅。对于胃腔部分隔绝远、近两侧残端，可应用 3-0 线全层间断缝合加强(图 18-1)。

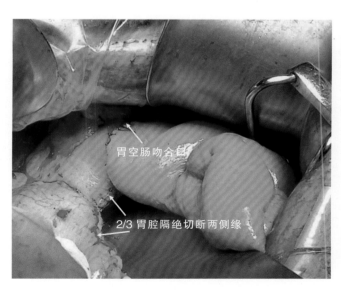

胃空肠吻合口

2/3 胃腔隔绝切断两侧缘

图 18-1　2/3 胃腔隔绝闭合切断后，近端胃残端与空肠吻合。

■ 胃空肠吻合术

　　胃空肠吻合术是以胃腔部分隔绝近侧胃残端角与空肠袢的吻合,从而构成新的消化道输出通路。可根据局部肿瘤分期和空肠袢长度,决定采用 Roux-en-Y 吻合或非离断式改良 Roux-en-Y 吻合等方式（图 18-2）,局部吻合具体可选用侧-侧吻合(应用直线切割闭合器)或端-侧吻合(应用管状吻合器)。

腹部引流管放置

　　于胃空肠吻合口左侧放置 1 支多孔引流管,并经左侧腹壁戳孔引出。术后第 3~4 天,患者进食后无腹腔引流液量增多或色泽改变时拔除。

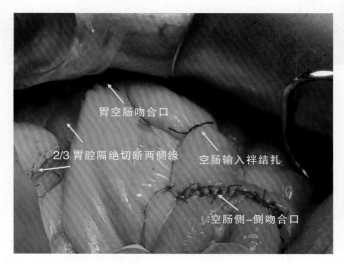

图 18-2　非离断式改良 Roux-en-Y 吻合。

第 19 章

不可切除Ⅳ期胃癌转化治疗

梁 寒

得益于细胞毒性药物的进展,近 10 年来,对于第 4 版日本《胃癌治疗指南》定义的 M1 期胃癌中的部分病例,采取系统化疗(包括腹腔化疗)可以使部分病例降期,从而达到 R0 手术要求,进而使其转化为可手术病例。在接受转化治疗的病例中,部分患者可以获得长期生存。这种治疗模式的探索为Ⅳ期胃癌的综合治疗开辟了新天地,也给部分患者带来了生存希望,同时体现出个体化精准治疗的理念。近年来,抗血管靶向药物及免疫抑制剂的广泛临床应用,为Ⅳ期胃癌的转化治疗提供了新选择。

手术是治愈胃癌的唯一手段,但是对于Ⅳ期胃癌而言,原则上,手术的价值主要体现在解决胃癌相关并发症,包括出血、穿孔和梗阻。REGATTA 研究的试验设计是为了证明姑息手术对Ⅳ期胃癌患者的生存价值。该研究在日本、韩国和新加坡的 44 个医疗机构中招募了 175 例有单一不可治愈因素的Ⅳ期胃癌病例。不可治愈因素包括肝转移、腹膜转移和腹主动脉旁淋巴结转移。将所有病例随机分成单纯化疗组和胃切除术+化疗组。化疗方案采取 S-1 口服,每天 80mg/m² (d1~d21);顺铂 60mg/m²(d8),每 5 周重复。随访发现,单纯化疗与手术+化疗组患者的中位生存时间分别为 16.6 个月和 14.3 个月。分层分析发现,与单纯化疗比较,远端胃切除术+化疗可能改善患者预后,而全胃切除术+化疗患者的预后最差。与单纯静脉化疗比较,胃切除术+化疗的治疗模式不能改善具有不可治愈因素的晚期胃癌患者的预后。分析原因为,采取全胃切除术的患者对术后化疗的耐受性明显降低,与接受单纯化疗的患者比较,全胃切除术后患者接受化疗的周期数仅为接受远端胃切除术患者的 50%。该研究首次以

前瞻、随机对照多中心国际临床研究的高级别循证医学证据证实了对Ⅳ期胃癌患者采取手术+化疗的治疗模式不可取,应首选化疗。但是给我们带来了某些启示:对Ⅳ期胃癌病例行静脉化疗是基础,恰当的手术方法和时机可能给患者带来生存获益。

■ 腹腔+静脉化疗是腹膜转移胃癌的有效治疗模式

Osugi 等的回顾性研究显示,与对照组比较,口服 S-1 可以延长腹膜转移胃癌患者的生存期(中位生存时间:257 天对 118 天,$P=0.0008$)。Imano 等针对紫杉醇(PTX)腹腔化疗开展的药代动力学研究显示,PTX 在腹腔组织与血浆中的曲线下面积(AUC)比值=1065:1。这充分表明了 PTX 腹腔化疗的药代动力学优势。Ishigami 等报道了 100 例腹膜转移或腹腔游离癌细胞检查阳性(CY1)的胃癌病例,采取腹腔注射 PTX 结合口服 S-1、静脉 PTX 化疗后,对于腹腔镜探查 CY 阴性、腹膜转移灶消失或明显改善的病例行根治性手术。结果显示,64 例患者实施了手术治疗,其中 44 例获得 R0 切除(68.7%),有 2 例患者术后发生吻合口瘘和胰瘘,无手术相关死亡病例。接受手术治疗的患者的中位生存时间为 34.6 个月,而无法接受手术治疗的患者的中位生存时间为 14.3 个月。该研究认为,对于腹膜转移和 CY1 的胃癌患者,对腹腔结合系统化疗后有效的病例采取手术治疗安全、可靠,能延长患者的生存时间。

在 2016 年 6 月召开的美国临床肿瘤学会(AC-SO)年会上,日本腹腔化疗研究组的 Ischigami 分享了

PHOENIX 研究的最终随访结果。该研究入组 180 例胃癌腹膜转移的病例,其中治疗组 120 例,采取静脉 PTX+口服 S-1/腹腔 PTX(IP 组)治疗方案;对照组 60 例,采取口服 S-1/静脉顺铂(SP 组)治疗方案。分析发现,IP 组与 SP 组患者的中位生存时间分别为 17.7 个月和 15.2 个月($P=0.080$)。PHOENIX 研究的随访结果并未显示出 IP 方案的生存优势。但在亚组分析中,如以腹水作为分析依据,在 158 例伴有腹水的患者中,IP 组与 SP 组患者的中位生存时间分别是 17.7 个月和 14.3 个月 ($P=0.022$);如果以中等量以上腹水作为指标,IP 组和 SP 组患者的中位生存时间分别是 13.0 个月和 6.8 个月($P=0.0079$)。由此可见,在矫正腹水的偏倚影响后,两种方案的差异具有统计学意义,进一步证明了腹水控制对胃癌腹膜转移患者预后有重要意义。对于无或伴有少量腹水患者,IP 方案的意义有待进一步验证,基于现有数据,建议采取以 S-1 为基础的联合系统化疗;而对于伴有中度腹水患者,则建议采取 IP 方案,以达到控制腹水、缓解症状、改善生活质量和延长生存时间的目的。朱正刚教授的团队在这方面做了有益的探索,取得了显著疗效。我们受到 PHOENIX 研究的启发,结合国内腹腔热灌注化疗(HIPEC)的临床实践,设计了前瞻性多中心随机对照临床研究,以 PHOENIX 研究方案为对照,试验组增加 HIPEC 治疗,以验证 HIPEC 在伴有腹膜转移胃癌转化治疗中的价值。

■ 以紫杉醇为基础的化疗是Ⅳ期胃癌转化治疗的基石

在德国 AIO-FLOT3 前瞻性多中心临床研究中,对新辅助化疗结合手术治疗在局限性转移胃癌和食管胃结合部癌患者中的疗效进行观察,化疗方案为 FLOT(多西他塞+奥沙利铂+氟尿嘧啶+四氢叶酸)。从 52 家医疗中心选取符合条件的 238 例患者,并分为 3 组:A 组 51 例,可切除,化疗 4 个周期+手术+化疗 4 个周期;B 组 60 例,局限性转移,化疗 4 个周期,如果再分期提示原发灶可行 R0 切除,转移灶至少有 1 处肉眼 R0 切除,则行手术+ 化疗 4 个周期;C 组 127 例,广泛转移,化疗 8 个周期+姑息手术。B 组的入组标准包括单一器官转移,伴或不伴腹腔淋巴结转移,其中仅存在腹膜后淋巴结转移 27 例(45%)、肝转移 11 例

(18.3%)、肺转移 10 例(16.7%)、局限性腹膜转移 4 例(6.7%)、其他(库肯勃瘤、肾上腺转移或锁骨上转移)8 例(13.3%)。研究结果显示,B 组中 60%(36/60)的患者接受了手术治疗,与 C 组相比,中位总生存时间明显延长(22.9 个月对 10.7 个月,$P<0.01$),总反应率、完全缓解(CR)率+部分缓解(PR)率升高(60%对 43.3%)。接受手术治疗患者的中位生存时间为 31.3 个月,明显优于未接受手术患者 (15.9 个月)。上述研究数据提示,对于局限性转移且无法达到 R0 切除的患者,采取含多西他赛的三药化疗 4 个周期后,筛选出对化疗敏感且预计能达到原发灶 R0 切除+转移灶肉眼 R0 切除的病例,采取手术治疗,术后再进行 4 个周期化疗,可以显著延长患者的总生存时间。

Yoshida 教授的团队回顾分析了 2001—2013 年在日本岐阜和广岛大学医院收治的共计 259 例Ⅳ期胃癌患者,采取系统化疗,其中 84 例接受后续手术治疗的病例根据 Yoshida 分型分成Ⅳ型。84 例患者中有 7 例行新辅助化疗,其他 77 例行转化治疗。接受转化手术与未手术病例的中位生存时间分别是:Ⅰ型,28.3 个月/5.8 个月;Ⅱ型,30.5 个月/11.0 个月;Ⅲ型,31.0 个月/18.5 个月;Ⅳ型,24.7 个月/10.0 个月。其中接受 R0 切除患者的中位生存期(41.3 个月)明显优于接受 R1/2 切除患者(21.2 个月)。接受 R0/R1~2 Ⅱ型切除的病例的中位生存时间分别是 56.2 个月/16.3 个月;Ⅲ型分别是 33.3 个月/29.6 个月;Ⅳ型分别是 40.7 个月/17.8 个月。在转化治疗中,选择合适的病例最关键,转化成功后行 R0 切除是影响患者长期生存的最重要因素。来自韩国的 Park 等回顾分析了 92 例临床Ⅳ期胃癌病例接受单纯手术治疗或联合围术期化疗的临床效果。根据 Yoshida 分型,Ⅰ、Ⅱ、Ⅲ、Ⅳ型分别有 35 例、39 例、14 例和 4 例。对于Ⅰ、Ⅱ型病例而言,接受围术期化疗组患者与单纯手术组患者相比,似乎没有生存优势 (47.6%对 41.7%;52.6%对 30.0%);但是对于Ⅲ型、Ⅳ型病例而言,围术期化疗组患者的生存率显著优于单纯手术组患者 (50.0% 对 75.0%,$P=0.027$;0 对 66.7% $P=0.083$)。该回顾研究的结论是,如果患者属于技术上可以切除的Ⅳ期胃癌,可以尝试直接手术,否则应该采取围术期化疗。

Kinoshita 等回顾分析了 57 例Ⅳ期胃癌病例,其中具有单一不可治愈因素的 15 例患者归类为潜在可切除,包括腹主动脉旁淋巴结(No.16a2b1)转移、肝脏

<3 个外周型转移灶。其余 42 例归类为初治不可切除。所有患者接受 DCS（紫杉醇–顺铂–替吉奥）化疗，其中 34 例接受转化手术，这组患者的 3 年总生存率为 50.1%（中位生存时间为 29.9 个月）；具有单一不可治愈因素的潜在可切除病例的 3 年总生存率高达 92.9%。多因素分析发现，潜在可切除是唯一的预后独立影响因素。对于初治不可切除病例而言，化疗有效性是预后独立影响因素。

Tsuburaya 等回顾分析了 53 例伴有腹主动脉旁淋巴结转移的胃癌患者，结果显示，接受 2~3 个周期的 S-1 联合顺铂新辅助化疗后，R0 切除率达到 82%，临床和病理反应率分别是 65% 和 51%，3 年和 5 年生存率分别是 59% 和 51%。中国医学科学院肿瘤医院的 Zheng 等回顾分析了 48 例伴有腹主动脉旁淋巴结转移（PALNM）的Ⅳ期胃癌病例（没有其他部位转移），接受系统化疗后，PR+CR 率达到 39.4%，PALNM 完全缓解率达到 50%。化疗后，22 例患者（45.8%）接受了 D2 手术，6 例（12.5%）患者接受了放疗。术后并发症发生率为 27.3%，死亡 1 例（4.5%）。接受手术治疗和未手术患者的中位总生存时间分别是 50.7 个月和 12.8 个月。接受 D2 手术患者的 3 年和 5 年生存率分别是 56.8% 和 47.3%。

Markar 等收集了 39 篇 1990—2015 年发表的包含 10 例以上的胃癌肝转移切除病例的文献，所有病例均仅有肝转移。39 篇报道的中位病例数为 21 例，1 年、3 年及 5 年中位生存率分别是 68%、31% 和 27%。肝转移灶手术切除是患者生存的独立影响因素（HR=0.50，P<0.001）。包含 7 项研究、249 例手术切除肝转移灶患者（103 例为多发肝转移，146 例为单发肝转移）的汇总分析发现，与多发肝转移患者相比，肝脏寡转移患者预后可以得到显著改善（P=0.011）。针对 Yoshida Ⅰ型Ⅳ期胃癌肝转移病例，中国研究型医院学会消化道肿瘤专业委员会等 3 个专业委员会发表了《胃癌肝转移诊断与综合治疗中国专家共识（2019 版）》，将肝转移分成可切除（Ⅰ）型、潜在可切除（Ⅱ）型和不可切除（Ⅲ）型。2019 年版《CSCO 胃癌诊疗指南》专门论述了初诊Ⅳ期单一转移胃癌的治疗：对于肝单一远处转移，原发灶区域淋巴结可以行 R0 切除的Ⅲ型病例，推荐采取原发灶及转移灶手术联合系统化疗（2B 类证据）。

■ 化疗联合靶向药物和（或）抗 PD-1 单抗可能成为胃癌转化治疗的新模式

程向东教授在 2017 年 ASCO-GI 壁报上报道了 33 例Ⅳ期胃癌患者采用紫杉醇+S-1+阿帕替尼转化治疗的结果。33 例患者中有 18 例接受了 R0 切除，转化治疗期间，化疗及靶向治疗相关副反应可控，手术安全性也在可控范围。本院采取该方案治疗Ⅳ期胃癌患者 33 例：对于合并腹膜或卵巢转移者，予以紫杉醇 IP+IV、口服替吉奥、阿帕替尼；对于非腹膜或卵巢转移者，采取 SOX+阿帕替尼，每 2~4 个疗程后经 MDT 讨论评估 1 次，如果达到 R0 切除要求，暂停阿帕替尼 1 个疗程，并实施手术。经过转化治疗后，22 例 PR，8 例 PD，ORR 为 75.7%。22 例患者接受 R0 切除，R0 切除率为 63.6%，术中清扫淋巴结（57.0±15.6）枚，术中出血（164±46）mL。手术组患者的中位无进展生存时间为 10.5 个月，中位总生存时间为 16.5 个月。未手术组患者的中位无进展生存时间为 2.5 个月，中位总生存时间为 5.5 个月。手术组患者没有发生严重的并发症或死亡。2020 年，ASCO 口头报道了一项来自德国和意大利的应用 RAM 单抗联合 FLOT 围术期治疗食管胃结合部腺癌（RAMSES/FLOT7）的研究结果。在该研究中，治疗组（FLOT+RAM）中发生吻合口瘘/手术死亡 5 例，对照组仅 1 例。作者没有说明在手术前的抗血管 RAM 单抗停药时间，而发生吻合口瘘/死亡事件显然与应用 RAM 单抗有关。国内应用阿帕替尼抗血管单抗的治疗方案均于手术前停用 1 个疗程，这可能是手术安全性的根本保障。

2019 年 ASCO-GI 召开期间，来自美国纪念斯隆·凯特琳癌症中心的 Janjigian 等报道了 37 例既往未接受治疗的 Her-2(+++) 或 FISH(+) 的晚期食管胃结合部腺癌病例，采取卡培他滨+奥沙利铂+曲妥珠单抗+帕博利珠单抗四联治疗。在初始诱导期内，患者应用帕博丽珠单抗 200mg、曲妥珠单抗 8mg/kg，并在随后的治疗周期中接受奥沙利铂 130mg/m²（IV，第 1 天）或顺铂 80mg/m²（IV）；卡培他滨 850mg/m²（每天 2 次，第 1~14 天）或 5-FU 800mg/m²（IV，第 1~5 天）；帕博丽珠单抗 200mg（IV，第 1 天）；曲妥珠单抗 6mg/kg（IV，第 1 天）。2020 年 ASCO 召开期间，作者更新了最新结果，并将其在线发表在 *Lancet Oncol* 上：ORR 率达到 89%，中位无疾病进展生存时间为 13.3 个月，总生存时间为 27.17 个月，12 个月总生存率达到 80%。最常见的 3~4 级不良事件是神经病变（最常见，97%）和淋巴细胞减少症（13.5%），2 例患者发生 3 级肾炎，导致治疗中断。由于发生免疫相关不良事件，4 例患者停用帕博丽珠单抗，没有与治疗相关死亡发生。

受该研究结果的启发，本中心在 2019 年 4 月启动了白蛋白紫杉醇+S-1+阿帕替尼+信迪利单抗用于Ⅳ期胃癌转化治疗的单中心Ⅱ期研究（NCT04267540）。目前已入组 42 余例病例，患者耐受良好，没有因发生药物副反应而中断治疗的病例，初步影像学评估临床

ORR 达到 95% 以上。接受手术治疗的 18 例患者中，4 例获得了 ypCR（22.2%），MPR 为 27.8%（5/18）。该研究的初步结果已被 2021 年 ASCO 以摘要形式接受。

病例 1　女性，55 岁，胃癌，伴腹膜广泛转移、腹水、胸腔积液、右侧卵巢转移，采取上述四联治疗（白蛋白紫杉醇腹腔+静脉化疗）3 个疗程后，行 CT 评估疗效，腹膜转移灶达到 cCR。完成第 4 个疗程（停用阿帕替尼）后，腹腔镜探查及术后病理证实腹膜转移灶达到 pCR，患者接受了 R0 切除（图 19-1）。

病例 2　女性，44 岁，初诊胃癌，伴广泛腹膜后融合淋巴结（直径为 5cm），左锁骨上 2 个转移灶。采取上

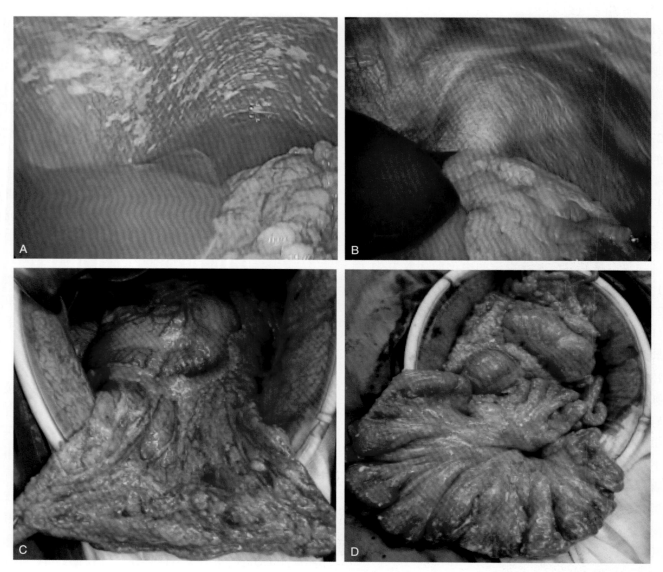

图 19-1　（A）治疗前腹腔镜分期：腹膜广泛转移，大网膜融合成饼状，小肠系膜广泛转移、挛缩，伴恶性腹水。（B）转化治疗 4 个周期后行腹腔镜探查：腹膜转移病灶消失或纤维化，腹水消失。（C）大网膜转移病灶消失，变得柔软。（D）小肠系膜转移灶消失，残留纤维化。（待续）

述方案 6 个疗程后,行 PET-CT 评估疗效,除原发灶以外的转移灶 cCR,患者于 8 个疗程后接受了 R0 切除(图 19-2)。

病例 3　女性,50 岁。确诊时伴胃癌腹膜后广泛淋巴结转移,腹膜转移,左锁骨上转移,多发骨转移。采取上述方案(白蛋白紫杉醇腹腔+静脉化疗)治疗

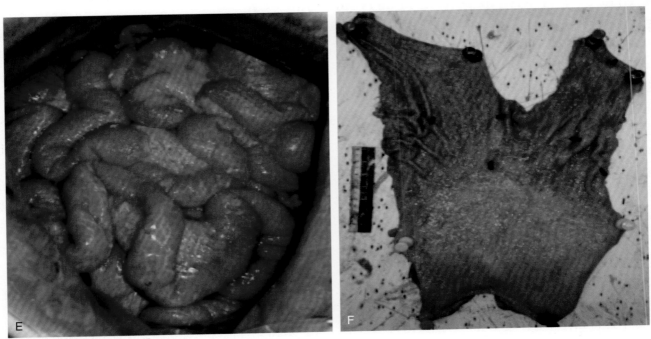

图 19-1(续)　(E)完成远端胃切除术+D2 淋巴结清扫。(F)胃窦处病灶消失,代以瘢痕组织。

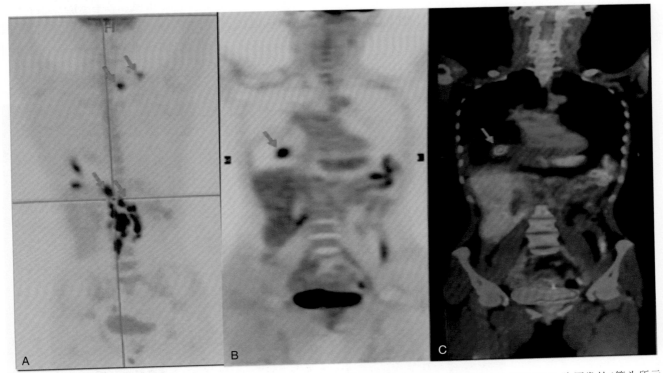

图 19-2　(A)治疗前 PET:左锁骨上多发转移灶,腹膜后多发融合转移淋巴结。(B)6 个疗程转化治疗后 PET:除原发灶(箭头所示,患者先天胃转位至右侧肝顶和膈肌间)外,所有转移灶 cCR。(C)6 个疗程转化治疗后 PET-CT:除原发灶外的所有转移灶 cCR。

8 个疗程,行 PET-CT 评估疗效示 cCR。图 19-3A 为治疗前的 PET-CT,图 19-3B 为治疗 8 个疗程后的 PET-CT,该患者目前仍接受治疗。

■ 循证、个体化精准施治是提高Ⅳ期胃癌转化率的根本

2016 年,日本学者 Yoshida 在 *Gastric Cancer* 杂志上发表了Ⅳ期胃癌分型建议(图 19-4),旨在根据不同转移情况采取不同策略,以使部分患者获得降期,达到 R0 切除目的。2019 年,在布拉格举办的第 13 届国际胃癌大会期间,Yoshida 教授发布了在日本、韩国和中国开展的多中心回顾性研究结果,共收集 1206 例符合要求的、采取转化治疗的胃癌病例,其中无腹膜转移者 789 例(Ⅰ型 206 例、Ⅱ型 583 例),伴腹膜者 417 例(Ⅲ型 300 例、Ⅳ型 117 例),所有患者的中位生存时间为 36.7 个月(Ⅰ型,42.4 个月;Ⅱ型,38.7 个月;Ⅲ型,33.4 个月;Ⅳ型,34.1 个月)。接受 R0、R1 和 R2 切除患者的中位生存时间分别是 56.6 个月、25.8 个月和 21.7 个月。接受 R0 切除患者的 5 年生存率达到 50%。从该回顾研究结果看,即使是 Yoshida Ⅳ型Ⅳ期胃癌患者,接受转化治疗后,仍有部分患者可以达到 R0 切除标准,采取手术治疗后,患者的中位生存时间可以达到 34.1 个月。本院接受转化治疗的第 2、3 例病例均属于Ⅳ型不可切除的胃癌病例,由于胃癌是异质性非常大的瘤种,单纯的大体临床分型恐难真实反映肿瘤的病理生物学行为。随着靶向药物、抗 PD-1 单抗等药物的临床应用,根据不同基因分型的个体化精准施治可能同样适用于不可切除Ⅳ期胃癌的临床实践。

本院近年来与南京国家裸鼠基地合作,开展胃癌 PDTX 临床研究,在 20 例胃癌病例中,有 15 例成功构建裸鼠模型,建模成功率为 75%。建模成功后的药敏试验提出供临床参考的不同方案(图 19-5A)。随后的随访结果显示,建模不成功病例的预后显著优于建模成功病例(图 19-5B,$P=0.0086$)。因此,利用 PDTX 裸鼠模型不但可以获得最佳治疗方案组合(单药化疗、联合化疗、化疗+靶向药物、化疗+靶向药物+免疫治疗),还可以直观预测肿瘤的恶性及侵袭性:建模不成功的病例预后相对较好,可以根据病理分期规范术后辅助治疗;而建模成功的病例恶性度高、侵袭性强,需要根据 PDTX 建议的个体化方案施治。

Satake 等在 2020 年 ASCO 年会壁报上报道了 Keynote-062 的亚洲亚组分析结果。结果显示,CPS≥1、CPS≥10 的亚洲晚期胃癌或食管胃结合部腺癌患者更能从帕博丽珠单抗治疗中获益,其总生存时间更长。由于 Janjigian 等在 2019 年 ESMO 上公布了应用帕博丽珠单抗联合曲妥珠单抗和化疗治疗 Her-2 阳性的转移性病例(不考虑 PD-L1 表达状态)的Ⅱ期研究数据,试验中收集了肿瘤组织活检及血液样本,以识别

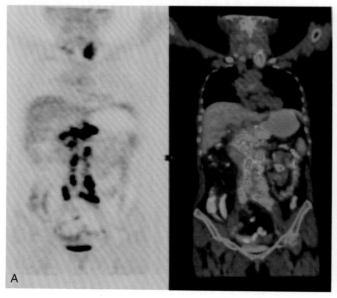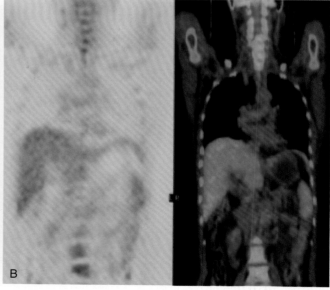

图 19-3　(A)转化治疗前(2019-9-30)。(B)转化治疗后(2020-5-19)。

对 PTC 疗效和耐药的预测因子。Maron 等在 2020 年 ASCO 年会上报道了研究结果。使用 NGS panel 的杂交捕获技术 MSK-IMPACT 和全基因组测序分析了治疗前、治疗中和治疗后的组织样本。结果显示,在 16 例连续进行血清 cDNA 检测的患者中,9 例 (56%)患者的 cDNA 重新出现早于影像学进展;IHC/FISH 检测

发现,44%(7/16) 的进展后样本中存在 Her-2 过表达/扩增的缺失。而且 PD-L1 表达状态不是生存预测因子。

总之,胃癌是异质性非常高的恶性肿瘤,在循证医学、精准医学及个体化治疗的大背景下,针对Ⅳ期病例采取系统治疗,并筛选出对化疗和(或)靶向/免疫治疗敏感的病例,采取 R0 切除,从而使部分病例获得

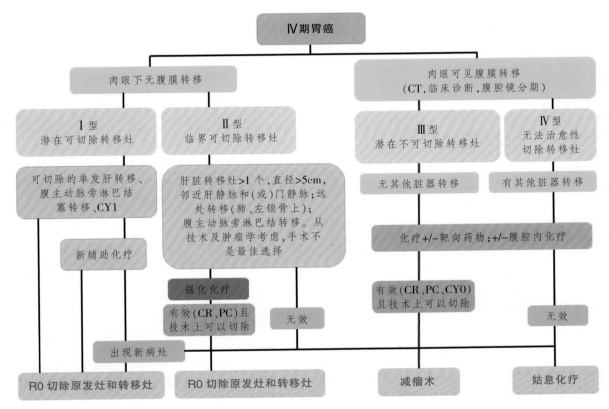

图 19-4　Ⅳ期胃癌 Yoshida 分型。

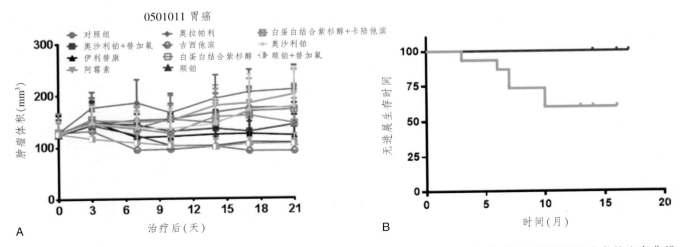

图 19-5　(A)PDTX 提供的备选治疗方案。(B)建模成功(绿色实线所示)与建模未成功(蓝色实线所示)患者的生存曲线(P=0.0086)。

长期生存的机会。在筛选病例及制订治疗方案过程中应该发挥 MDT 的作用,手术不是目的,患者的长期生存及生活质量是转化治疗所追求的终极目标。

参考文献

[1]Fujitani k,Yang HK,Mizusawa J,et al. Gastrectomy plus chemotherapy versus chemotherapy alone for advanced gastric cancer with a single non-curable factor (REGATTA):a phase 3,randomized controlled trial[J]. Lancet Oncol,2016,17(3):309–318.

[2]Osugi H,Takada N,Takemura M,et al. Oral fluoropyrimidine anticancer drug TS-1 for gastric cancer patients with peritoneal dissemination[J]. Oncol Rep,2002,9(4):811–815.

[3]Imano M,Peng YF,Itoh T,et al. A preliminary study of single intraperitoneal administration of paclitaxel followed by sequential systemic chemotherapy with S-1 plus paclitaxel for advanced gastric cancer with peritoneal metastasis [J]. Anticancer Res,2012,32(9):4071–4075.

[4]Ishigami H,Yamaguchi H,Yamashita H,et al. Surgery after intraperitoneal and systemic chemotherapy for gastric cancer with peritoneal metastasis or positive peritoneal cytology findings [J]. Gastric Cancer,2017,20(suppl 1)128–134.

[5]Ishigami H,Fujiwara Y,Fukushima R,et al. Phase Ⅲ study of intraperitoneal paclitaxel plus S-1/paclitaxel compared with S-1/cisplatin in gastric cancer patients with peritoneal metastasis:PHOENIX trials[J]. J Clin Oncol,2016,34(suppl):Abstr 4014.

[6]Zhu ZG. Clinical significance and efficacy of conversion surgery for patients with stage Ⅳ gastric cancer[J]. Chang Chinese Journal of Gastrointestinal Surgery 2018,25(10):1087–1092.

[7]AI-Batran SE,Homann N,Pauligk C,et al. Effect of neoadjuvant chemotherapy followed by surgical resection on survival in patients with limited metastatic gastric or gastroesophageal junction cancer:The AIO-FLOT3 Trial[J]. JAMA Oncol,2017,3(9):1237–1244.

[8]Yamagushi K,Yoshida K,Tanahashi T,et al. The long-term survival of stage Ⅳ gastric cancer patients with conversion therapy[J]. Gastric Cancer,2018,21(2):315–323.

[9]Yoshida K,Yamagushi K,Okumura N,et al. Is conversion therapy possible in stage Ⅳ gastric cancer:the proposal of new biological categories of classification[J]. Gastric Cancer,2016,19(2):329–338.

[10]Park JH,Yang JY,Park YH,et al. The long-term prognostic difference between gastrectomy with and without preoperative chemotherapy in patients with clinical stage Ⅳ gastric cancer[J]. Asian J Surg,2019,42(10):922–929.

[11]Kinoshita J,Fushida S,Tsukada T,et al. Efficacy of conversion gastrectomy following Docetaxel,Cisplatin,and S-1 therapy in potentially resectable stage Ⅳ gastric cancer[J]. Eur J Surg Oncol,2015,41(10):1354–1360.

[12]Tsuburaya A,Mizusawa J,Tanaka Y,et al. Neoadjuvant chemotherapy with S-1 and Cisplatin following by D2 gastrectomy with para-aortic lymph node dissection for gastric cancer with extensive lymph node metastasis[J]. Br J Surg, 2014, 101(6):653–660.

[13]Zheng XH,Zhang W,Yang L,et al. Role of D2 gastrectomy in gastric cancer with clinical para-aortic lymph node metastasis[J]. World J Gastroenterol, 2019, 25(19):2338–2353.

[14]Marker SR,Mikhail S,Malietzis G,et al. Influence of surgical resection of hepatic metastases from gastric adenocarcinoma on long-term survival:systematic review and pooled analysis [J]. Ann Surg, 2016, 263(6):1092–1101.

[15]中国研究型医院消化道肿瘤专业委员会,中国医师协会外科医师分会上消化道外科医师委员会,中国抗癌协会胃癌专业委员会, 等. 胃癌肝转移诊断与综合治疗中国专家共识(2019版). 中国实用外科杂志, 2019, 39(5):405–411.

[16]李进,秦叔奎,马军,等. 中国临床肿瘤学会(CSCO)常见恶性肿瘤诊疗指南 2019.北京:人民卫生出版社,2019–9:219.

[17]Cheng XD,et al. Conversion therpy with antiogenesis with Apatinib plus chemotherapy. Phase Ⅱ study of conversion using S1/paclitaxel chemotherapy plus apatinib in unresectable gastric cancer[J]. ASCO-GI 2017,Ahead-G325-trial.

[18]蔡明志、王学军、邓靖宇、等. 联合应用阿帕替尼在不可切除晚期胃癌转化治疗中的研究 [J]. 中国肿瘤临床, 2020, 47(9):446–448.

[19]AI-Batran SE,Hofheinz RD,Schmalenberg H,et al. Result from Ramcirumab combined with FLOT comparing FLOT alone for resectable EGJ adenocarcinoma (RAMSES/FLOT7):a German (AIO)and Italy(GOIM)multi-center,randomized phase Ⅱ/Ⅲ trial [J]. 2020 ASCO Oral abstract 4501.

[20]Janjigian YY,Maron SB,Chatila W,et al. First line pembrolizumab,Trastuzmab,Capecitabine and Oxalipatin in Her-2-positive metastatic esophagogastric adenocarcinoma 2019 ASCO-GI Abstract # 62.

[21]Janjigian YY,Marson SB. Chatila W,et al. First line pembrolizumab,Trastuzmab,Capecitabine and Oxalipatin in Her-2-positive metastatic esophagogastric adenocarcinoma ASCO 2020 Abstract 2211.

[22]Janjigian Yelena Y,Steven B. Maron,Walid Chatila,et al. First line pembrolizumab,and Trastuzmab in Her2-positive gastric,or gastro-oesophageal junction cancer:an open-label,single-arm,phase 2 trial [J]. Lancet Oncology, 2020, 21 (67):821–883,dio:10.1016/S1470–2045(20)30169–8.

[23]Marson SB,Chatila W,Janjijian YY,et al. Pembrolizumab with trastuzumab and chemotherapy (PTC)in Her-2-positive metastatic esophagogastric cancer(mEG):Plasma and tumor-based biomarker analysis[J]. ASCO 2020.Abstract 4559.

[24]Liu Y,Zhu YP,Cai MZ,et al. A preliminary study on the establishment of the PDTX model [J]. Cancer Manage and Res, 2020, 12:1969–1979. http://www.dovepress.com/terms.php.

第 20 章

腹膜切除术和腹腔热灌注化疗

詹宏杰

胃癌是起源于胃黏膜上皮的恶性肿瘤,它是世界上第四大常见的癌症,患者的 5 年生存率为 25%。东亚地区是全球胃癌的"重灾区",尤以我国发病率最高。我国国家癌症中心 2019 年发布的数据表明,胃癌的发病率和死亡率分别居于所有恶性肿瘤的第 2 位和第 3 位,远高于世界水平。在胃癌治疗过程中,外科手术是常用的方法之一,疾病早期患者术后可获得根治。腹膜转移是影响手术预后和复发的主要原因之一,成为影响胃癌治疗效果的关键问题。

腹膜转移在原发性胃癌中较为常见,在接受胃切除术的患者中,有 5%~20% 的患者发生腹膜转移。腹膜也是约 50% 的患者首次进展的最常见部位。几乎 50% 的胃癌患者会发生腹膜转移,转移后患者的 5 年生存率仅为 5%。原发性或复发性胃癌的治疗标准包括手术、静脉化疗和放疗。目前正在探索腹膜转移瘤的特殊治疗方法,如新辅助全身化疗(NAC)、新辅助腹腔内和全身化疗(NIPS)、肿瘤细胞减灭术(CRS)和围术期化疗,包括腹腔热灌注化疗(HIPEC)和(或)术后早期腹腔化疗(EPIC)。CRS 和 HIPEC/EPIC 已经被认为是阑尾腹膜转移瘤、腹膜间皮瘤和局限性结直肠癌腹膜转移的标准治疗方法。胃癌腹膜转移具有侵袭性,目前在治疗效果方面仍存在争议。

为改善胃癌腹膜转移患者的预后,Sugarbaker 提倡首先行腹膜切除术,并报道了结肠癌和阑尾癌经腹膜切除术后立即实施 HIPEC 的疗效,发现在手术彻底的情况下,患者的 3 年总生存率达到 99%,即便在手术不彻底的情况下,3 年总生存率仍然超过 20%。在局部晚期胃癌患者中,该方法可使患者的 5 年生存率达到 75%。

手术和 HIPEC 是一个整体, 其基本理念是结合 CRS 和 HIPEC,以达到最大限度的抗癌效果。自开展联合治疗以来,国内外学者均对灌注时间、灌注方式、最佳温度、药物穿透力及毒性等进行了深入研究。本章主要介绍腹膜切除和 HIPEC 在出现腹膜转移的胃癌病例治疗中的相关应用。

■ 腹膜切除术

腹膜切除术的种类和意义

过去外科手术治疗腹膜癌从来没有成功过。既往试验证实,姑息性手术易导致腹腔肿瘤迅速复发。此外,单独腹腔内化疗在腹腔肿瘤治疗中一直未获得成功,仅在采用联合治疗时才有治疗成功的报道。

盆腔腹膜切除术是最常进行的腹膜切除手术,可用于原发性卵巢恶性肿瘤腹膜扩散的治疗。晚期直肠癌、直肠乙状结肠癌伴肠壁全层穿透和骨盆腹膜种植患者,应行骨盆腹膜切除术。

对阑尾癌、结肠癌和卵巢癌患者通常需要行左上腹和右上腹腹膜切除术。淋巴孔(大腹膜孔)位于横膈膜的下表面,开放的淋巴管将肿瘤细胞引至横膈膜下表面的浅层。随后,这些肿瘤细胞便附着在横膈膜下表面生长。随着横膈膜下肿瘤进展,其可能累及肝右叶或肝左叶的穹隆。要想完全切除该肿瘤,需要剥离膈肌下表面,并从肝实质上剥离肝包膜。

目前, 难度最大的腹膜切除术是小网膜切除术+剥除大网膜囊。相应部位的重要结构密集,稍有差错就会导致危及生命的大出血或严重损害肝脏。肝左动

245

脉是最常见的创伤血管。此外,胃左动脉坏死可能导致需要行全胃切除术。当胃的所有其他静脉引流被中断时,结扎胃左静脉可能导致门静脉高压。肝左静脉或左膈下静脉是薄壁血管,在右半膈肌附近的电切刺激下,突发和不可预测的膈肌收缩可能会导致肝左静脉或左膈下静脉意外受损。

如今,科学家们正在研究针对腹膜表面恶性肿瘤患者的化疗方案,并显示出良好的治疗效果。与传统化疗相比,新化疗方案的给药途径发生了变化,即进行腹腔内化疗。在这个新的治疗策略中,很少单独使用静脉化疗。此外,化疗时间也发生了变化,开始于手术后,可能在术后的前5天进行。同时,癌症治疗的选择标准发生了变化,非侵袭性腹膜表面恶性肿瘤患者最有可能受益。肿瘤细胞减灭术后残留腹膜种植的病灶大小至关重要。在浸润性癌患者中,只有在腹部和骨盆内分布的有限的腹腔内小肿瘤才有可能被根除。在开展腹腔化疗前,必须进行CRS,以最大限度地减小肿瘤体积。以往的侵袭性腹腔内恶性肿瘤的治疗策略不但不能使患者有长期生存获益,而且是导致发病率或死亡率过高的原因。腹膜表面恶性肿瘤的治疗必须尽早开始,以获得最大的效益,如果早期应用联合治疗甚至可以达到治愈的效果。自20世纪80年代以来,在腹膜转移患者的治疗中引入了CRS技术,其与HIPCE联合的治疗模式给患者带来了明显的生存获益。

预后因素和患者选择

腹膜切除术旨在尽可能去除肉眼可见的全部病灶,以无残留肿瘤为最终目的。CRS作为腹膜转移最常用的一种减瘤手术,在临床实施过程中常会联合切除全部腹膜、大网膜、小网膜及其他脏器。由于其并发症发生率和围术期死亡率较高,部分患者可能不能从CRS中获益。因此,根据患者的情况进行术前评估是必要的。临床上,术前评估指标除了常规的身体状况、影像学检查结果外,一般还包括腹膜癌指数(PCI)和细胞减灭完整度(CC)评分。

PCI已被证明是一个接受CRS患者的预后指标。然而,在评估接受CRS+HIPEC的患者时,在作为排除标准的最合适的PCI阈值方面存在争议。一些研究,包括目前的加拿大HIPEC指南,建议排除PCI>20的结直肠癌患者;然而,也有学者提出PCI的临界值为

14和16。通过扩大原始患者群体,Burnett等人将PCI作为一个连续变量对人群进行分层。多变量分析显示,随着PCI的增加,总生存率和无进展生存率均显著降低。这项研究的实际意义是,即使选择特定的PCI值作为临床排除标准,对于仍可能从积极的外科干预中获益的年轻、肿瘤生物学良好的患者,应将其视为相对禁忌证。在该系列研究中,以5例PCI>20患者为例,他们的中位生存时间为19个月,而PCI<20患者的中位生存时间为62个月。然而,这些患者的生存时间超过了对所有接受姑息性化疗患者的总生存期(6~12个月)的历史预期。因此,接受CRS和HIPEC治疗可能会带来益处,但患者的生存情况仍然受PCI评分的影响。

另一个非常重要的预后因素为CC。CC可用于评估术后残留灶的大小,CC-0表示术后术野无肉眼残留灶,CC-1表示残留灶直径<2.5mm,CC-2表示残留灶直径2.5~2.5cm,而CC-3表示残留灶直径>2.5cm或腹/盆腔内有无法切除的融合性肿瘤病灶。最大限度地进行CRS对患者的生存改善至关重要,Bonnot等人发现,在接受CRS-HIPEC治疗的138例患者中,CC-0患者的5年总生存率为24.8%,而在42例存在肿瘤残留的患者中,5年总生存率仅为6.2%。这表明在对胃癌腹膜转移患者进行HIPEC之前,CC-0应该是绝对必要的。

治疗方法

采用下腹部正中切口,为了暴露上腹部,切口须绕脐延长至脐上5cm或以上。腹腔转移通常表现为腹膜种植,生长肿瘤的腹膜与组织之间往往有分界线,可以安全地将孤立结节从胃、肝、膈肌的表面连同腹膜一同剥离,而无须切除其累及的器官。肿瘤分期越晚,侵犯器官实质的可能性越大。大块肿瘤可直接累及腹腔内邻近脏器,如直肠、结肠和小肠,需要切除受累的肠管,如行直肠前壁部分切除术、乙状结肠段切除术及部分小肠切除术等。

小结

作为腹膜癌既定的最终治疗方法,CRS和HIPEC是可以使某些患者群体长期存活的治疗方式。目前,CRS+HIPEC越来越多地被用于治疗腹膜假性黏液瘤、腹膜间皮瘤和部分结直肠癌腹膜转移患者。考虑到胃

癌的自然病史，术后近 50% 的复发局限于腹腔内,因此在治疗策略中应用 HIPEC 是合理的。在等待西方国家对 HIPEC 辅助治疗的随机试验结果的同时,HIPEC 在胃癌腹膜转移治疗中的作用仍在发展,仍需要进一步研究证实,其才能被纳入治疗标准。

■ 腹腔热灌注化疗

围术期腹腔化疗作为辅助治疗

腹腔肿瘤通常是胃癌根治性切除术后最常见的复发部位。与单纯手术切除相比,无论是接受新辅助化疗还是术后辅助治疗,均能延长患者的生存期。腹膜表面和肝脏仍是复发的主要部位。与局限性手术相比,扩大淋巴结切除术后的局部复发率较低。

虽然局限于腹部,腹膜种植有致命的后果。根治性切除术后复发的原因包括:①原发性肿瘤的自发播散;②手术过程中肿瘤细胞的创伤性播散。如果肿瘤累及浆膜表面,则自发性播散更为常见,且经常发现腹腔内肿瘤细胞存活(细胞学检查阳性)。根据肿瘤细胞包埋假说,肿瘤细胞也可以在手术期间植入腹腔,如术中淋巴管破裂、切除边缘紧密、肿瘤污染的血液溢出等。经医源性播散的肿瘤细胞在几分钟内自发黏附,纤维蛋白包埋和伤口愈合过程促进了血管化。细胞因子,如对伤口愈合很重要的生长因子,也可能促进肿瘤的进展。肿瘤细胞包埋假说解释了局部和腹腔内复发的部分发病机制,并从理论上说明了围术期腹腔内化疗的辅助作用。

作为伴有顽固性腹水的晚期腹膜癌患者的姑息治疗,HIPEC 已被证明可以控制腹水并避免频繁的穿刺。HIPEC 对于胃癌治疗有 3 个潜在的意义:①作为预防措施,防止高危患者胃切除术后腹膜复发;②作为 CRS 术后发生腹膜转移患者的治疗措施;③作为广泛腹膜转移伴顽固性腹水患者的姑息性 CRS。

围术期腹腔内化疗时机选择的理论基础

围术期应进行腹腔内化疗,以便在纤维蛋白包裹肿瘤细胞,并在粘连性瘢痕组织内转化为癌症前杀灭肿瘤细胞。如果在粘连性瘢痕形成后再进行化疗,化疗药物可能分布不均,对存活肿瘤细胞缺乏统一的细胞毒性。因此,24 小时内局部肿瘤切除的细胞毒性动

力学会降低。

胃癌 D2 淋巴结根治术围术期化疗

围术期化疗可以限制根治性手术后腹膜播散的进展,但不能治疗全身的残留灶或淋巴结内的转移。因此,采取完整的 D2 淋巴结切除术是必要的。单纯化疗药物的穿透深度只有 1~2mm。局部区域化疗对淋巴结无效。此外,在大于 1mm 或 2mm 的肉眼可见的腹膜结节中,药物传递无效,治疗前应清除可见结节。

晚期原发性胃癌围术期腹腔化疗相关研究

有学者开展了围术期腹腔内化疗与单纯手术治疗伴或不伴腹膜扩散的原发性胃癌的随机和非随机试验。Sugarbaker 等人在 2003 年发表了一篇荟萃分析。Xu 等在 2004 年发表了类似的研究。Yan 等人在 2007 年发表了关于可切除胃癌辅助腹腔化疗的随机对照试验摘要。Feingold 等人发表了 CRS、HIPEC 和(或)EPIC 治疗胃癌的非随机和随机研究的最新摘要。

Yan 等人从 13 项随机对照试验中选择了 10 项,这些试验被判定为质量一般,用于荟萃分析。接受 HIPEC [HR=0.060；95%CI=0.43~0.83；P=0.002] 或 HIPEC 与 EPIC(HR=0.45；95%CI=0.29~0.68；P=0.0002)治疗的患者显示出明显的生存获益。术中常温腹腔内化疗(NIPEC)的疗效甚微,但单纯 EPIC 或术后延迟腹腔化疗对生存率无明显改善。

虽然可能对生存有益,但腹腔内化疗可能增加发病率。即使是全球最有经验的腹膜表面肿瘤治疗中心,移除所有肉眼可见的病灶,然后进行腹腔内化疗,其发病率和成本也较高。Yan 等人讨论了晚期胃癌切除术后 HIPEC ± EPIC 与总生存率改善的关系,发现 HIPEC + EPIC 组患者腹腔内脓肿(RR=2.37；95%CI=1.32~4.26；P=0.003)和中性粒细胞减少症(RR=4.33；95%CI=1.49~12.61；P=0.007)的发生率明显升高。Yu 等人发现,与对照组相比,腹腔内化疗也增加了腹腔内脓肿的发病风险,尤其是在术后早期。理论上,与全身化疗相比,腹腔化疗的全身毒性较小。然而,荟萃分析显示,腹腔内化疗组中性粒细胞减少的风险显著升高。

Yan 等人的大多数试验都是在亚洲完成的,能否与西方国家的胃癌研究相比较还不得而知。对于疾病为期较晚、淋巴结清除较少的西方患者,围术期化疗的效果可能更佳。有数据表明,HIPEC 联合或不联合

EPIC 对提高晚期 T 期无腹膜转移的晚期原发性胃癌患者的总生存率有一定作用。法国目前正在进行一项前瞻性多机构随机对照试验（GASTRICHIP），该试验具有明确的入组和排除标准、干预措施和终点。

HIPEC 在胃癌腹膜转移患者中的应用

国内外研究进展

过去，胃癌腹膜播散被认为是致命的，前瞻性研究中患者的中位生存期不足 6 个月。虽然对全身化疗方案的反应率有所提高，但生存率并没有得到相应改善。对于腹膜转移患者，姑息性胃癌切除术可能会提高疗效，但长期生存率没有提高。

众所周知，腹膜肿瘤有一个很好的防护层，即血液-腹膜屏障，它可以阻断亲水性药物向肿瘤的扩散，从而降低肿瘤组织中化疗药物的有效浓度。这是腹膜肿瘤治疗的一大难题，因此大多数腹膜肿瘤患者选择进行姑息治疗。总之，目前针对腹膜肿瘤尚无行之有效的防治方法。

近年来，随着微创外科技术的发展，国外学者率先应用腹腔镜辅助放置灌注导管及流出导管进行 HIPEC，取得了令人满意的临床疗效。Facchiano 等认为，腹腔镜辅助 HIPEC 治疗胃癌姑息性切除术后恶性腹水安全可行，临床疗效确定，值得临床推广应用。Garofalo 等人的研究认为，对于发生腹膜种植转移的晚期恶性肿瘤合并大量腹水患者，当不能进行减瘤外科治疗时，进行腹腔镜辅助 HIPEC 安全有效，医生具备腹腔镜肿瘤分期经验和腹腔热灌注设备是进行腹腔镜辅助 HIPEC 的必备条件。广州医科大学附属肿瘤医院研制出拥有自主知识产权的高精度体腔热灌注化疗系统，对恶性腹水患者的症状缓解率可达到 100%，但仍需要在全身麻醉或硬膜外麻醉下进行操作，且可能导致 Trocar 种植转移。

HIPEC 的应用原理

- HIPEC 的热效应对癌细胞有多重作用。恶性肿瘤在 43℃ 下持续 1 小时即可出现不可逆损伤，而正常组织可耐受 47℃ 持续 1 小时；在分子水平上，HIPEC 可使癌细胞膜蛋白变性，干扰蛋白质、DNA 和 RNA 的合成。

- 持续的循环治疗可以对腹膜上种植转移和腹腔内游离肿瘤细胞起到机械性冲刷作用，液体流动产生的剪切力可直接导致肿瘤细胞死亡。

- 热效应与化疗药物有协同作用，该协同作用在 42℃ 时明显增强。

- 热效应可增强抗癌药物的渗透性，使 HIPEC 的最大组织穿透深度由普通化疗药物的不到 3mm 增至 5mm。

- 热效应可干扰肿瘤细胞的代谢、激活溶酶体直接杀死 S 期和 M 期细胞，而化疗药物主要作用于代谢活跃的 M 期细胞。由此，HIPEC 联合化疗可以产生协同效应。

- 经腹腔给药可增加腹腔内肿瘤病灶的局部药物浓度。

- 热效应可增强机体免疫功能，合成热休克蛋白，诱发自身免疫系统产生特异性免疫反应。

- 热效应可逆转肿瘤细胞对铂类药物的耐药性，还可导致肿瘤组织中 BRCA2 蛋白表达水平显著下调，因此可进一步提高治疗有效率。

预后因素

早在 1970 年，美国国家癌症研究所通过经腹腔注射化疗药物治疗晚期卵巢癌腹水患者，并提出了腹腔化疗的概念。1975 年，在美国华盛顿召开的第一届国际肿瘤热疗会议上，Storm 将热疗定为第 5 种癌症的第 5 种治疗方法。1988 年，美国洛杉矶国际腹腔化疗会议后，腹腔化疗成为癌症治疗不可缺少的手段之一。目前，通过预先在体内植入化疗泵或腹腔穿刺的方法，将恒温 42~45℃ 的化疗药物快速灌入腹腔内，然后嘱患者变动体位，以使化疗液体均匀分布。此种治疗即为 HIPEC，是指将含化疗药物的液体恒温充盈到腹腔内，然后维持一定的时间。HIPEC 主要利用药物热疗及化疗的双重作用，以提高化疗药物消灭肿瘤细胞的效果，改善胃癌患者恶性腹水症状，同时提高其生存质量。HIPEC 的最大亮点是可以使化疗药物直接与肿瘤细胞接触，以提升肿瘤局部的有效药物浓度，延长药物作用时间，从而改善肿瘤治疗效果。此外，HIPEC 可以降低化疗药物进入体循环的剂量，从而减轻化疗药物带来的副反应。因此，严格选择能够获益的患者是很重要的。

- CC 评分

据报道，多种因素与 CRS 和 HIPEC 治疗胃癌腹膜转移的良好结果相关,其中最重要的是 CC。由于腹腔化疗的组织穿透深度不超过 3mm,因此 HIPEC 对较大的残留物无效。当细胞不可能完全减少时,患者的中位生存期为 3.3~8.5 个月,5 年生存率为 2%,而 CC-0 患者的中位生存期为 11.2~43.4 个月,5 年生存率为 17%~30%。CC 是 CRS 和 HIPEC 治疗胃癌腹膜转移最重要的预后因素之一,相对风险为 2.04。Yonemura 等人的研究表明,如果细胞不完全减少,患者的死亡风险将增加 2.8 倍。

- 腹膜癌变程度

腹膜癌变程度是 HIPEC 的另一个重要预后因素,尤其是在 CC-0 患者中。不同研究中使用了不同的评分系统来评估癌变程度。Sugarbaker 等人提出的 PCI 评分是其中应用最广泛的评分系统,其次是 Gilly 评分和日本胃癌研究会评分(JRSGC)。PCI 评分能够间接预测肿瘤细胞减灭的能力。据 Yonemura 等人报道,PCI≤6、PCI>7 和 PCI>13 的胃癌腹膜转移患者的肿瘤细胞减灭率分别为 86%、39% 和 7%。欧洲一项多中心研究报道表明,在接受肿瘤细胞减灭术的患者中,PCI 评分是预测生存率的唯一独立因素,当 PCI>19 或当 PCI>12 时,则患者最长存活 6 个月和 3 年。Yang 等人报道了 PCI≤20 或 >20 时中位生存时间的显著差异(27.7 个月对 6.4 个月,$P=0.0001$)。Canbay 等人[55]认为,PCI ≤6 是 CRS 和 HIPEC 联合双向化疗患者生存率的独立预后因素(HR=2.16,95%CI=1.17~3.98,$P=0.013$)。在使用 Gilly 和 JSRGC 评分的研究中,也显示了类似的生存率和腹膜转移程度之间的相关性。

- 腹水

术前存在腹水是一个不良预后因素,伴有腹水患者的中位生存时间仅为 5 个月,而无腹水时的中位生存时间为 15.6 个月。使用腹水评分系统,Randle 等人发现,评分每增加 1 分,不完全切除的概率增加 33%(OR=1.33,95%CI=1.14~1.55,$P<0.001$)。

- 新辅助化疗

对新辅助化疗的反应也是一个独立的预后因素。Yonemura 等人的研究表明,双向化疗后细胞学检查阴性[新辅助腹腔内全身化疗方案(NIPS)]患者的生存率高于细胞学检查阳性的患者(3 年生存率:8.5% 对 0);Canbay 等人发现,对 NIPS 的主要反应(2/3 级)是生存率的独立预后因素 (HR=2.6,95%CI=1.17~3.98,$P=0.002$)。

- 术前分期

术前分期对于患者的选择非常重要,方法是评估腹膜转移的程度,并确定那些可能患有不可切除的疾病或不可能进行肿瘤细胞减灭术的患者。这将有助于避免不必要的剖腹手术。术前影像学,包括螺旋 CT 扫描或 PET-CT 扫描,通常用于疾病分期。然而,CT 扫描鉴别腹膜转移<0.5cm(11%)和检测小肠受累(8%~17%)的敏感性较低。螺旋 CT 和 PET-CT 检测胃癌腹膜转移的准确性、特异性和敏感性分别为 78%、94%、39%,以及 87%、94%、73%。在应用放射学检查评估腹膜转移程度时,必须记住,术前放射学成像估计的 PCI 评分总是低于术中确定的真实 PCI 评分。Yonemura 等人的研究结果表明,CT 检测到 PCI≤6 的患者中,只有 66% 的患者术中 PCI≤6,而 41% 的 CT 扫描 PCI>7 的患者术中 PCI≤6。因此,很难通过术前 CT 扫描确定 CRS 和 HIPEC 后预后良好(PCI≤6)的胃癌腹膜转移患者。

腹腔镜分期评分高于放射学评分。利用腹腔镜可以直接观察腹膜腔,可以检测出影像学无法识别的较小病变,尤其是小肠病变。此外,利用腹腔镜可以进行腹膜灌洗细胞学检查。Valle 等人报道了腹腔镜下确定的 PCI 和剖腹手术时确定的 PCI 之间的良好相关性。腹腔镜检查对各种腹膜表面恶性肿瘤患者 CRS 和 HIPEC 术后腹膜沉积物可切除性的阳性预测值为 87%~97%,阴性预测值为 97%。

总之,在胃癌腹膜转移患者中,CRS 和 HIPEC 的理想人选是表现良好的中青年患者(<60 岁),PCI<10,肿瘤结节小,原发肿瘤可切除,无腹水或主动脉旁淋巴结病变,无肝/腹膜外转移,对新辅助化疗反应良好,细胞减灭术可行。

腹腔镜在患者选择中的作用

腹腔镜在胃癌的治疗中有重要的作用。首先,腹腔镜检查可以选择和筛查腹腔内转移的患者。如果原发性胃癌患者被发现有腹膜转移或不能行肿瘤细胞减灭术,则可以避免行剖腹手术,并且术后不必进行 HIPEC。最近的随机试验表明,新辅助化疗应该用于没有腹膜疾病的胃癌患者。

其次,在原发性胃癌患者中开展腹腔镜手术时,可选择腹膜转移量低(P1 或 PCI<10)的患者行 CRS、胃切除术和 HIPEC。这些病情轻微的患者可以进行肿瘤

细胞减灭术,预计 5 年生存率为 25%。

利用腹腔镜可对腹膜转移范围较大的患者进行连续检查。如果反复腹腔镜检查后腹膜转移瘤有反应,可采用 CRS 加胃切除术和 HIPEC 治疗。

HIPEC 治疗方法

HIPEC 的技术方法

距 HIPEC 首次运用至今已有 30 余年的历史,其经历了一系列发展演变,形成了以下几种方法。

● 灌注液加热后直接灌注法

在开腹手术后将热灌注液直接灌入腹腔中,或者腹腔穿刺留置灌注管,并将热灌注液直接灌入腹腔中。这类方法技术简单,不需要特殊的设备。但是,由于机体有很强的体温调节能力,灌注液热量散失较快,腹腔内高温维持时间较短,并非真正意义上的HIPEC。临床研究表明,全身麻醉状态下腹腔内温度为33℃,将 3L、45℃的生理盐水灌入 33℃的腹腔内,不断搅动 1 分钟后,灌注液温度降至 38℃以下,2 分钟内降至 36℃以下,故这种方法仅能被称为简单的热灌洗,而非真正的 HIPEC。

● 腹腔灌注液内生场加热灌注法

腹腔穿刺留置灌注管或术中腹腔内留置灌注管,患者仰卧于内生场热疗机治疗床上,选定腹腔区域,开始内生场升温后,将含有化疗药物的温热生理盐水灌入腹腔。该方法解决了只能短时间维持腹腔内高温的问题,但对腹腔内的实际温度不能精确测量,只能大致估计不高于治疗温度,腹腔内温度分布不均匀。据文献报道,该技术的治疗温度为 45~48℃,控温精度不高。

● 恒温水浴箱或微波持续升温灌注法

传统的 HIPEC 置管方法是在剖腹探查术后,于腹腔上、下、左、右 4 个象限均放置灌注及引流管,两侧灌注导管位于肋弓下方 3cm 与锁骨中线交界处,两侧流出导管位于脐与髂前上棘连线中外 1/3 交界处。采用恒温水浴箱或微波持续加热灌注液到一定的治疗温度,用动力泵将灌注液灌注到患者腹腔中,灌注液自然引流出体外进行非循环灌注或循环灌注。该方法一般需要在全身麻醉或硬膜外麻醉下进行,创伤较大,不利于患者术后恢复。并且灌注液温度不稳定,可控性较差,且灌注液易积聚在腹腔内陷凹的部位,化疗药物不能与残存的游离癌细胞和亚临床病灶充分接触,无法达到最佳治疗效果。同时由于高功率微波的持续辐射作用,存在一定治疗安全隐患。

● 高精度持续循环热灌注治疗法

该方法采用数字化加热技术,实现对温度的精确控制。HIPEC 设备一般采用内外两条循环管路,内循环管路为含有化疗药物的灌注液在腹腔与灌注袋之间循环流动,外循环管路为密闭的循环系统,应用加热器补充内循环管路的热量损失,两者通过热交换器进行热能传递,通过电脑自动控制,腹腔内温度可恒定于设定的治疗温度,测温精度可达±0.1℃,控温精度可达±0.16℃,灌注流量控制精度可达±5%,是目前实施 HIPEC 的理想技术平台(图 20-1)。

常用药物

腹腔内化疗液主要由抗癌药和溶剂组成。溶剂为生理盐水或林格液或 1.5% Inpersol 溶液。对于抗癌药物的选择,除其本身的抗肿瘤效果外,还依据以下几点进行选择:①药物本身或其代谢产物必须能够杀死肿瘤细胞;②药物的腹腔通透性必须较低;③药物必

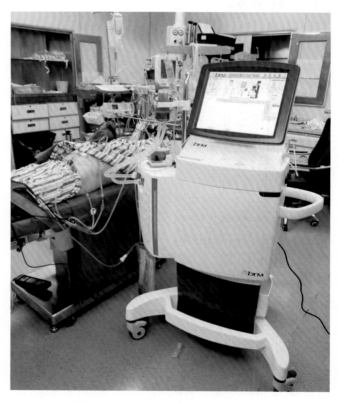

图 20-1　胃癌根治术后即行 HIPEC。

须很快从血浆中被清除；④药物必须有较强的穿透肿瘤组织的能力；⑤药物必须与热疗有协同作用。根据以上原则，目前，腹腔内热灌注化疗中常用的抗癌药物包括表柔比星、丝裂霉素（MMC）、5-氟尿嘧啶（5-FU）、卡铂、顺铂（DDP）等。5-FU 系列制剂需要经过肝脏代谢才能发挥抗肿瘤作用，对腹膜转移癌无局部抗肿瘤作用。奥沙利铂、紫杉醇、多烯紫杉醇及伊立替康等药物对腹腔肿瘤的化疗效果明显提高，不良反应发生率明显降低。目前，结直肠癌治疗药物以奥沙利铂等铂类药物为主，卵巢癌治疗药物以 DDP 和紫杉醇为主，腹腔黏液瘤治疗药物以 MMC 为主，胃癌治疗药物以 5-FU、DDP 和 MMC 为主。剂量参考系统化疗的使用剂量。

根据全面的文献综述，铂类药物和紫杉烷类药物的组合被认为是腹膜内治疗胃癌起源的腹膜扩散的最有前途的方法。顺铂和奥沙利铂都是铂类化疗药物，常用于 HIPEC。对于胃癌患者而言，使用奥沙利铂的效果似乎更好，其原因可能包括：①相比顺铂，胃癌细胞对奥沙利铂更敏感；②在胃癌患者的总体生存率和无病生存率方面，相比顺铂，全身应用奥沙利铂的效果似乎更佳，或至少是相当的；③与顺铂不同，奥沙利铂不具有肾毒性。

由于多西他赛被广泛应用于胃癌的全身治疗，可将其作为胃癌腹膜转移 HIPEC 的第二选择。多西他赛可以腹腔内给药，亚洲的一项研究显示，腹腔内注射多西他赛具有一定临床疗效和可接受的安全性。

适应证和禁忌证

几十年来，对于腹膜癌或原发性腹膜肿瘤患者，一直未发现较好的治疗方法。CRS 和 HIPEC 的发展彻底改变了这种情况。目前，CRS 和 HIPEC 是腹膜假性黏液瘤和腹膜间皮瘤的标准治疗方法，并经常用于继发性腹膜转移。腹膜假性黏液瘤和腹膜间皮瘤患者行完全性 CRS 后可以达到治疗目的，不完全切除和 HIPEC 也可使他们受益。在结直肠癌患者中，建议对 PCI 评分<20 分的患者行 CRS 和 HIPEC。积极的二次观察手术和 HIPEC 可使腹膜复发风险较高的腹膜癌患者得到治愈性控制。在胃癌患者中，局限性腹膜转移可采用 CRS 和 HIPEC 治疗。分期腹腔镜检查是强制性的，在治疗方案中具有决定性的作用。

对于腹腔内恶性肿瘤患者而言，尤其是胃癌、结

直肠癌、卵巢癌患者等，若原发灶能行根治性切除或减瘤手术，且无远处广泛转移，在以下情况时可行 HIPEC：①术中腹腔内游离癌细胞检测为阳性；②肿瘤浸润浆膜层；③腹膜有散在的转移癌灶。以下情况被视为 HIPEC 的禁忌证：①终末期发生远处广泛转移的恶病质患者；②严重出凝血障碍患者；③腹腔广泛粘连患者；④腹腔被肿瘤充满的患者；⑤完全性肠梗阻患者；⑥年龄较大、身体功能明显下降的患者。

疗效及安全性评估

胃癌最重要的预后因素是淋巴扩散和浆膜穿透。在浆膜浸润的情况下，极有可能发生同步或异时腹膜转移。因此，尽管进行了根治性手术，但仍有超过 50% 的晚期胃癌患者最终发展为致命性腹膜癌。在最初被诊断为胃癌的患者中，10%~20% 的患者发生腹膜转移。游离腹膜肿瘤细胞（FPTC）代表腹膜癌的初级阶段，在高达 40% 的患者中发现了腹膜肿瘤细胞，其与预后显著恶化相关。通常，胃癌腹膜转移患者的预后很差，中位生存时间为 3~6 个月，全身化疗似乎无效。在研究中尚未发现现代新辅助化疗对腹膜转移患者的影响。成功的治疗方案的最重要因素是腹膜癌的早期诊断或 FPTC 的早期检测。因此，进行诊断性腹腔镜检查至关重要，通过该方法可以进行诊断和精确分期。因此，明确建议在开始新辅助化疗之前，对所有晚期胃癌、可能合并浆膜浸润的患者进行诊断性腹腔镜检查。

对于胃癌患者，CRS 和 HIPEC 的治疗方法分为两种。第一种方法将 FPTC 视为致命性腹膜癌的初级阶段，在治愈性胃切除术和同时检测 FPTC 的患者中应用 HIPEC。Yonemura 等人通过这种方法，将患者的中位生存时间从 15 个月增加到 48 个月，将 5 年生存率从 12% 提高到 42%。

第二种方法用于腹膜癌患者。在我国一项针对腹膜转移性胃癌患者的随机 III 期研究中，比较了接受 CRS 加 HIPEC 的患者与仅接受 CRS 治疗的患者的生存情况。研究发现，CRS 加 HIPEC 组患者的中位生存期时间 11 个月，而 CRS 组仅有 6.5 个月。这项研究首次证明了 HIPEC 作为独立于 CRS 的唯一因素的作用。

既往的研究表明，HIPEC 和 CRS 能提高某些已存在腹膜转移的胃癌患者的生存率，这是唯一可将患者的 5 年生存率提高至 25%~30% 的治疗方式。但是，在

为患者提供这种治疗之前,需要注意以下几个重要方面。首先,CRS 和 HIPEC 对胃癌腹膜转移患者的疗效不如对其他来源的腹膜表面恶性肿瘤患者的疗效,特别是在结肠直肠腹膜转移患者中。此外,经过 CRS 和 HIPEC 治疗后,50%~58%的胃癌腹膜转移患者仍然出现疾病复发,并有 10%~79%的患者死于腹膜复发。这可能是由于胃癌腹膜转移患者的生物学特性更具攻击性,对化疗反应不佳,腹膜后扩散或患者选择不当。

胃癌和腹膜转移患者因接受 CRS 和 HIPEC 而具有长期生存的潜力。有单机构数据和 II 期临床研究支持该策略的使用(表 20-1)。Glehen 等人针对 159 例患者开展研究,平均随访 20.4 个月。中位总生存时间为 9.2 个月,5 年生存率为 13%。虽然 CRS 和 HIPEC 对胃癌的疗效不如对其他腹膜表面恶性肿瘤的疗效,但 CRS 和 HIPEC 对胃癌的治疗效果优于单纯手术。接受 CRS 和 HIPEC 治疗的患者是仅有的生存时间超过 5 年的腹膜转移的胃癌患者。

这些研究可能低估了 CRS 和 HIPEC 的潜力,因为没有使用严格的患者选择标准。以 Sugarbaker 的腹膜癌指数(PCI)测量的腹膜转移程度显著影响患者生存率,并与 CRS 的完成程度相关。由于化疗的穿透深度有限,CRS 必须将残留的疾病危害降至最低限度,以保证腹腔内化疗有效。Glehen 等人证实,在完全切除后,患者的 5 年生存率为 23%,中位生存时间为 15

个月。Yonemura 等人报道了相似的 5 年生存率(27%)和中位生存时间(15.5 个月)。Hall 等人报道了行 CRS 和 HIPEC 加 MMC 后,患者的总生存时间为 11.2 个月;然而,CRS 术后有残留的患者的总生存时间均未超过 2 年。最低限度肿瘤残留的 CRS 对于有效的 HIPEC 至关重要。HIPEC 用于宏观疾病不能提高生存率。尽管对腹水的姑息性治疗始终有效,但 HIPEC 可能存在一定的复发率,因此不应用于有巨大残留病灶的患者。

不幸的是,即使肿瘤细胞被完全减灭,HIPEC 对腹膜转移性疾病高负担患者的作用不大。Glehen 等人的研究结果表明,最重要的预后因素之一是肿瘤的严重程度。当 PCI>12 时,即使肿瘤细胞被完全减灭,也没有患者的生存时间超过 3 年。Fujimoto 等报道,局限性腹膜转移患者的 5 年生存率为 40%~50%,而广泛腹膜转移患者的 1 年生存率仅为 18%。在胃癌患者中,PCI>12 是可能是 HIPEC 和 CRS 的禁忌证。

Yang 等人开展了第一个也是唯一一个关于胃癌腹膜转移的 CRS 和 HIPEC 的 III 期研究。他们将顺铂(120mg)和 MMC(30mg)溶于 6000mL 生理盐水中,在 43℃下持续 60~90 分钟。中位随访时间为 32 个月,行 CRS 后,有 97.1%(33/34)的患者死亡;行 CRS 和 HIPEC 治疗后,85.3%(29/34)的患者死亡。CRS 组的中位生存时间为 6.5 个月(95%CI=4.8~8.2 个月),CRS 和 HIPEC 组的中位生存时间为 11 个月(95%CI=10.0~

表 20-1 细胞减灭术联合腹腔温热化疗治疗胃腹膜转移瘤的相关文献

参考文献	年份	n	HIPEC 使用的抗癌药物	中位生存时间(月)	1 年生存率(%)	3 年生存率(%)	5 年生存率(%)
Fujimoto 等	1997	48	MMC	16	54	41	31
Hirose 等	1999	17	MMC-顺铂-依托泊苷	11	44	–	–
Rossi 等	2003	13	MMC-顺铂	15	–	–	–
Glehen 等	2004	49	MMC	10.3	48	–	16
CC-0 或 CC-1		25		21.3	74.8		29.4
Hall 等	2004	34	MMC	–	–		
CC-0				11.2	45		
Yonemura 等	2005	107	MMC-顺铂-依托泊苷	11.5	–	–	6.5
CC-0		47		15.5			27
Scaringi 等	2008	32	MMC-顺铂	6.6	–	–	–
CC-0		8		15			
Glehen 等	2010	159	多种药物	9.2	43	18	13
CC-0		85		15	61	30	23

CC-0,肿瘤细胞完全减灭;CC-1,残留肿瘤结节<5mm;MMC,丝裂霉素 C;n,患者数量。

11.9 个月,*P*=0.046)。两组患者的复发率相似。在多变量分析中,生存率提高的独立预测因子是同步腹膜转移、CC0-1、全身化疗超过 6 个周期以及无不良事件。Glehen 等人建议对局限性腹膜癌患者保留 HIPEC 治疗。此外,Yang 等人分析了预后因素,建议在有限的患者群体中开展 HIPEC 治疗。

CRS 和 HIPEC 在胃癌腹膜转移治疗中的安全性已被广泛证实,患者的围术期死亡率低于 6.5%,严重不良事件(SAE)发生率低于 20%,与常规外科手术无显著差异。国内,姬忠贺等人分析了 CRS+HIPEC 治疗胃癌腹膜转移患者的安全性和疗效,110 例接受治疗的患者的中位生存时间为 13.1 个月,1 年、2 年、3 年、5 年生存率分别为 56.4%、24.9%、11.2% 和 7.8%;围术期死亡率为 0.9%(1/110)。SAE 发生率为 8.2%(9/110),包括肠瘘(5/9)、胆瘘(1/9)、腹腔感染(1/9)、肝衰竭(1/9)和肺栓塞(1/9)。相关性分析显示,吻合口数量为 3 与 SAE 的发生显著相关,并且是其唯一的独立危险因素(HR=13.6,95%CI=1.5~122.2,*P*=0.020)。此外,多因素分析结果显示,细胞减灭程度、腹水量、术后辅助化疗为独立预后因子。

此外,近年来广泛采用的高精度持续循环热灌注治疗仪能实现高精度控温,并较好地清除脏器间的脱落肿瘤细胞、坏死组织、纤维素,有利于药物吸收渗透。循环灌注使药物均匀作用于腹腔,减少了因局部药物浓度过高引起的化学性腹膜炎、肠粘连等并发症发生,提高了 HIPEC 的安全性。

优势及并发症

优势

• 增强化疗敏感性

高温可破坏细胞膜的稳定状态,使细胞膜的通透性增加,从而增加细胞对药物的吸收和渗透,使化疗药物更容易进入肿瘤细胞内并杀灭肿瘤细胞。例如,张跃等人比较了 HIPEC 联合辅助化疗和术后辅助化疗治疗进展期胃癌患者的术后复发转移情况及生存时间。联合化疗组的 3 年和 5 年生存率分别为 64.9%(24/37)和 48.6%(18/37),明显高于化疗组 [38.5%(15/39)和 48.6%(18/37)],差异有统计学意义(*P*<0.05)。术后 3 年,联合化疗组的腹膜转移率、腹腔淋巴转移率、肝转移率分别为 16.2%(6/37)、24.3%(9/37)、5.4%(2/37),

均低于化疗组[38.5%(15/39)、53.8%(21/39)和 23.1%(9/39)],差异有统计学意义。因此,HIPEC 在控制进展期胃癌术后复发转移、提高长期生存率方面的效果更加显著。

• 降低化疗药物用量

腹腔内热灌注化疗使腹腔脏器直接浸泡于高浓度的化疗药物中,提高了化疗药物对游离肿瘤细胞和微小转移灶的杀伤能力,可使达到同样治疗效果所需的药物剂量显著降低。汤睿等人通过体外相关研究发现,温热化疗抑制胃癌细胞增殖和杀伤胃癌细胞的药物浓度远低于常温化疗。

• 减轻机体损伤

抗癌药物经毛细血管和淋巴管吸收,经门静脉流入肝脏,肝脏的解毒作用减少了静脉给药的不良反应,减轻了化疗药物对机体正常组织的损害。腹膜-血浆屏障可以调节化疗药物在腹腔及血浆中的比例,延缓抗癌药物的清除,减轻化疗毒性。

• 提高机体免疫力

热疗后,肿瘤细胞变性、坏死的分解产物及肿瘤细胞产生的大量热休克蛋白(HSP)能刺激机体免疫系统,产生免疫反应并诱发 T 细胞强大的免疫效应,增强抗肿瘤免疫功能。例如,徐明波通过研究发现,Hela 细胞受热应激后,可产生一组热休克蛋白,其中 HSP73/70 产量最高,其合成呈现一定的规律性,受热后 4 小时为其合成速率高峰,10 小时后明显降低,24 小时恢复正常。随着 HSP 合成的消失,正常蛋白质合成逐渐恢复。HSP73/70 在细胞内分解遵循指数规律,其半衰期为 49.9 小时。HSP 合成及分解规律与细胞热耐受性的增加与消退基本吻合,提示两者之间存在伴随关系。

• 消除和缓解癌症引起的疼痛

该技术杀灭肿瘤细胞的效果显著,能明显减轻患者的腹水症状,改善其生活质量。据国外研究统计,疼痛缓解率可高达 90%。

• 节省治疗费用

术中行 HIPEC,可降低复发率,节省复发后行二次手术等继续治疗费用。

并发症

HIPEC 所引起的并发症主要分为两类:一类是由化疗药物引起的相关并发症,主要包括恶心呕吐、骨髓抑制、胃肠道反应、化学性腹膜炎、吻合口炎、粘连性肠梗阻以及腹胀腹痛。其中恶心、呕吐和腹胀、腹痛最为常见。患者服用所有的化疗药物后几乎都出现恶心、呕吐等症状。在 HIPEC 过程中，患者发生恶心、呕吐的程度与药物性质、浓度、剂量、灌注速度、腹腔容量大小以及个体差异等因素有关。腹胀主要由腹腔内被快速注入大量液体所致，通常是暂时性的，待腹腔灌注循环建立后，大多数患者可逐渐适应。腹痛是由大量液体的机械灌洗作用、局部高热及药物的刺激引起的。可在灌入灌注液初期根据患者的情况，适当地选择合适的灌注速度。

另一类是与腹腔穿刺及置管相关的并发症，包括腹腔出血、感染、肠穿孔、导管梗阻等。通过分析相关的研究发现，这类并发症的发生率较低，通常与对照组的并发症发生率无显著差异。

总结

在过去的几十年中，科学家们对 CRS 和 HIPEC 治疗胃癌的兴趣激增。尽管亚洲国家开展的研究的强有力证据表明，腹膜复发高风险的胃癌患者行预防性 HIPEC 有生存获益，但是关于 CRS 与 HIPEC 在胃癌腹膜转移中的作用的研究仍在发展，仍需要进行大型多机构随机试验来验证。对于腹膜转移引起顽固性腹水的胃癌患者，姑息性 HIPEC 可能会提供持久的症状缓解。鉴于全球范围内胃癌的发病率及腹膜转移率不断上升，成功治疗或预防胃癌腹膜转移的全球影响可能是巨大的。

参考文献

[1]Berretta M,Fisichella R,Borsatti E,et al. Feasibility of intraperitoneal Trastuzumab treatment in a patient with peritoneal carcinomatosis from gastric cancer [J]. Eur Rev Med Pharmacol Sci, 2014, 18(5):689-692.

[2]Bray F,Ferlay J,Soerjomataram I,et al. Global cancer statistics 2018:GLOBOCAN estimates of incidence and mortality worldwide for 36 cancers in 185 countries[J]. CA Cancer J Clin, 2018, 68(6):394-424.

[3]郑荣寿,孙可欣,张思维,等. 2015 年中国恶性肿瘤流行情况分析[J]. 中华肿瘤杂志, 2019, 41(1):19-28.

[4]Yoo CH,Noh SH,Shin DW,et al. Recurrence following curative resection for gastric carcinoma[J]. Br J Surg, 2000, 87(2):236-242.

[5]Sarela AI,Miner TJ,Karpeh MS,et al. Clinical outcomes with laparoscopic stage M1, unresected gastric adenocarcinoma [J]. Ann Surg, 2006, 243(2):189-195.

[6]Brenner H,Rothenbacher D,Arndt V. Epidemiology of stomach cancer[J]. Methods Mol Biol, 2009, 472:467-477.

[7]Cappellani A,Zanghi A,Di Vita M,et al. Clinical and biological markers in gastric cancer:update and perspectives [J]. Front Biosci Sch Ed, 2010, 2:403-412.

[8]Glehen O,Mohamed F,Gilly FN. Peritoneal carcinomatosis from digestive tract cancer:new management by cytoreductive surgery and intraperitoneal chemohyperthermia [J]. Lancet Oncol, 2004, 5(4):219-228.

[9]Elias D,Gilly F,Boutitie F,et al. Peritoneal colorectal carcinomatosis treated with surgery and perioperative intraperitoneal chemotherapy:retrospective analysis of 523 patients from a multicentric French study[J]. J Clin Oncol Off J Am Soc Clin Oncol, 2010, 28(1):63-68.

[10]Yan TD,Deraco M,Baratti D,et al. Cytoreductive surgery and hyperthermic intraperitoneal chemotherapy for malignant peritoneal mesothelioma:multi-institutional experience [J]. J Clin Oncol Off J Am Soc Clin Oncol, 2009, 27(36):6237-6242.

[11]Sugarbaker PH. New standard of care for appendiceal epithelial neoplasms and pseudomyxoma peritonei syndrome?[J] Lancet Oncol, 2006, 7(1):69-76.

[12]Sugarbaker PH. Peritonectomy procedures[J]. Ann Surg, 1995, 221(1):29-42.

[13]高根五. 腹膜切除术[J]. 中国实用外科杂志, 2007,27(9):753-755.

[14]Sugarbaker PH. Peritonectomy Procedures[M]. Peritoneal Carcinomatosis. Springer US, 2007:247-264.

[15]王兴国. 肿瘤细胞减灭术联合腹腔热灌注化疗对胃癌腹膜转移患者治疗效果及生活质量影响的研究 [J]. 肿瘤学杂志, 2016, 22(9):718-721.

[16]Burnett A,Lecompte MEA,Trabulsi N,et al. Peritoneal carcinomatosis index predicts survival in colorectal patients undergoing HIPEC using oxaliplatin:a retrospective single-arm cohort study[J]. World J Surg Oncol, 2019, 17:83.

[17]Elias D,Faron M,Iuga BS,et al. Prognostic similarities and differences in optimally resected liver metastases and peritoneal metastases from colorectal cancers[J]. Ann Surg, 2015, 261:157-163.

[18]Sugarbaker PH. Successful management of microscopic residual disease in large bowel cancer [J]. Cancer Chemother Pharmacol, 1999, 43 Suppl:S15-25.

[19]da Silva RG,Sugarbaker PH. Analysis of prognostic factors in seventy patients having a complete cytoreduction plus perioperative intraperitoneal chemotherapy for carcinomatosis from colorectal cancer[J]. J Am Coll Surg, 2006, 203:878-886.

[20]Glehen O,Kwiatkowski F,Sugarbaker PH,et al. Cytoreductive surgery combined with perioperative intraperitoneal chemotherapy for the management of peritoneal carcinomatosis from colorectal cancer:a multi-institutional study[J]. J Clin Oncol, 2004, 22:3284-3292.

[21]Gervais MK,Dube P,McConnell Y,et al. Cytoreductive surgery plus hyperthermic intraperitoneal chemotherapy with oxaliplatin for peritoneal carcinomatosis arising from colorectal cancer [J]. J Surg Oncol, 2013, 108:438-443.

[22]Dube P,Sideris L,Law C,et al. Guidelines on the use of cy-

toreductive surgery and hyperthermic intraperitoneal chemotherapy in patients with peritoneal surface malignancy arising from colorectal or appendiceal neoplasms[J]. Curr Oncol, 2015, 22:e100-e112.

[23]Bonnot PE,Piessen G,Kepenekian V,et al. Cytoreductive surgery with or without hyperthermic intraperitoneal chemotherapy for gastric cancer with peritoneal metastases (CYTO-CHIP study):a propensity score analysis [J]. J Clin Oncol, 2019, 37 (23):2028-2040.

[24]Seshadri RA,Glehen O. Cytoreductive surgery and hyperthermic intraperitoneal chemotherapy in gastric cancer[J]. World J Gastroenterol, 2016, 22(3):1114-1130.

[25]Glehen O,Gilly FN,Boutitie F,et al. Toward curative treatment of peritoneal carcinomatosis from nonovarian origin by cytoreductive surgery combined with perioperative intraperitoneal chemotherapy:a multi-institutional study of 1,290 patients [J]. Cancer, 2010, 116:5608-5618.

[26]Gunderson LL,Sosin H. Adenocarcinoma of the stomach:areas of failure in a re-operation series (second or symptomatic look) clinicopathologic correlation and implications for adjuvant therapy [J]. Int J Radiat Oncol Biol Phys, 1982, 8(1):1-11.

[27]Wisbeck WM,Becher EM,Russell AH. Adenocarcinoma of the stomach:autopsy observations with therapeutic implications for the radiation oncologist[J]. Radiother Oncol, 1986,7(1):13-18.

[28]Landry J,Tepper JE,Wood WC,et al. Patterns of failure following curative resection of gastric carcinoma[J]. Int J Radiat Oncol Biol Phys, 1990,19(6):1357-1362.

[29]Wils J,Meyer HJ,Wilke H. Current status and future directions in the treatment of localized gastric cancer[J]. Ann Oncol, 1994, 5(Suppl 3):69-72.

[30]Maruyama K,Okabayashi K,Kinoshita T. Progress in gastric cancer surgery in Japan and its limits of radicality[J]. World J Surg, 1987, 11(4):418-425.

[31]Kaibara N,Sumi K,Yonekawa M,et al. Does extensive dissection of lymph nodes improve the results of surgical treatment of gastric cancer?[J]. Am J Surg, 1990, 159(2):218-221.

[32]Korenaga D,Moriguchi S,Orita H,et al. Trends in survival rates in Japanese patients with advanced carcinoma of the stomach [J]. Surg Gynecol Obstet, 1992, 174(5):387-393.

[33]Boku T,Nakane Y,Minoura T,et al. Prognostic significance of serosal invasion and free intraperitoneal cancer cells in gastric cancer[J]. Br J Surg, 1990, 77(4):436-439.

[34]Fujimoto S,Takahashi M,Mutou T,et al. Improved mortality rate of gastric carcinoma patients with peritoneal carcinomatosis treated with intraperitoneal hyperthermic chemoperfusion combined with surgery[J]. Cancer, 1997, 79(5):884-891.

[35]Kodera Y,Yamamura Y,Shimizu Y,et al. Peritoneal washing cytology:prognostic value of positive findings in patients with gastric carcinoma undergoing a potentially curative resection[J]. J Surg Oncol, 1999, 72(2):60-65.

[36]Bando E,Yonemura Y,Takeshita Y,et al. Intraoperative lavage for cytological examination in 1,297 patients with gastric carcinoma[J]. Am J Surg, 1999, 178(3):256-262.

[37]Fujimura T,Yonemura Y,Ninomiya I,et al. Early detection of peritoneal dissemination of gastrointestinal cancers by reverse-transcriptase polymerase chain reaction [J]. Oncol Rep, 1997, 4(5):1015-1019.

[38]Sethna KS,Sugarbaker PH. New prospects for the control of peritoneal surface dissemination of gastric cancer using perioperative intraperitoneal chemotherapy[J]. Cancer Ther, 2004, 2:79-84.

[39]Los G,Mutsaers PH,Lenglet WJ,et al. Platinum distribution in intraperitoneal tumors after intraperitoneal cisplatin treatment[J]. Cancer Chemother Pharmacol, 1990, 25(6):389-394.

[40]Sugarbaker PH,Yu W,Yonemura Y. Gastrectomy,peritonectomy,and perioperative intraperitoneal chemotherapy:the evolution of treatment strategies for advanced gastric cancer [J]. Semin Surg Oncol, 2003, 21(4):233-248.

[41]Xu DZ,Zhan YQ,Sun XW,et al. Meta-analysis of intraperitoneal chemotherapy for gastric cancer[J]. World J Gastroenterol, 2004, 10(18):2727-2730.

[42]Yan TD,Black D,Sugarbaker PH,et al. A systematic review and meta-analysis of the randomized controlled trials on adjuvant intraperitoneal chemotherapy for resectable gastric cancer [J]. Ann Surg Oncol, 2007, 14(10):2702-2713.

[43]Feingold PL,Kwong MLM,Sabesan A,et al. Cytoreductive surgery and hyperthermic intraperitoneal chemotherapy for gastric cancer and other less common disease histologies:is it time?[J]. J Gastrointest Oncol, 2016, 7(1):87-98.

[44]Yonemura Y,Kawamura T,Bandou E,et al. Treatment of peritoneal dissemination from gastric cancer by peritonectomy and chemohyperthermic peritoneal perfusion [J]. Br J Surg, 2005, 92(3):370-375.

[45]Glehen O,Gilly FN,Arvieux C,et al. Peritoneal carcinomatosis from gastric cancer:a multi-institutional study of 159 patients treated by cytoreductive surgery combined with perioperative intraperitoneal chemotherapy[J]. Ann Surg Oncol, 2010, 17(9):2370-2377.

[46]Hall JJ,Loggie BW,Shen P,et al. Cytoreductive surgery with intraperitoneal hyperthermic chemotherapy for advanced gastric cancer[J]. J Gastrointest Surg, 2004, 8(4):454-463.

[47]Yu W,Whang I,Chung HY,et al. Indications for early postoperative intraperitoneal chemotherapy of advanced gastric cancer:results of a prospective randomized trial[J]. World J Surg, 2001, 25(8):985-990.

[48]Glehen O,Passot G,Villeneuve L,et al. GASTRICHIP:D2 resection and hyperthermic intraperitoneal chemotherapy in locally advanced gastric carcinoma:a randomized and multicenter phase Ⅲ study[J]. BMC Cancer, 2014, 14:183.

[49]Sadeghi B,Arvieux C,Glehen O,et al. Peritoneal carcinomatosis from non-gynecologic malignancies:results of the EVOCAPE 1 multicentric prospective study[J]. Cancer, 2000, 88(2):358-363.

[50]Boku N,Gastrointestinal Oncology Study Group of Japan Clinical Oncology Group. Chemotherapy for metastatic disease:review from JCOG trials[J]. Int J Clin Oncol, 2008, 13(3):196-200.

[51]Facchiano E,Scaringi S,Kianmanesh R,et al. Laparoscopic hyperthermic intraperitoneal chemotherapy (HIPEC)for the treatment of malignant ascites secondary to unresectable peritoneal

carcinomatosis from advaneed gastric cancer [J]. Eur J Surg Oncol, 2008, 34:154-158.

[52]Garofalo A,Valle M,Garcia J,et al. Laparoscopic intraperitoneal hyperthermic chemotherapy for palliation of debilitating malignant ascites[J]. Eur J Surg Oncol, 2006, 32:682-685.

[53]王俞. 精确腹腔热灌注化疗对胃癌患者免疫功能的影响及治疗恶性腹水的临床疗效观察[D]. 广州医科大学,2014.

[54]Glehen O,Schreiber V,Cotte E,et al. Cytoreductive surgery and intraperitoneal chemohyperthermia for peritoneal carcinomatosis arising from gastric cancer[J]. Arch Surg, 2004, 139:20-26.

[55]Canbay E,Mizumoto A,Ichinose M,et al. Outcome data of patients with peritoneal carcinomatosis from gastric origin treated by a strategy of bidirectional chemotherapy prior to cytoreductive surgery and hyperthermic intraperitoneal chemotherapy in a single specialized center in Japan[J]. Ann Surg Oncol, 2014, 21:1147-1152.

[56]Sugarbaker TA,Chang D,Koslowe P,et al. Patterns of spread of recurrent intraabdominal sarcoma [J]. Cancer Treat Res, 1996, 82:65-77.

[57]Gilly FN,Carry PY,Sayag AC,et al. Regional chemotherapy (with mitomycin C)and intra-operative hyperthermia for digestive cancers with peritoneal carcinomatosis [J]. Hepatogastroenterology, 1994, 41:124-129.

[58]Japanese research Society for Gastric Cancer. The general rules for the gastric cancer study in surgery and pathology. 12th ed. Tokyo:Kanehara Shuppan,1993.

[59]Yonemura Y,Elnemr A,Endou Y,et al. Multidisciplinary therapy for treatment of patients with peritoneal carcinomatosis from gastric cancer[J]. World J Gastrointest Oncol, 2010, 2:85-97.

[60]Yang XJ,Li Y,Yonemura Y. Cytoreductive surgery plus hyperthermic intraperitoneal chemotherapy to treat gastric cancer with ascites and/or peritoneal carcinomatosis:Results from a Chinese center[J]. J Surg Oncol, 2010, 101:457-464.

[61]Randle RW,Swett KR,Swords DS,et al. Efficacy of cytoreductive surgery with hyperthermic intraperitoneal chemotherapy in the management of malignant ascites [J]. Ann Surg Oncol, 2014, 21:1474-1479.

[62]Yonemura Y,Endou Y,Shinbo M,et al. Safety and efficacy of bidirectional chemotherapy for treatment of patients with peritoneal dissemination from gastric cancer:Selection for cytoreductive surgery[J]. J Surg Oncol, 2009,100:311-316.

[63]Koh JL,Yan TD,Glenn D,et al. Evaluation of preoperative computed tomography in estimating peritoneal cancer index in colorectal peritoneal carcinomatosis [J]. Ann Surg Oncol, 2009, 16:327-33.

[64]Yonemura Y,Endou Y,Sasaki T,et al. Surgical treatment for peritoneal carcinomatosis from gastric cancer [J]. Eur J Surg Oncol, 2010, 36:1131-1138.

[65]Valle M,Garofalo A. Laparoscopic staging of peritoneal surface malignancies[J]. Eur J Surg Oncol, 2006, 32:625-627.

[66]Sommariva A,Zagonel V,Rossi CR. The role of laparoscopy in peritoneal surface malignancies selected for hyperthermic intraperitoneal chemotherapy (HIPEC)[J]. Ann Surg Oncol, 2012, 19:3737-3744.

[67]Bozzetti F,Yu W,Baratti D,et al. Locoregional treatment of peritoneal carcinomatosis from gastric cancer [J]. J Surg Oncol, 2008,98:273-276.

[68]Garofalo A,Valle M. Laparoscopy in the management of peritoneal carcinomatosis[J]. Cancer J. Sudbury Mass, 2009, 15(3):190-195.

[69]Badgwell B,Cormier JN,Krishnan S,et al. Does neoadjuvant treatment for gastric cancer patients with positive peritoneal cytology at staging laparoscopy improve survival?[J]. Ann Surg Oncol, 2008, 15(10):2684-2691.

[70]Cunningham D,Allum WH,Stenning SP,et al. Perioperative chemotherapy versus surgery alone for resectable gastroesophageal cancer[J]. N Engl J Med, 2006, 355(1):11-20.

[71]Koemans WJ,van der Kaaij RT,Boot H,et al. Cytoreductive surgery and hyperthermic intraperitoneal chemotherapy versus palliative systemic chemotherapy in stomach cancer patients with peritoneal dissemination,the study protocol of a multicentre randomised controlled trial(PERISCOPE Ⅱ)[J]. BMC Cancer, 2019, 19(1):420.

[72]Braam HJ,Schellens JH,Boot H,et al. Selection of chemotherapy for hyperthermic intraperitoneal use in gastric cancer [J]. Crit Rev Oncol Hematol, 2015, 95(3):282-296.

[73]Eriguchi M,Nonaka Y,Yanagie H,et al. A molecular biological study of anti-tumor mechanisms of an anti-cancer agent Oxaliplatin against established human gastric cancer cell lines [J]. Biomed Pharmacother, 2003, 57(9):412-415.

[74]Montagnani F,Turrisi G,Marinozzi C,et al. Effectiveness and safety of oxaliplatin compared to cisplatin for advanced,unresectable gastric cancer:a systematic review and meta-analysis[J]. Gastric Cancer, 2011, 14(1):50-55.

[75]Cunningham D,Starling N,Rao S,et al. Capecitabine and oxaliplatin for advanced esophagogastric cancer[J]. N Engl J Med, 2008, 358(1):36-46.

[76]Sugarbaker PH,Mora JT,Carmignani P,et al. Update on chemotherapeutic agents utilized for perioperative intraperitoneal chemotherapy[J]. Oncologist, 2005,10(2):112-122.

[77]Miyamoto K,Shimada T,Sawamoto K,et al. Disposition kinetics of taxanes in peritoneal dissemination[J]. Gastroenterol Res Pract, 2012, 2012:963403.

[78]StröHlein MA,Fox V,Heiss MM. Indication for HIPEC procedure[J]. Best Practice Onkologie, 2017, 12(6):1-10.

[79]Nakamura K,Ueyama T,Yao T,et al. Pathology and prognosis of gastric carcinoma. Findings in 10,000 patients who underwent primary gastrectomy[J]. Cancer, 1992, 70:1030-1037.

[80]Ikeguchi M,Oka A,Tsujitani S,et al. Relationship between area of serosal invasion and intraperitoneal free cancer cells in patients with gastric cancer [J]. Anticancer Res, 1994, 14:2131-2134.

[81]Saito H,Kihara K,Kuroda H,et al. Surgical outcomes for gastric cancer patients with intraperitoneal free cancer cell,but no macroscopic peritoneal metastasis [J]. J Surg Oncol, 2011, 104:534-537.

[82]Yonemura Y,Bando E,Kawamura T,et al. Cytoreduction and

intraperitoneal chemotherapy for carcinomatosis from gastric cancer[J]. Cancer Treat Res, 2007, 134:357-373.

[83]Ströhlein MA, Bulian DR, Heiss MM. Clinical efficacy of cytoreductive surgery and hyperthermic chemotherapy in peritoneal carcinomatosis from gastric cancer[J]. Expert Rev Anticancer Ther, 2011, 11:1505-1508.

[84]Scaringi S, Kianmanesh R, Sabate JM, et al. Advanced gastric cancer with or without peritoneal carcinomatosis treated with hyperthermic intraperitoneal chemotherapy:a single western center experience[J]. Eur J Surg Oncol, 2008, 34:1246-1252.

[85]Fujimura T, Yonemura Y, Fushida S, et al. Continuous hyperthermic peritoneal perfusion for the treatment of peritoneal dissemination in gastric cancers and subsequent second-look operation[J]. Cancer, 1990, 65:65-71.

[86]Yang XJ, Huang CQ, Suo T, et al. Cytoreductive surgery and hyperthermic intraperitoneal chemotherapy improves survival of patients with peritoneal carcinomatosis from gastric cancer:final results of a phase Ⅲ randomized clinical trial [J]. Ann Surg Oncol, 2011, 18:1575-1581.

[87]Hirose K, Katayama K, Iida A, et al. Efficacy of continuous hyperthermic peritoneal perfusion for the prophylaxis and treatment of peritoneal metastasis of advanced gastric cancer:evaluation by multivariate regression analysis[J]. Oncology, 1999, 57(2):106-114.

[88]Rossi CR, Pilati P, Mocellin S, et al. Hyperthermic intraperitoneal intraoperative chemotherapy for peritoneal carcinomatosis arising from gastric adenocarcinoma[J]. Suppl Tumori, 2003, 2(5):S54-S57.

[89]Glehen O, Yonemura Y, Sugarbaker PH. Prevention and treatment of peritoneal metastases from gastric cancer. In:Sugarbaker PH, editor. Cytoreductive surgery and perioperative chemotherapy for peritoneal surface malignancy:textbook and video atlas [J]. Woodbury:Cine-Med, 2012:79-94.

[90]Yonemura Y, Fujimura T, Nishimura G, et al. Effects of intraoperative chemohyperthermia in patients with gastric cancer with peritoneal dissemination[J]. Surgery, 1996, 119(4):437-444.

[91]Jacquet P, Sugarbaker PH. Clinical research methodologies in diagnosis and staging of patients with peritoneal carcinomatosis. Cancer Treat Res, 1996, 82:359-374.

[92]Valle M, Van der Speeten K, Garofalo A. Laparoscopic hyperthermic intraperitoneal peroperative chemotherapy (HIPEC)in the management of refractory malignant ascites:a multi-institutional retrospective analysis in 52 patients [J]. J Surg Oncol, 2009, 100(4):331-334.

[93]吴川清,李源,王点石,等. 腹腔热灌注化疗治疗胃癌腹膜转移的安全性及有效性单中心临床研究[J]. 临床外科杂志, 2020, 28(0):424-428.

[94]Ji ZH, Peng KW, Yu Y, et al. Current status and future prospects of clinical trials on CRS + HIPEC for gastric cancer peritoneal metastases[J]. Int J Hyperthermia, 2017, 33(5):562-570.

[95]姬忠贺,李鑫宝,刘刚,等. 肿瘤细胞减灭术加腹腔热灌注化疗治疗 110 例胃癌腹膜癌临床分析 [J]. 中华医学杂志, 2018, 98:3079-3083.

[96]詹高房,雷建. 腹腔热灌注化疗防治胃癌腹腔转移研究进展[J]. 中国医药导报, 2014, 11(1):26-28.

[97]张跃,柴杰,张毅,等. 进展期胃癌术中术后腹腔热灌注化疗初步结果分析. 中华肿瘤防治杂志, 2015, 22(18):1475-1478.

[98]汤睿,朱正纲,瞿颖,等. 温热化疗对胃癌细胞的杀伤作用[J]. 肿瘤, 2007, 27(6):419-424.

[99]徐明波. 热休克蛋白代谢过程中 Hela 细胞热耐受性的变化[J]. 中国应用生理学杂志, 1991, 001:39-42.